白话彩图典藏版

图解神农本草经

张文杰/主编

中医古籍出版社
Publishing House of Ancient Chinese Medical Books

图书在版编目（CIP）数据

图解神农本草经 / 张文杰主编. -- 北京 : 中医古籍出版社, 2021.8

ISBN 978-7-5152-2239-4

Ⅰ. ①图… Ⅱ. ①张… Ⅲ. ①《神农本草经》—图解
Ⅳ. ①R281.2-64

中国版本图书馆CIP数据核字(2021)第084876号

图解神农本草经

主编　张文杰

策划编辑　姚强
责任编辑　张凤霞
封面设计　李荣
出版发行　中医古籍出版社
社　　址　北京东直门内南小街 16 号（100700）
电　　话　010-64089446（总编室）010-64002949（发行部）
网　　址　www.zhongyiguji.com.cn
印　　刷　天津海德伟业印务有限公司
开　　本　880mm × 1230mm　1/16
印　　张　16
字　　数　300 千字
版　　次　2021 年 8 月第 1 版　2021 年 8 月第 1 次印刷
书　　号　ISBN 978-7-5152-2239-4
定　　价　69.00 元

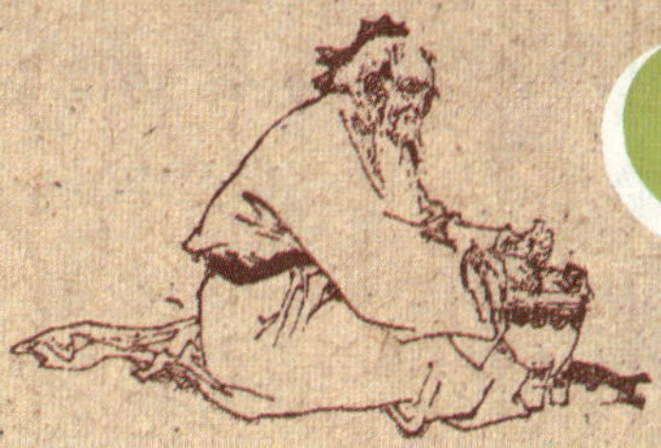

前言

《神农本草经》简称《本草经》或《本经》，是中国现存最早的药物学专著，被历代誉为中药学经典著作。

《神农本草经》成书于东汉，并非出自一时一人之手，而是秦汉时期众多医学家搜集、总结、整理当时药物学经验成果的专著，是对我国中草药的第一次系统总结。全书分三卷，载药365种（植物药252种，动物药67种，矿物药46种），将药物按照效用分为上、中、下三品，对其性味归经的归纳总结是古人养生、防病、治病实践经验的智慧结晶。全书文字简练古朴，详细阐明各药性味、归经、配伍、运用要点，所论四气五味、升降浮沉、七情合和等药物学知识，构成了独具特色的中药传统理论研究体系，在几千年的用药实践中发挥了巨大作用。《本经》在很长一段历史时期内都是医生和药师学习中药学的教科书，至今仍是医药工作者使用中药的主要理论依据和规范。

《神农本草经》是中国当之无愧的中药学开山和扛鼎之作，我们本着学习、借鉴、介绍、传播的想法，编写了这本《图解神农本草经》，以图解、图鉴的方式重新解读经典著作。本书依据清代顾观光的辑本加以编译，精炼的白话译文和方便实用的速查形式更符合现代人的阅读习惯，通俗易懂。书中精选原著中的300余种中药材，对药材的性状做了简单描述，并配有精美的植物手绘图，对植物的根、茎、叶、花、子等部位做了详细的解读说明，使植物各部位的药性一目了然。本书更是集各家之精华于一体，在阅读此书过程中，读者同时可以浏览到众多医学名著精华。另外，书中还穿插了一些中药的传说和小故事，使读者能够获得更全面的中药知识，将中药与日常生活更好地结合，发挥其最大的养生保健作用。

需要说明的是本书包含的古方等内容可能涉及虎骨、犀角、穿山甲、熊胆等国家保护动物的药材，为保持原貌，这类药材在文中未作删除，仅供广大读者了解参考，请读者遵守野生动物保护相关法规及要求。

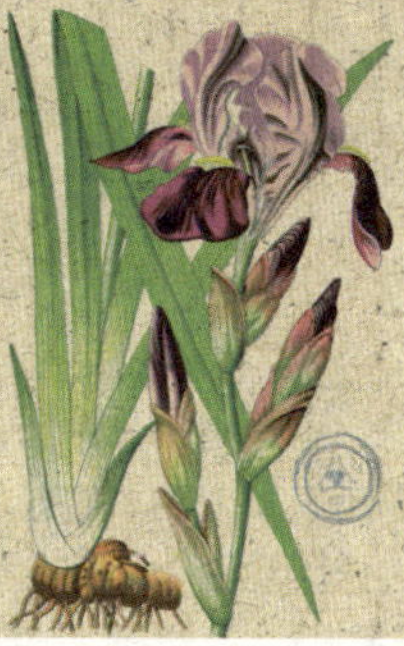

目录

上品　植物篇

上品 矿物篇

上品 动物篇

中品 植物篇

中品 矿物篇

中品 动物篇

下品 植物篇

下品　矿物篇

下品　动物篇

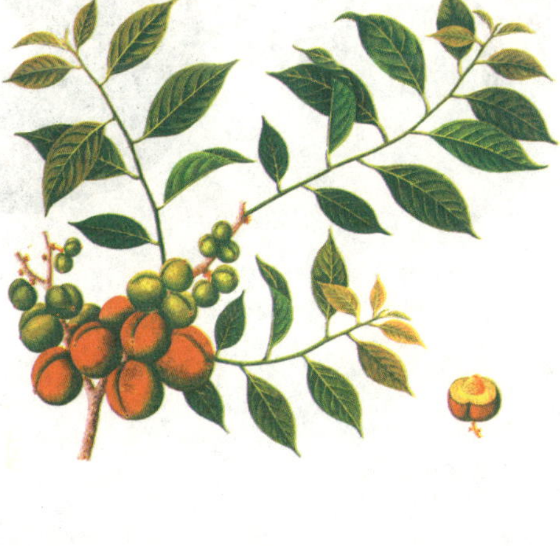

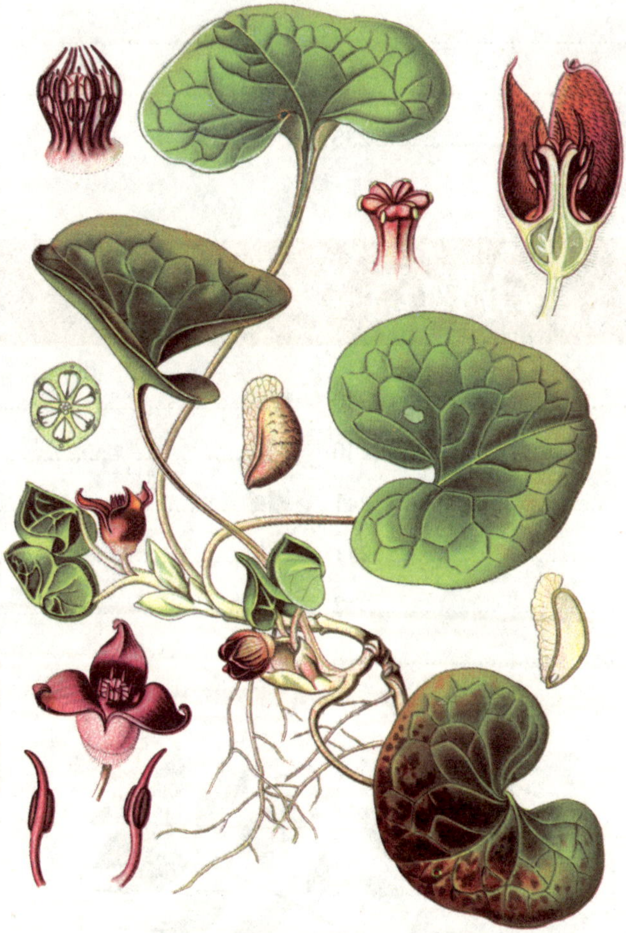

上品

植物篇

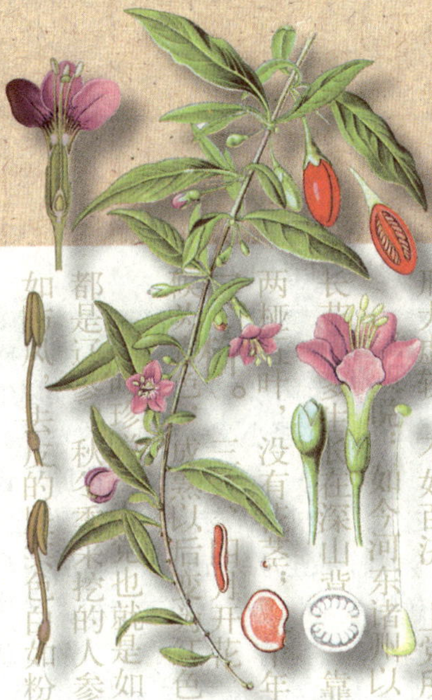

菖蒲

▶上品 植物篇

产地分布： 分布于全国各地。

成熟周期： 花期 6~9 月，果期 8~10 月。

形态特征： 根状茎横走，粗壮，稍扁。叶基生，叶片剑状线形，叶基部成鞘状，中部以下渐尖，中脉明显，两侧均隆起，花药淡黄色；子房长圆柱形。

功　　效： 能除风寒湿痹，咳逆上气；开心窍，补五脏，通九窍。

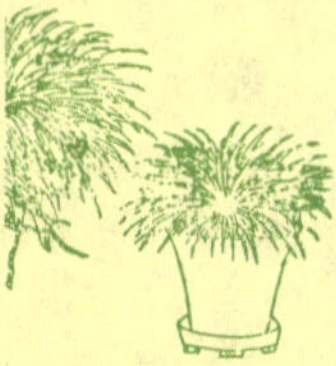

【原文】

菖蒲，味辛，温。主风寒痹；咳逆上气；开心孔，补五脏；通九窍，明耳目，出音声。久服轻身，不忘，不迷惑，延年。一名昌阳。生池泽。

【译文】

菖蒲，味辛，性温。主治风寒湿痹之症，咳嗽逆气；使心窍通畅，补益五脏；能够通利九窍，使人耳聪目明，能使声音发出来。长期服用能使身体轻捷，增强记忆力，而且不迷糊，延年益寿。又称为昌阳。产于沟渠、水塘等水草丛生处。

【释名】

又名：昌阳、尧韭、水剑草。

李时珍说：菖蒲，是蒲类植物中生长昌盛的，所以叫菖蒲。又有《吕氏春秋》上说，冬至后五十七天，菖蒲开始生长，是百草中最先开始生长的，标志耕种的开始，则菖蒲、昌阳的意义在此。《典术》上说，尧帝时，天降精于庭为韭，感百阴之气为菖蒲，所以叫尧韭。方士隐称它为水剑，是因它叶子的形状。

【集解】

《日华子诸家本草》载：菖蒲以生长在石涧中、坚小、一寸九节的为好。

苏颂说：菖蒲春天生青叶，长一二尺，其叶中心有脊，形状像剑。如今人们在五月初五收取。它的根盘曲有节，一根旁边引出三四根，旁根的节更密，也有一寸十二个节的。菖蒲刚采时虚软，晒干后才变得坚实。将其折断，中心呈微红色，嚼之辛香少滓。人们多将它种植在干燥的砂石中，腊月移栽更易成活，黔蜀人常随身带着它，用来治突然心痛。菖蒲以生长在蛮谷中的尤其好。人们移栽的也能用，但干后辛香坚实比不上蛮谷中的。这都是医方中所用的石菖蒲。

李时珍说：菖蒲有五种，生长在池泽中，蒲叶肥，根长二三尺的是泥菖蒲，也叫白菖；生长在溪涧中，蒲叶瘦，根长二三尺的是水菖蒲，也叫溪荪；生长在水石之间，叶有剑脊，瘦根密节，根长一尺多的是石菖蒲；人们用砂石栽种一年的，到春天剪洗，越剪越细，高四五寸，叶如韭，根如匙柄粗的，也是石菖蒲；经多次剪洗，根长二三分，叶长一寸多的，称为钱蒲。服食入药用的只有上面所说的两种石菖蒲，其余的都不可用。此草新旧相代，四时常青。

叶［性味］味辛，性温，无毒。［功效］洗疥疮、大风疥。

根［性味］味辛，性温，无毒。［功效］能除风寒湿痹，咳逆上气；补五脏。

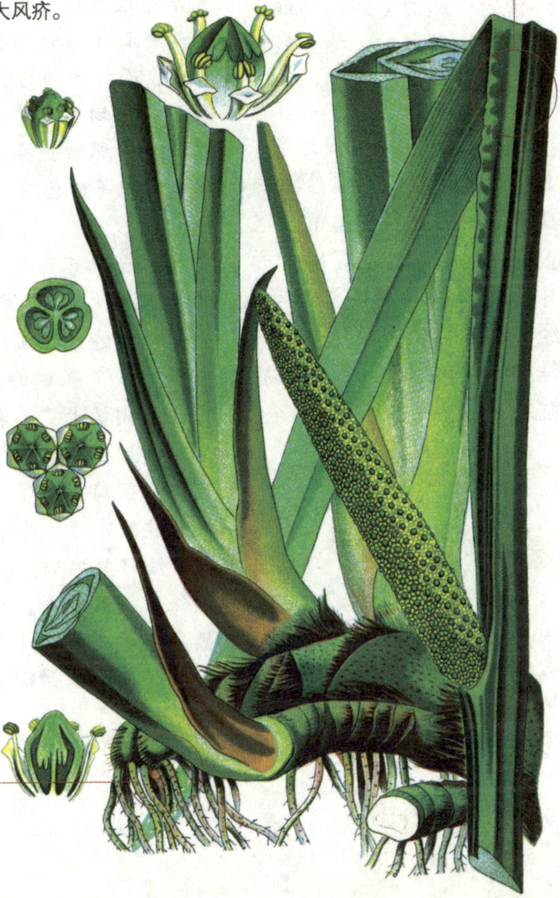

菖蒲根

［性味］味辛，性温，无毒。

徐之才说：与秦皮、秦艽相使，恶地胆、麻黄。

［功效］四肢湿痹不能屈伸，小儿温疟身热不退，可用菖蒲煎汤洗浴。(《名医别录》)

治耳鸣、头昏、泪下，杀诸虫，

疗恶疮疥瘙。（甄权）

将菖蒲根作末炒，趁热外敷，能除风下气，疗男子肾病、女子血海冷败，治健忘，除烦闷，止心腹痛、霍乱转筋及耳痛。（《日华子诸家本草》）

治痰蒙清窍引起的昏迷、癫痫，疗崩漏，安胎漏，散痈肿。捣汁服，能解巴豆、大戟毒。（李时珍）

[发明] 李时珍说：开国之初，周颠仙见太高祖皇帝经常嚼食菖蒲喝水，便问其中的原因。高祖皇帝说吃了不会有腹痛的毛病。这在高祖皇帝的御制碑中有记载。菖蒲性温味辛，入手少阴经、足厥阴经。心气不足的人用它，是虚则补其母。肝苦急用辛来补治它就是了。

菖蒲叶

[功效] 洗疥疮、大风疥。（李时珍）

【百草堂】

中国的端午节有门前“插青”的习俗。青是指艾蒿和菖蒲，因其颜色青绿，故称为“插青”。

“插青”习俗，出自黄巢起义中的一段家喻户晓的故事。唐朝末期黄巢起义，各藩镇封建地主四处逃窜。同时，大肆传谣，说起义军有“隔山妖剑”之术。群众闻讯，纷纷逃避。起义军经过宁化县境内时，见一妇女带着两个孩子慌乱逃跑，把大孩子背在身上，而把年幼的小孩子用手牵着走，母子行走均显得吃力难行。黄巢即上前询问，那妇女答：“大的孩子是嫂嫂所生，而哥嫂已病故，不能再生孩子，故需用心爱护；小的是我亲生，若遇危难，我宁可丢弃亲生儿，背着嫂嫂的孩子跑，以保其命。”黄巢听罢，甚为感动，特授一法给该妇：赶快带子侄返家，不必逃避；若有军队骚扰，可在门楣插上艾蒿和菖蒲，定可保安全。该妇听其言，带子侄返家后，即在自家门前插上了艾蒿和菖蒲。士兵们经过此地时，见青而过，概不干扰。这天恰好是端午，远近群众纷纷仿效，确保了家庭安全。为了纪念此事，百姓每于端午节插此以作纪念，或有贴上对联云：“菖蒲驱恶迎吉庆，艾叶避邪保平安。”

对症下药

病症	配方	功效
肾虚耳聋	菖蒲同熟地黄、黄柏丸	补益肾气，促耳聪
湿痿及湿疮	菖蒲同白术、苍术、木瓜、薏苡仁、石斛、萆薢、黄柏	清热利湿、养血祛风
心虚气郁	菖蒲同人参、麦门冬、枣仁、茯神、远志、生地黄	清养心神，解郁

菊花

▶上品 植物篇

产地分布： 全国各地均有种植。

成熟周期： 花期 9 ~12 月。

形态特征： 多年生草本植物。株高 20~200cm，通常 9~30cm。茎色嫩绿或褐色，除悬崖菊外多为直立分枝，基部半木质化。单叶互生，卵圆形至长圆形，边缘有缺刻及锯齿。头状花序顶生或腋生，一朵或数朵簇生。

功　　效： 散风清热，平肝明目。用于治疗风热感冒，头痛眩晕，目赤肿痛，眼目昏花。

【原文】

菊花，味苦，平。主诸风，头眩，肿痛，目欲脱，泪出；皮肤死肌，恶风湿痹。久服利血气，轻身耐老，延年。一名节华。生川泽及田野。

【译文】

菊花，味苦，性平。主治各种风邪所致的头部眩晕胀痛，目胀肿痛，眼睛流泪；肌肤麻木不知痛痒，风湿痹痛、恶风等症。长期服用能调理血气，使身体轻捷，延缓衰老，延年益寿。又叫作节华。产于河边溪畔水草丛杂处及田野上。

【释名】

又名：节华、女节、女华、女茎、日精、更生、傅延年、治蔷、金蕊、阴成、周盈。

李时珍说：按陆佃《埤雅》所说，菊本作蘜，从鞠。鞠，穷尽的意思。《月令》：九月菊开黄花。因花开到此时就穷尽了，故谓之蘜。节华之名，也是取其与节候相应。崔实《月令》上说，女节、女华是菊花的名称。治蔷、日精是菊根的名称。《抱朴子》说，仙方中所说的日精、更生、周盈，指的都是菊，只是根、茎、花、实的不同叫法。

【集解】

《名医别录》载：菊花生长在雍州川泽及田野，正月采根，三月采叶，五月采茎，九月采花，十一月采实，都阴干备用。

吴瑞说：花大而香的，为甘菊；花小而黄的，为黄菊；花小而气味不好的，是野菊。

李时珍说：菊的品种不下百种，宿根自生，茎、叶、花、色，各不相同。宋朝刘蒙泉、范志能、史正志虽然都著有菊谱，也不能全都收载。其茎有株、蔓、紫、赤、青、绿的差别；叶有大、小、厚、薄、尖、秃的不同；花有千叶单叶、有蕊无蕊、有子无子、黄白红紫、杂色深浅、大小的区别；味有甘、苦、辛的差异；此外还有夏菊、秋菊、冬菊之分。一般只用单叶味甘的入药，如《菊谱》中所载的甘菊、邓州黄、邓州白之类。甘菊原产于山野，现在人们都有栽种。它的花细碎，品质不高，花蕊像蜂巢，内有细小的籽，也可将菊枝压在土中分植。菊的嫩叶和花可以炸着食用。白菊花稍大，味不很甜，也在秋季采收。菊中无籽的，称为牡菊。

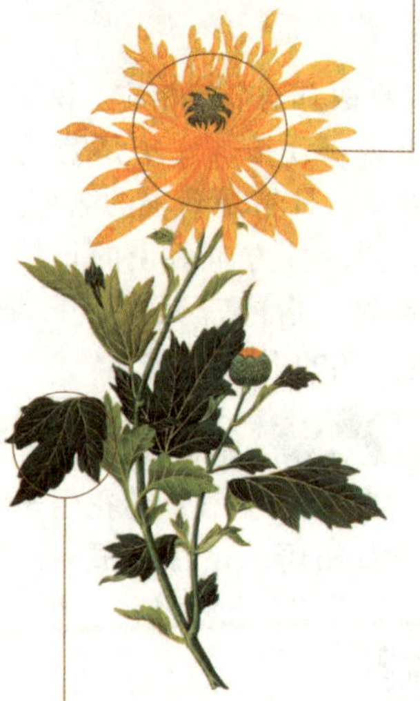
花 [性味] 味苦，性平，无毒。
[功效] 治诸风头眩肿痛。
叶 [性味] 味苦，性平，无毒。
[功效] 治恶风及风湿性关节炎。

花、叶、根、茎、实

[性味] 味苦，性平，无毒。

李杲说：味苦、甘，性寒，可升可降，属阴中微阳。

李时珍说：《神农本草经》说菊花味苦，《名医别录》载菊花味甘，各家都认为味甘的是菊，味苦的是苦薏，只取味甘的入药。按张华《博物志》所说，菊有两种，苗花一样，只是味稍有不同。味苦的不能食用。范致能在《菊谱序》中说只有甘菊一种可以食用，也可入药用。其余黄菊、白菊都味苦，虽然不能食用，却可入药用。治头风尤以白菊为好。据以上两种说法，知菊类自有甘苦两种。作食品必须用甘菊，入药则各种菊都可以，但不能用野菊，即苦薏。

[功效] 治腰痛无常，除胸中烦热，安肠胃，利五脉，调四肢。(《名医别录》)

治头目风热、晕眩倒地、脑颅疼痛，消身一切游风，利血脉。(甄权)

用菊作枕头可明目，菊叶也能明目，生熟都可食。(《日华子诸家本草》)

养肝血，去翳膜。(张元素)

主肝气不足。(王好古)

白菊

[性味] 味苦、辛，性平，无毒。

[功效] 治风眩，能令头发不白。(陶弘景)

可用来染黑胡须和头发。同芝麻、茯苓制成蜜丸服用，能去风眩，延年，益面色。(陈藏器)

[发明] 朱震亨说：黄菊花属土与金，有水与火，能补阴血，所以能养目。

李时珍说：菊，春天生长，夏天繁茂，秋天开花，冬天结实，备受四时之气，饱经霜露，叶枯而不落，花槁而不凋，味兼甘苦，性禀平和。过去人们说它能除风热，益肝补阴，殊不知菊得金水的精华尤其多，能补肺肾二脏。补水能制火，益金能平木，木平则风息，火降则热除，用来治疗头目的各种风热，意义深奥微妙。黄菊入金水阴分，白菊入金水阳分，红菊行妇人血分，都可入药。它的苗可做蔬菜，叶可食用，花可做糕饼，根及种子可入药，装在布袋里可做枕头，蜜酿后可做饮品，自上而下，全身都是宝。古代圣贤将菊比作君子，《神农本草经》将它列为上品，隐士采摘它泡酒，文人墨客采食其花瓣。

【百草堂】

相传有个叫阿牛的农民，自幼丧父。母亲靠纺织度日，子幼丧夫加上生活艰辛，经常哭泣，把眼睛都哭坏了。阿牛一边给财主做工，一边起早摸黑开荒种菜，靠卖菜换些钱给母亲求医买药。一天夜里，阿牛梦见一个美丽的姑娘对他说："沿运河往西数十里，有个天花荡，荡中有一株白色的菊花，能治眼病。这花要九月初九重阳节才开放，到时候你用这花煎汤给你母亲吃，定能治好她的眼病。"阿牛按照梦里姑娘所说治好了母亲的眼病。

张财主得知此消息想霸占白菊花，于是便派人去抢，双方争夺，结果菊花被折断。阿牛十分伤心，坐在被折断的白菊旁哭泣。夜半时分，他恍惚看到了梦中的那位姑娘。姑娘告诉他自己是天上的菊花仙子，并将种植菊花秘诀传授给他："三分四平头，五月水淋头，六月甩料头，七八捂墩头，九月滚绣球。"阿牛根据菊花仙子的指点去做，第二年九月初九重阳节阿牛的屋前便又开出了一朵朵芬芳四溢的白菊花，后来九月九也被称为菊花节，并形成了赏菊花、品菊花茶、饮菊花酒等风俗。

对症下药

病症	配方	功效
风热头痛	菊花、石膏、川芎各三钱，同研末，每服一钱半，茶调下	散风清热
膝风疼痛	用菊花、陈艾叶作护膝，久则自除	散风止痛
病后生翳	白菊花、蝉蜕等份，研为末，每次取二三钱，加蜜少许，水煎服	平肝明目

人参

▸上品 植物篇

产地分布：辽宁东部、吉林东半部及黑龙江东部、山东、河北和山西等地。

成熟周期：花期 5~6 月，果期 7~8 月。

形态特征：主根肥大、肉质，呈圆柱形或纺锤形，长 15~25cm。表皮为黄白色。

功　　效：大补元气，宁身益智，益气生津，补虚扶正，延年益寿。

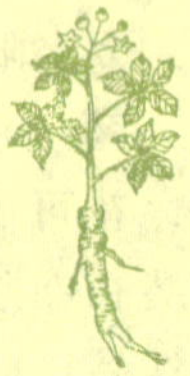

【原文】

人参，味甘，微寒。主补五脏，安精神，定魂魄，止惊悸；除邪气；明目，开心益智。久服轻身延年。一名人衔，一名鬼盖。生山谷。

【译文】

人参，味甘，性微寒。主要作用是补益五脏，安定心神魂魄，停止惊悸；并有祛除邪气、明目、开心窍、益神智的作用。长期服用使身体

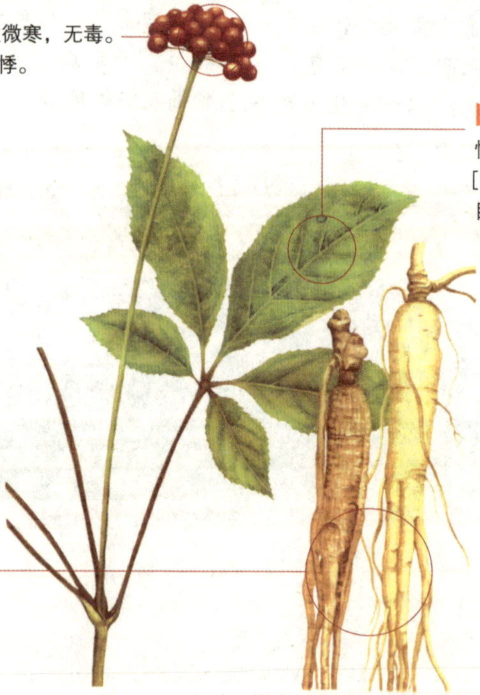

子［性味］味甘，性微寒，无毒。
［功效］定魂魄，止惊悸。
叶［性味］味甘，性微寒，无毒。
［功效］除邪气，明目益智。
根［性味］味甘，性微寒，无毒。
［功效］补五脏，安精神。

轻巧，可延年益寿。人参又被称为人衔、鬼盖。产于山中的深谷处。

【集解】

《名医别录》载：人参生长在上党山谷及辽东等地。在二月、四月、八月的上旬采根，用竹刀刮去泥土，然后晒干，不能风吹。

陶弘景说：上党在冀州的西南部，那儿出产的人参，细长色黄，形状如防风，大多润实而甘。通常用的是百济产的，形细坚实色白，气味薄于上党的人参。其次用高丽产的，高丽地处辽东附近，那儿的人参形大虚软，不如百济、上党所出的。人参一茎直上，四五片叶子相对而生，开紫色的花。

苏颂说：如今河东诸州以及泰山都有，又有河北榷场及闽中来的叫新罗人参，都没有上党的人参好。人参春天长苗，多生长在深山背阴，靠近椴、漆树下湿润的地方。初生时较小，三四寸长，一桠五叶；四五年后，长成两桠五叶，没有花茎；至十年后长成三桠；时间更长的便长四桠，每桠各五叶。中心生一茎，俗称百尺杵。三月、四月开花，花细小如粟米，花蕊如丝，紫白色。秋后结籽，有的有七八枚，如大豆，没成熟的时候为青色，成熟以后变为红色，自然脱落。

李时珍说：上党也就是如今的潞州。当地人以挖人参会造成危害，不再去挖取。现在所用的，都是辽参。秋冬季采挖的人参坚实，春夏季采挖的虚软，这并不是说因产地不同而有虚实之分。辽参连皮的色黄润如防风，去皮的坚实色白如粉。假人参都是用沙参、荠苨、桔梗的根来伪造的。沙参体虚无心而味淡，桔梗体实有心而味苦。人参则体实有心，味甘、微带苦味，余味无穷，俗名叫作金井玉阑。像人形的人参，叫孩儿参，伪品尤其多。苏颂《图经本草》所绘制的潞州参，三桠五叶，是真人参。其所绘滁州参，为沙参的苗叶，沁州、兖州的，是荠苨的苗叶，江淮产的土人参也是荠苨，都没有详细审核。现在又有不道德的人把人参浸泡后取汁自饮，然后将它晒干，再卖出去，称为汤参，根本不能入药用，不可不察。

人参根

[修治] 陶弘景说：人参易蛀，只要将它放在新器中密封好，可经年不坏。

[性味] 味甘，性微寒，无毒。

张元素说：人参得升麻引用，补上焦之元气，泻肺中之火；得茯苓引用，补下焦之元气，泻肾中之火。得麦门冬则生脉，得干姜则补气。

李杲说：人参得黄芪、甘草，乃甘温除大热，泻阴火，补元气，又为疮家圣药。

朱震亨说：人参入手太阴经。与藜芦相反，服人参一两，入藜芦一钱，则人参功效尽废。

[功效] 治胃肠虚冷，心腹胀痛，胸胁逆满，霍乱吐逆。能调中，止消渴，通血脉，破坚积，增强记忆力。(《名医别录》)

主五劳七伤，虚损痰弱，止呕哕，补五脏六腑，保中守神。消胸

中痰，治肺痿及痫疾，冷气逆上，伤寒不下食，凡体虚、梦多而杂乱者宜加用人参。（甄权）

有除烦之功。（李杲）

消食开胃，调中治气，杀金石药毒。（《日华子诸家本草》）

治肺胃阳气不足，肺气虚促，短气少气，补中缓中，泻心肺脾胃中火邪，止渴生津液。（张元素）

治男女一切虚证，发热自汗，眩晕头痛，反胃吐食，痎疾，滑泻久痢，小便频数淋沥，劳倦内伤，中风中暑，痿痹，吐血咳血下血，血淋、血崩，胎前产后诸病。（李时珍）

[发明] 陶弘景说：人参为药中要品，与甘草同功。

李杲说：人参性味甘温，能补肺中元气，肺气旺则四脏之气皆旺，精自生而形体自盛，这是因肺主气的缘故。张仲景说：病人汗后身热、亡血、脉沉迟的，或下痢身凉，脉微血虚的，都加用人参。古人治疗血脱用益气的方法，这是因为血不能自主，须得到生阳气的药乃生，阳生则阴长，血才旺。如果单用补血药，则血无处可生。《素问》上说：无阳则阴无以生，无阴则阳无以化。所以补气必须用人参，血虚的也须用。《本草十剂》载：补可去弱，如人参、羊肉等。人参补气，羊肉补形。

王好古说：洁古老人说用沙参代替人参，是取沙参的甘味。但人参补五脏之阳，沙参补五脏之阴，怎么没有差别呢？虽然说都是补五脏，也须各用本脏药相佐使引用。

【百草堂】

相传明神宗时，皇太后患了眼疾，太医名流医治无效，反而使病情加重，眼看渐渐失明，太医们心急如焚，皇上也寝食难安。这时有位大臣听说民间有个叫“彭医妇”的女医生，有“女神医”之誉，尤其擅长治疗眼科疾患。便将此事告诉皇上，皇上闻知便立即召医妇进宫。

彭医妇诊视皇太后眼病之后，发现前面几位医生治疗时，使之形成了障翳，经久不退，乃至久医不愈。遂用人参补托，又行针灸，不久皇太后目翳全消，痊愈如初。神宗皇帝大喜，当即御赐金匾曰：“女神医”，人参明目的功效也被世人所了解。

对症下药

病症	配方	功效
阴虚少津	生脉散：人参同五味子、麦门冬	补阴生津液
血虚发热	人参同甘草、归身、五味子、麦门冬	补血去热
血虚腹痛	人参同白芍、甘草	补血止痛
霍乱吐泻、烦躁不宁	人参同陈皮、生姜	安神，止泻

天门冬

▶上品 植物篇

产地分布：分布于华南、西南、华中等地区。

成熟周期：花期 6~8 月。

形态特征：为多年生长绿、半蔓生草本。茎基部木质化，多分枝丛生下垂，长 80 ~ 120cm。叶式丛状扁形似松针，绿色、有光泽。花多白色，果实绿色，成熟后红色，球形种子黑色。

功　　效：养阴清热，润肺滋肾。用于治疗阴虚发热、咳嗽吐血、肺痈、咽喉肿痛、消渴、便秘等病症。

【原文】

天门冬，味苦，平。主诸暴风湿偏痹；强骨髓。杀三虫，去伏尸。久服轻身益气延年。一名颠勒。生山谷。

【译文】

天门冬，味苦，性平。主治各种暴感风湿所致的偏痹；能强健骨髓；能杀灭蛔虫、赤虫、蛲虫等寄生虫，能消除伏尸这种传染病。长期服用能使人身体轻巧、益气延年。又叫作颠勒。产于山中的深谷处。

【百草堂】

天门冬膏是将天门冬去皮和根须，捣碎，用白纱布绞取汁，文火将汁熬成膏，放入瓷罐内。食用时空腹以温酒送服。此膏具有健体强身、轻身益气、防病延年的功效。

天门冬酒则是将天门冬用竹刀剖去心，之后与水同入砂锅煎煮，去渣取液，兑入高粱酒中，装瓶密封待用。此酒能降虚火之上炎，利血脉，主治因肺、肾阴虚所致的劳咳咯血，口燥咽红，便秘，肢体、肌肉酸痛麻木，更可润肺滋肾，调整血脉。

对症下药

病症	配方	功效
消渴	天门冬同麦门冬、五味子煎膏	清肺降火，润燥滋阴
阴血两虚	天门冬同生地黄、人参	滋养阴血
妇人骨蒸	天门冬同生地黄、麦冬丸，煎逍遥散下	补气，养血，安神，清肺热，解劳热

甘草

▶上品 植物篇

产地分布： 陕西、河北等。

成熟周期： 春天长苗，7月开花，8月结果。

形态特征： 枝叶像槐，叶端微尖而粗涩，似有白毛。子像小扁豆，非常坚硬。

功　　效： 益气补中，清热解毒，祛痰止咳，缓急止痛，调和药性。

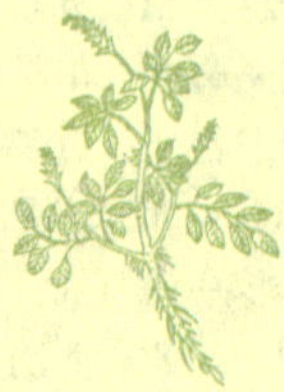

【原文】

甘草，味甘，平。主五脏六腑寒热邪气；坚筋骨，长肌肉，倍力；金疮肿；解毒。久服轻身延年。生川谷。

【译文】

甘草，味甘，性平。主治五脏六腑内的寒热邪气；能够使筋骨坚实，使肌肉增长，气力增加；消除刀枪所致的疮肿；能解毒。长期服用可使身体轻巧、延年益寿。产于山川、河谷之处。

【集解】

《名医别录》记载：甘草生长在河西川谷积沙山及上郡。二月、八月的黄道吉日采根，曝晒，十日成。

陶弘景说：河西上郡现在已不通商贸易。现在的甘草出产于蜀汉中，多从汶山诸地而来。赤皮断理，看起来坚实的，是抱罕草，最佳。抱罕是西羌的地名。也有像火炙干的，理多虚疏。又有如鲤鱼肠的，被刀破，不复好。青州也有甘草，但是不好。又有紫甘草，细而且实，没有的时候也可以用它来代替。

苏颂说：今陕西、河东等州郡都出产甘草。春天长出青苗，高一二尺，叶像槐叶，七月开紫色的花像柰冬，结的果实为角状，像毕豆。

李时珍说：甘草的枝叶像槐，高五六尺，但叶端微尖而粗涩，好似有白毛，结的果实与相思角相像，成熟

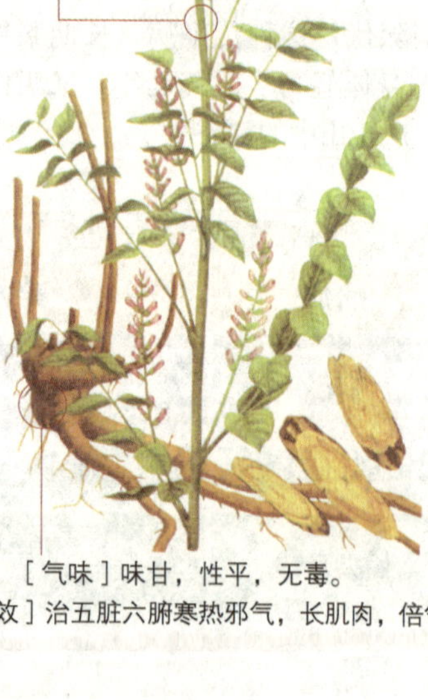
梢 [功效] 生用治胸中积热，祛阴茎中痛。
根 [气味] 味甘，性平，无毒。
[功效] 治五脏六腑寒热邪气，长肌肉，倍气力。

时果实自然裂开，籽像小扁豆，非常坚硬。现在的人只以粗大、结紧、断纹的为好，称为粉草。质轻、空虚、细小的，其功用都不如粉草。

甘草根

[修治] 雷敩说：凡使用甘草，必须去掉头尾尖处。其头尾尖部服后会使人呕吐。每入药使用时切成三寸长，劈作六七片，盛入瓷器，用酒从上午九时浸蒸到中午一时，取出晒干搓细用。一法：每斤甘草用油七两涂炙，以油耗尽为度。又法：先将甘草炮制，使其里外都是赤黄色时备用。

李时珍说：方书中炙甘草都是用长流水沾湿后炙，炙熟后刮去红皮，或用浆水炙熟，没有用油酥炙、酒蒸的。一般补中宜炙用，泻火宜生用。

[性味] 味甘，性平，无毒。

[功效] 温中下气，用于烦满短气、伤脏咳嗽，并能止渴，通经脉，调气血，解百药毒，为九土之精，可调和七十二种矿石药及一千二百种草药。(《名医别录》)

除腹中胀满、冷痛，能补益五脏，治疗惊痫，肾气不足的阳痿，妇人血淋腰痛。凡体虚有热者宜加用本品。(甄权)

安魂定魄，能补各种劳伤、虚损，治疗惊悸、烦闷、健忘等证，通九窍，利血脉，益精养气，壮筋骨。(《日华子诸家本草》)

甘草生用泻火热，炙用散表寒，去咽痛，除热邪，扶正气，养阴血，补脾胃，润肺。(李杲)

治疗肺痿咳吐脓血及各种疮肿痈疽。(王好古)

解小儿胎毒，治惊痫，降火止痛。(李时珍)

甘草梢

[功效] 生用治胸中积热、祛阴茎中痛，加酒煮玄胡索、苦楝子，效果更好。(张元素)

甘草头

[功效] 生用能行足厥阴、阳明二经的瘀滞，消肿解毒。(朱震亨)

主痈肿，适宜与吐药配合使用。(李时珍)

[发明] 朱震亨说：甘草味甘，大缓各种火毒邪气，要使药效到达下焦，必须用甘草梢。

李杲说：甘草气薄味厚，能升能降，为阴中的阳药。阳不足者，用甘味药补益。甘温药能除大热，故生用则性平，补脾胃的不足并大泻心火；炙用则性温，补三焦元气并散表寒，除邪热，去咽痛，补正气，养阴血。凡是心火乘脾，腹中急痛、腹肌痉挛的病人，宜加倍使用甘草。甘草功能缓急止痛，又调和诸药，使方中各药不相冲突。所以，热药中加入甘草能缓和热性，寒药中加入甘草能缓和寒性，寒热药并用时加甘草，能协调寒热药的偏性。

李时珍说：甘草外红中黄，色兼坤离；味厚气薄，滋补脾土。调和众药，有元老的功德；能治各种病邪，有帮助天帝的力量而无人知晓，敛神仙的功力而不归于自己，可说是药中良相。但是，腹满呕吐及嗜酒者患病，不能用甘草；并与甘遂、大戟、芫花、海藻相反。

【百草堂】

从前，有位草药郎中，住在一个偏远的山村里。一天，郎中出诊未归，家里又来了很多求医的人。郎中妻子暗自琢磨包点儿草药把这些求医的人打发走。她想起灶前烧火用的一大堆草棍子，拿起一根尝了尝，居然还有点儿甜。于是就把这些小棍子切成小片，用纸包成小包，发给那些看病的人，并谎称这些药是郎中走时留下，那些人每人拿了一包药告辞致谢而去。

几天后，好多人拎了礼物来答谢草药郎中，说吃了他留下的药，病就好了。郎中听妻子道完事情原委后，问那几个人原来得了什么病，他们回答说，有的脾胃虚弱，有的咳嗽多痰，有的咽喉疼痛，有的中毒肿胀……

从那时起，草药郎中就把“干草”当作中药使用，自此，甘草一直沿用下来。

对症下药

病症	配方	功效
心火旺	甘草同川连、木通、赤茯苓、生地黄	泻心火
热痢	黄芩汤：甘草同川连、白芍、升麻、滑石	解毒止痢
泄	甲己汤：甘草同白芍	止泻
健忘	甘草同人参、菖蒲、益智仁、龙眼肉、酸枣仁、远志	健脾养心
咽喉炎	甘草同桔梗、元参、牛蒡、天花粉	利咽喉

干地黄 ▸上品 植物篇

产地分布：主产于北京、天津、山东、河北。

成熟周期：花期4~6月，果期7~8月。

形态特征：多年生草本，全株有白色长柔毛和腺毛。

功　　效：清热生津，凉血，止血。

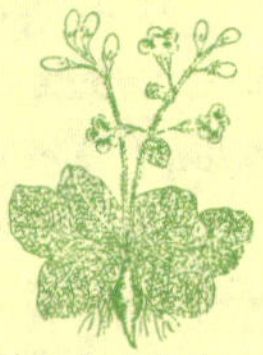

【原文】

干地黄，味甘，寒。主折跌绝筋；伤中，逐血痹，填骨髓，长肌肉，作汤除寒热积聚，除痹；生者尤良。久服轻身不老。一名地髓。生川泽。

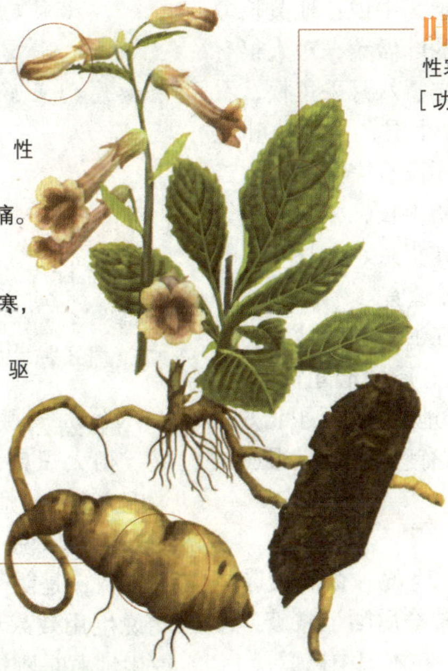

【译文】

干地黄，味甘，性寒。主治跌打损伤、骨折筋断、内脏受损，能驱散血瘀，强壮骨髓，增长肌肉。煎熬成汤服用，能驱除寒热积聚，消除各种痹病。长期服用能使身体轻捷、延缓衰老。又被称为地髓。产于河边沼泽水草丛生处。

【集解】

《名医别录》载：原产在咸阳的山川及沼泽地带，以长在黄土地上的为佳，二月、八月采根阴干。

苏颂说：种植地黄很容易，将根栽入土中即生长。以前说种地黄宜黄土，现在则不这么认为。它适宜在肥沃疏松的土壤里生长，就会根大且汁多。种植法：用苇席围如车轮，直径一丈多，将土壤填充在苇席中，成为坛。坛上又用苇席围住，也用土壤填充，比底下的坛直径少一尺，如此数级如宝塔，将地黄根节多的断成一寸长，种植在坛上，层层种满，每日浇水使它生长茂盛。到春分、秋分时，自上层而取，根都又长又大不会折断，这是由于没有被砍伤的缘故。得到根后晒干。产自同州的地黄光润甘美。

李时珍说：现在的人们只以怀庆产的地黄为上品，不过是因为各地随时代而兴废不同罢了。它的嫩苗初生时贴地，叶如山白菜而毛涩，叶面深青色，又像小芥叶却要厚实些，不分丫杈。叶中串茎，茎上有细毛，茎梢开小筒子花，红黄色。结的果实如小麦粒。根长四五寸，细如手指，皮赤黄色，像羊蹄根及胡萝卜根，晒干后成黑色。生食有土气味，俗称它的苗为婆婆奶。古人用种子播种，如今只栽植它的根。

王旻《山居录》中说：地黄长嫩苗时，摘其旁生的叶做菜，对人很有益。本草书中说二、八月采集根，看来是不了解它的性质。八月残叶犹在，叶中的精气还没有完全归根。二月时，新苗已开始生长，根中的精气已滋生入叶，不如正月、九月采集的好，又与蒸、晒相适宜。

陈嘉谟说：江浙一带的地黄，因吸收了南方的阳气，质虽光润而功效微小；怀庆山出产的地黄，秉承了北方的纯阴之气，表皮虽有疙瘩但功效很强。

干地黄

[修治] 用生地黄一百斤，选择肥大的六十斤，洗净后晒至微皱。将剩下的地黄洗净，在木臼中捣烂绞干，然后加酒再捣。取捣出的汁拌前面选出的地黄，晒干，或用火焙干后使用。

甄权说：凡服地黄，应忌葱蒜、萝卜、各种血，否则会使人营卫枯涩，须发变白。

李时珍说：地黄用姜汁浸或酒制后就不损伤脾胃，鲜用性寒，晒干用性凉。

[功效] 治男子各种劳伤、妇女中气不足、胞漏下血，破恶血溺血，利大小肠，祛除胃中饮食积滞，补五脏内伤后引起的虚弱，通血脉，益气力，利耳目。(《名医别录》)

补助心、胆气，强筋壮骨，益志安神。治惊悸劳伤，心肺受损，吐血鼻出血，妇女崩漏下血所致眩晕。(《日华子诸家本草》)

治产后血虚腹痛。(甄权)

地黄凉血生血，补肾阴，治皮肤干燥，祛除各种湿热。(张元素)

主心脏功能失调引起的手心发热疼痛，脾虚而卧床不起，足下发热疼痛。(王好古)

生地黄

[功效] 妇人崩中血不止，产后血气上迫于心致闷绝，胎漏下血，堕坠骨折，瘀血出血，鼻出血，吐血，都宜捣汁服用。(《名医别录》)

[发明] 戴原礼说：如果阴衰阳盛，相火炽盛，乘阴位，日渐煎熬，为虚火之症，适宜用地黄来滋阴退阳。

李时珍说：《神农本草经》所说的干地黄，是阴干、晒干、烘干的，因此说生用效果更好。《名医别录》又说生地黄是刚挖掘出的新鲜品，因此性大寒，熟地黄是后人又蒸晒了的。许多本草书认为干地黄就是熟地黄，虽然主治证相同，但凉血、补血的作用稍有区别。因此另外又有熟地黄。

熟地黄

[修治] 李时珍说：熟地黄近时制法为拣取肥大而沉水的地黄，用好酒和砂仁末拌匀，放入柳木甑中在瓦锅内蒸透，晾干，再用砂仁、酒拌匀蒸晾，如此反复九次。这是因为地黄性泥，得砂仁之香后窜，从而调理五脏冲和之气，归宿到丹田。现市中所售只用酒煮熟的不能用。

[功效] 填骨髓，长肌肉，生精补血，补益五脏内伤虚损不足，通血脉，利耳目，黑须发，治男子五劳七伤，女子伤中气、子宫出血、月经

不调、产前产后百病。(李时珍)

补血气，滋肾水，益真阴，去脐腹急痛。病后胫股酸痛，不能久坐。(张元素)

治坐卧不安，视物模糊。(王好古)

[发明] 张元素说：生地黄性大寒而凉血，用于血热的人；熟地黄性微温而补肾，用于血衰的人。另外脐下疼痛属肾经，非熟地黄不能除，是通肾的良药。

王好古说：生地黄可治心火亢盛，手足心发热，入手足少阴厥阴经，能益肾水，凉心血。脉洪实的人宜用。若脉虚，则适宜用熟地黄，凭借火力蒸九次，可补肾中元气。张仲景的八味丸中，以地黄为众药之首，这是天一生癸水。汤液四物汤，治藏血也以地黄为君，癸乙同归一治。

李时珍说：据王硕《易简方》所说，男子多阴虚，适宜用熟地黄，妇女多血热，适宜用生地黄。又说，生地黄能生精血，用天门冬引入所生之处，熟地黄能补精血，用麦门冬引入所补之处。虞抟《医学正传》中说，生地黄生血，但胃气虚弱的人服用，应防伤食。熟地黄补血，但痰饮多的人服了会损伤脾胃。也有人说，生地黄酒炒则不伤胃，熟地黄用姜汁炒后则不妨碍脾，这都是妙用地黄。

【百草堂】

蜜蜜罐是一种淡紫色的草花。花形似罐，花蕊蜜甜，村里人就给它起了个可爱的名儿，叫蜜蜜罐，也有叫它酒壶花的。每年四五月间，花开了，甜香四溢，招惹得那蝶儿蜂儿，纷至沓来，就连农村的孩子们，也跟蜜蜂蝴蝶抢蜜喝，贪婪地吮吸那美丽小花中的甜蜜。采花食蜜这种天然的生活乐趣，恐怕只有生活在农村的孩子才能体会了。而这种能让孩子们甜上半天的蜜蜜罐就是名贵中草药地黄开的花朵！

地黄，土名婆婆丁，俗称老婆子脚。多年生草本植物。秋季收获，根入药。新挖者，为鲜地黄，性寒，味甘苦，有清热、凉血止血之功能；烘焙后，为生地黄，性寒，味甘苦，有滋阴补血之功能；再经黄酒浸泡蒸煮后，为熟地黄，性微寒，味甘，有补肾阴、益精血之功能。

对症下药

病症	配方	功效
产后烦闷	地黄同麦门冬	驱除寒热积聚
男子精寒	地黄同沙蒺藜、苁蓉、鹿茸、山茱萸、北五味子	补肾益精
尿血	地黄同麦门冬、五味子、牛膝、枸杞子、车前子、阿胶、天门冬	滋阴降火，凉血止血
心虚怔忡悸忘	地黄同人参、远志、麦门冬、酸枣仁、柏子仁、茯神、甘草	益气养血、滋阴温阳

术 ▸上品 植物篇

产地分布： 主产于蒋山、白山、茅山。

成熟周期： 11~12月采挖。

形态特征： 表面灰黄棕色，有瘤状突起及断续的纵皱，并有须根痕，顶端有残留茎基和芽痕。

功　　效： 健脾益气，燥湿利水，止汗，安胎。

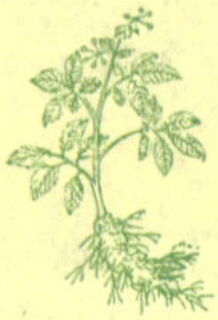

【原文】

术，味苦，温。主风寒湿痹，死肌，痉，疸；止汗；除热；消食，作煎饵。久服轻身延年，不饥。一名山蓟。生山谷。

【译文】

术，味苦，性温。主治风寒湿痹，肌肉坏死，痉急，黄疸等症；具有止汗，除热，消化积食的功效，煎饵服用。长期服用能够使身体轻巧、延年益寿，没有饥饿感。又叫作山蓟。产于山中的深谷处。

叶［性味］味甘，性温，无毒。
［功效］治风寒湿痹，死肌痉疸。

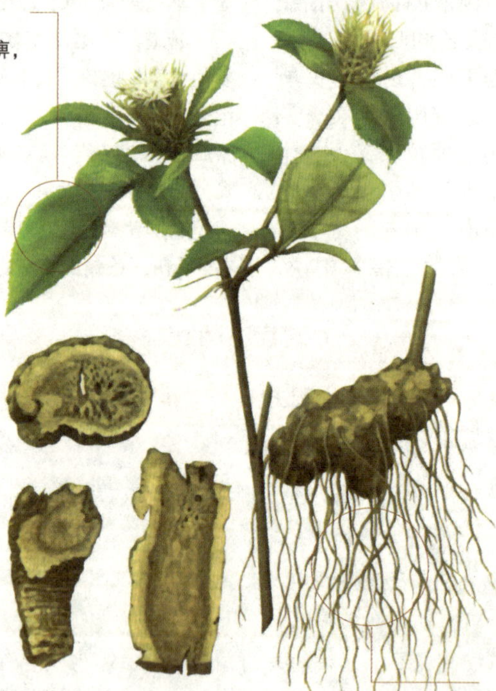

根［性味］味甘，性温，无毒。
［功效］能止汗，消食，除热。

【集解】

陶弘景说：术如今到处都有，以蒋山、白山、茅山所产的为佳。十一月、十二月采挖的好，多脂膏而味甘，其苗可以当茶饮，很是香美。

李时珍说：苍术也就是山蓟，各处山中都有生长。苗高二三尺，叶抱茎生长，枝梢间的叶似棠梨叶，离地面近的叶，有三五个杈，都有锯齿样的小刺，根像老姜色苍黑，肉白有油脂。白术也就是桴蓟，产于吴越一带。人们大都挖它的根来种植，一年就长得很稠密了。嫩苗可以吃，叶稍大有毛，根如手指大，形状像鼓槌，也有大如拳头的。当地人剖开晒干后叫削术，也叫片术。

陈自良说：白而肥的是浙术；瘦而黄的是幕阜山所产，药效劣。以前的人用术不分赤、白。自宋以后才开始认为苍术味苦辛，性燥烈，白术味苦甘，性和缓，各自分用。不论苍术、白术，都以秋季采的为佳，春季采的虚软易坏。

陈嘉谟说：浙术俗称云头术，种在土壤里，特别的肥大，易油润。歙术俗名狗头术，虽然瘦小但得到土气的充实，性燥色白，功用胜于浙术。

白术

李杲说：术味苦而甘，性温，味厚气薄，为阳中之阴，可升可降。

王好古说：入手太阳、少阴经，足太阴、阳明、少阴、厥阴六经。

徐之才说：与防风、地榆相使。

甄权说：忌桃、李、菘菜，雀肉、青鱼。

[性味] 味甘，性温，无毒。

[功效] 主大风在身面，风眩头痛，流泪，消痰利水，逐皮间风水结肿，除腹胀满，霍乱呕吐腹泻不止，利腰脐间血，益津液，健脾暖胃消食。(《名医别录》)

治胸腹胀满、腹中冷痛及胃虚下痢，多年气痢。能除寒热，止呕逆。(甄权)

止反胃，利尿，主五劳七伤，补腰膝，长肌肉。治冷气，癥瘕积聚，妇人腹内积块。(《日华子诸家本草》)

能除湿益气，和中补阳，消痰逐水，生津止渴，止泻痢，消足胫湿肿，除胃中热、肌热。与枳实配用，可消气分痞满；辅佐以黄芩，可安胎清热。(张元素)

能理胃益脾，补肝熄风。主舌本强，食则呕吐，胃脘疼痛，身体重，心下急痛，心下水痞。疗冲脉为病，逆气里急，脐腹痛。(王好古)

[发明] 张元素说：白术除温益燥，和中补气。其功用有九：一温中；二祛脾胃湿邪；三除脾胃热邪；四健脾胃，助消化；五和脾胃，生津液；六祛肌肤之热；七治四肢倦怠乏力，嗜睡，食欲不振；八止渴；九安胎。凡是湿阻中焦不能下利者，必须用白术以逐水益脾。非白术不能祛湿、非枳实不能消痞，所以枳术丸中以白术为君药。

苍术

[释名] 又名赤术、山精、仙术、山蓟。李时珍说:《异术》中说术是山之精，服后可长寿延年，所以有山精、仙术的名字。术有赤、白两种，主治相似，但性味、止汗、发汗不同。

[修治]《日华子诸家本草》载:术须用米泔水浸泡一夜，才能入药。

寇宗奭说：苍术辛烈，必须用米泔水浸洗，再换米泔水泡两天，去掉粗皮入药用。

李时珍说：苍术性燥，所以用糯米泔水浸泡去油，切片焙干用。也有人用芝麻炒过，以此来制约它的燥性。

[性味] 味苦，性温，无毒。

李时珍说：白术味甘微苦，性温和缓；赤术味甘而辛烈，性温燥烈，可升可降，属阴中阳药，入足太阴、阳明经，手太阴、阳明、太阳经。禁忌同白术。

[功效] 治风寒湿痹，死肌痉疸。久服可轻身延年。(《神农本草经》)

主头痛，能消痰涎，除皮间风水结肿，除心下痞满及霍乱吐泻不止，能暖胃助消化。(《名医别录》)

治麻风顽痹，胸腹胀痛，水肿胀满，能除寒热，止呕逆下泄冷痢。(甄权)

疗筋骨无力，癥瘕痞块，山岚瘴气温疟。(《日华子诸家本草》)

明目，暖肾脏。(刘完素)

除湿发汗，健胃安脾，为治痿证要药。(李杲)

散风益气，解各种郁证。(朱震亨)

治湿痰留饮，脾湿下流，浊沥带下，滑泻及肠风便溏。(李时珍)

[发明] 张元素说：苍术与白术的主治相同，但苍术比白术气重而体沉。如果除上湿发汗，功效最大；如补中焦，除脾胃湿，药效不如白术。

术苗

[功效] 作茶饮很香，能去水。(陶弘景)

也能止自汗。

【百草堂】

术为白术和苍术的合称。相传宋代医道高明的大医学家许叔微年轻时异常勤奋，每天攻读至深夜才上床入睡。许叔微有一个睡前饮酒的习惯，几年后，他时时感到胃中漉漉作响，胁下疼痛，饮食减少，每过十天半月还会呕吐出一些又苦又酸的胃液来。夏天，他只有右半身出汗。许叔微不明白这到底是种什么怪病，遍求名医也总不见效，心中十分苦恼。于是，他摒弃了“医不自治”的信条，开始自己解救自己。他对自己的病情进行了认真地分析研究，认为自己的病主要是由“湿阻胃”引起的。于是，他按照自己“用药在精”的一贯学术思想，选用苍术一味为主药，用苍术粉、大枣和生麻油半两调和制成小丸，坚持每天服用。数月后，他的怪病逐渐减轻，而且获得痊愈。

苍术为芳香之品，善能醒脾化湿，湿邪属阴之气，得温则化。许叔微辨证准确，选药精当，一味药而收神功。

○对症下药○

病症	配方	功效
面黄食不化	枳术丸：术同枳实作汤，治水饮，作丸	消化积食
脾虚肌热	术同白芍、白茯、甘草	健脾除热
脾虚泄泻	术同白芍、肉果丸	健脾止泻
胃湿热而瘦	术同苦参、牡蛎、猪肚丸	除热温胃

菟丝子

▸上品 植物篇

产地分布： 全国大部分地区有分布，以北方地区为主。

成熟周期： 在9~10月采摘。

形态特征： 初生有根，攀附到其他草木上时，其根自断。它没有叶但有花，花白色微红，香气袭人。结的果实像秕豆而细，色黄。

功　　效： 补肾益精，养肝明目，固胎止泄。

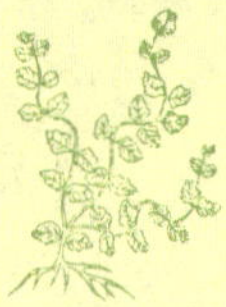

【原文】

菟丝子，味辛，平。主续绝伤；补不足，益气力，肥健人；汁去面䵟。久服明目，轻身延年。一名菟芦。生川泽。

【译文】

菟丝子，味辛，性平。主要功效是使极度虚损得以续补；能够补身体不足，增加气力，使人身体强健；汁能去除面部黑斑。长期服用可以明目，使人身体轻巧，延年益寿。又叫作菟芦。产于河边沼泽等水草丛杂处。

【集解】

《名医别录》载：菟丝子生长在朝鲜的川泽田野，蔓延于草木之上。九月采实，色黄而细的为赤网，色浅而大的为菟丝，功用相同。

苏颂说：现在附近路边也有菟

丝子，以出自冤句的为好。夏天生苗，初如细丝，遍地生长但不能独立向上。攀缘于其他草梗则缠绕而生，其根渐渐离开地面而寄生于其他植物上。

李时珍说：菟丝子为阳草，多生长在荒园古道。其子入地，初生有根，攀附到其他草木上时，其根自断。结的果实像秕豆而细，色黄，生于梗上的尤佳，唯怀孟林中多有，入药更良。

花 [性味] 味辛、甘，性平，无毒。
[功效] 养肌强阴，坚筋骨。

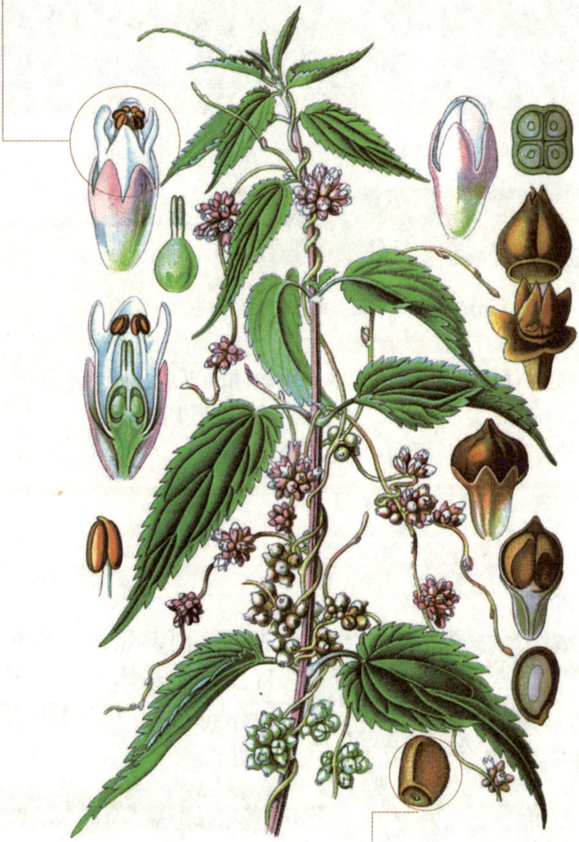

子 [性味] 味辛、甘，性平，无毒。
[功效] 续绝伤，补不足，益气力。

子

[性味] 味辛、甘，性平，无毒。

徐之才说：菟丝子得酒良，与薯蓣、松脂相使。

[功效] 养肌强阴，坚筋骨。主茎中寒，滑精，小便余沥不尽，口苦燥渴，血寒瘀积。(《名医别录》)

治男女虚冷，能添精益髓，去腰疼膝冷，消渴热中。久服去面斑，悦颜色。(甄权)

补五劳七伤，治鬼交泄精，尿血，润心肺。(《日华子诸家本草》)

补肝脏风虚。(王好古)

[发明] 雷敩说：菟丝子禀中和凝正阳之气，一茎从树感枝而成，从中春上阳结实，故偏补人卫气，助人筋脉。

苗

[气味] 甘，平，无毒。

[功效] 挪碎煎汤，浴小儿，疗热痱。(陶弘景)

【百草堂】

相传从前有一个养兔成癖的财主，专门雇用了一个长工给他养兔子，并且规定：如果死掉一只兔，就要扣工钱。有一天，养兔的长工不小心将一只兔子的腰部打成重伤，害怕财主看到，便将受伤的兔子悄悄藏到了黄豆地里。奇怪的是，过了两天他发现这只受伤的兔子并没有死，而且腰伤好像还慢慢好了。他把这件怪事告诉了父亲，父亲吩咐他定要将此事探个究竟。长工便按照父亲的吩咐，又将一只受伤的兔子放进了黄豆地里。他跟随伤兔仔细观察，发现受伤的兔子很喜欢吃一种缠在豆秸上的野生黄丝藤。不久，伤兔竟又一次渐渐痊愈了。于是，长工把观察到的情况告诉了父亲，父子俩并由此断定黄丝藤可以治疗腰伤。

长工于是便把这种黄丝藤给受伤的穷苦人，果然治好了许多人的腰伤。因为黄丝藤首先治好的是兔子，其形状又如细丝，于是便将它取名为“兔丝子”。又由于“兔丝子”是味草药，后人便在“兔”字头上加上草字头，也就成了“菟丝子”，沿用至今。

对症下药

病症	配方	功效
气血不足	菟丝子单服	补血
阴损	菟丝子同熟地丸	养肌强阴
腰膝痛	菟丝子同牛膝	坚筋骨补气力

牛膝

▶上品 植物篇

产地分布： 主产河南。

成熟周期： 花期 8~9 月，果期 10~11 月。

形态特征： 多年生草本。茎直立，方形，有疏柔毛，茎节膨大。叶对生，椭圆形成阔披针形，顶端锐尖，基部楔形，全缘，幼时密生毛，成长后两面有疏毛。穗状花序顶生和腋生。

功　　效： 补肝肾，强筋骨，逐瘀通经，引血下行。

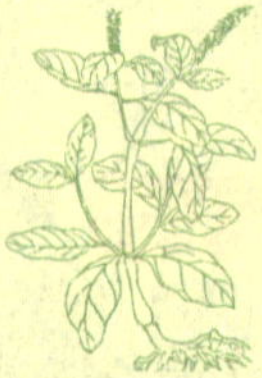

【原文】

牛膝，味苦，酸，平。主寒湿痿痹，四肢拘挛，膝痛不可屈；逐血气；伤热火烂；堕胎。久服轻身耐老。一名百倍，生川谷。

【译文】

牛膝，味苦、酸，性平。主治寒湿所致的痿软疼痛，四肢拘挛，膝盖疼痛不能屈伸，能够疏通血气，治疗烫伤、皮肤溃烂，还能够堕胎。长期服用可使身体轻捷、抗衰老。又叫作百倍。产于山川、河谷地带。

【集解】

苏颂说：江、淮、闽、粤、关中都有牛膝，但不及怀庆所产的好。它在春天生苗，茎高二三尺，为青紫色，茎上有节，像鹤膝及牛膝的形状。其叶尖圆如匙，两两相对。节上开花成穗，秋季结很细的果实。其中以根长达三尺而柔润的牛膝最好。茎叶也可单用。

李时珍说：到处都有牛膝，称为土牛膝，作用差，不能服用。只有北方和巴蜀地方栽种的为好。秋天收种子，到春天种植。它的苗为方茎，节粗大，叶都是对生的，很像苋叶但长且尖。秋天开花，长穗结子，像小老鼠背着虫，有涩毛，都贴茎倒生。九月末挖根。嫩苗可作蔬菜。

牛膝根

[修治] 李时珍说：牛膝用酒浸泡后入药。取它下行则生用，滋补则焙干用，或者用酒拌后蒸用。

[性味] 味苦、酸，性平，无毒。

[功效] 疗伤中气虚、男子生殖器萎缩、老年人小便失禁。能补中续绝，益精利阴气，填骨髓，止头发变白，除头痛和腰脊痛。治妇女月经不通，血结。(《名医别录》)

治阳痿，补肾，助十二经脉，逐恶血。(甄权)

治腰膝怕冷无力，破腹部结块，能排脓止痛。治产后心腹痛，下死胎。(《日华子诸家本草》)

强筋，补肝脏风虚。(王好古)

同苁蓉泡酒服，益肾。竹木刺入肉中，将它嚼烂敷盖在上面，刺即出。(寇宗奭)

茎、叶［性味］味酸苦，性平。
［功效］治寒湿痿痹，久疟，小便淋涩，各种疮。

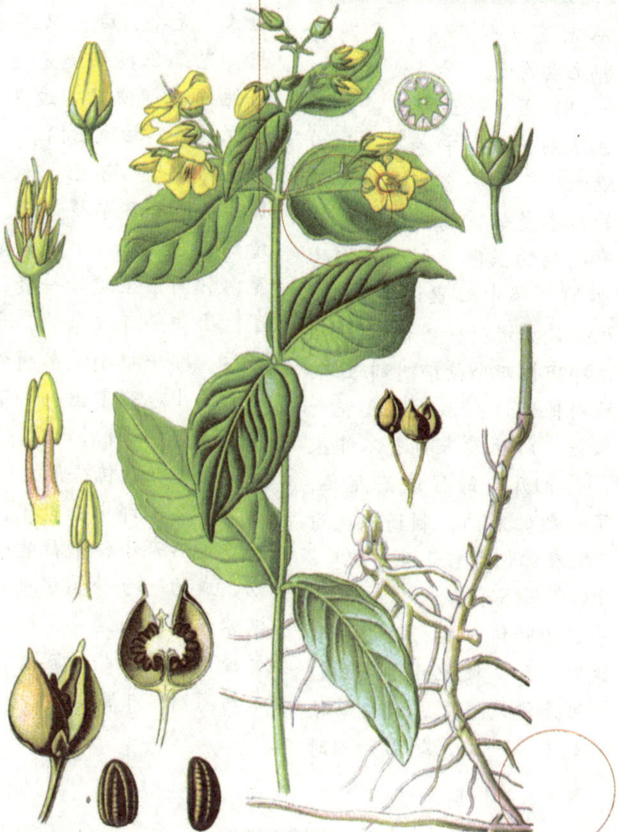

根［性味］味苦、酸，性平，无毒。
［功效］治寒湿痿痹，四肢痉挛、膝痛不能屈伸。

治久疟、恶寒发热、五淋、尿血、阴茎痛，下痢，喉痹口疮、牙齿疼痛，痈肿恶疮折伤。（李时珍）

［发明］朱震亨说：牛膝能引诸药下行，筋骨痛风在下的，宜加量使用。凡是用土牛膝，春夏季节用叶，秋冬季节用根，唯叶、汁药效快。

李时珍说：牛膝是足厥阴、少阴经的药。一般酒制则能补肝肾，生用则能祛恶血。

牛膝茎、叶

［功效］治寒湿痿痹，久疟，小便淋涩，各种疮。功效与根相同，

春夏季节可用。（李时珍）

【百草堂】

相传从前有一位郎中，采药行医多年，却无妻无子。于是便收了四个徒弟，一边行医，一边授徒，几个徒弟学习也很刻苦。郎中老了，想为自己找个继承人。做一名有声望的医师，精湛的医术是必需的，但更重要的是还要有高尚的医德。但徒弟们的思想品德如何，郎中心里还没个底。于是便对几个徒弟进行一番试探。

一天，郎中把四个徒弟叫到跟前，语重心长地对他们说："我现在年纪大了，身体又差，以后看来再也不能采药行医了。你们几个跟了我好几年，也都学会了一般的采药、制药以及看病的技能，现在你们各自谋生去吧！"几个徒弟听后都低下了头。

大徒弟认为师傅一生行医应该积攒了大笔钱财。于是便把师傅接到自己家里住。可是没过多久，大徒弟便发现师傅根本不名一文，就由开始时的嘘寒问暖变成了冷言冷语。郎中于是搬到了二徒弟家，谁知二徒弟也和大徒弟一样，发现师傅没钱时也冷下脸来。无奈，师傅只得搬到三徒弟那里。岂知三徒弟更是个十足的财迷，当他知道师傅只不过是个穷郎中时，便立刻将其扫地出门。

郎中伤心不已，无奈带着行李流落街头。小徒弟得知后，连忙把师傅请到自己家里。小徒弟对师傅关怀备至，如同亲生父母一般。后来郎中病了，小徒弟守候床前，寸步不离。病好后，郎中把小徒弟叫到跟前，解开贴身的小包，拿出一种草药对小徒弟说："这是一种补肝肾、强筋骨的草药，我现在就传给你吧！"

不久，郎中去世了，小徒弟将其安葬。后来小徒弟就靠师傅传下的秘方，成为一个德高望重的郎中。因为这味草药没有名字，小徒弟见其茎上有棱节，很像牛的膝骨，就给它起了个药名叫"牛膝"。

对症下药

病症	配方	功效
劳疟积久不止	牛膝一把，生切，加水六升，煮取二升，分三次服，清晨、未发疟时及临发疟时各服一次	强筋健体
妇人下血块	牛膝根洗净切段，焙后捣成末，用酒煎后温服，效果很好	逐瘀通经，引血下行
口舌疮烂	用牛膝浸酒含漱，也可煎饮	排脓止痛
折伤及闪挫伤	将杜牛膝捣碎，外敷患处。也可治无名恶疮	强筋骨，通经络

茺蔚子 ▶上品 植物篇

产地分布： 产于全国各地。

成熟周期： 秋季果实成熟时采割。

形态特征： 初本品呈三棱形。表面灰棕色至灰褐色，有深色斑点，一端稍宽，平截状，另一端渐窄而钝尖。果皮薄，子叶类白色，富油性。无臭，味苦。

功　　效： 活血调经，清肝明目。

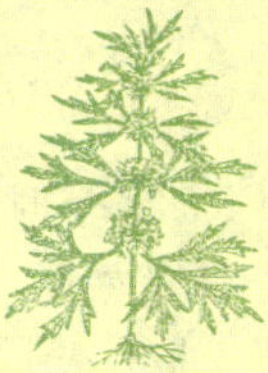

【原文】

茺蔚子，味辛，微温。主明目，益精；除水气。久服轻身。茎，主瘾疹痒，可作浴汤。一名益母，一名益明，一名大札。生池泽。

【译文】

茺蔚子，味辛，性微温。主要功效为明目、益精，逐除水湿邪气。长期服用可使身体轻巧。它的茎，主治皮肤瘾疹瘙痒，可以煎成汤剂擦洗身体。又名益母、益明、大札。产于池塘、沼泽等水草丛生处。

【集解】

李时珍说：茺蔚在近水湿处生长繁茂。初春生苗，像嫩蒿，到夏天长至三四尺高，茎是方的，像麻黄茎。它的叶子像艾叶，但叶背为青色，一梗有三叶，叶子有尖尖的分叉。此草一寸左右长一节，节节生穗，丛簇抱茎。四五月间，穗内开小花，花为红紫色，也有淡白色的。每个花萼内有细子

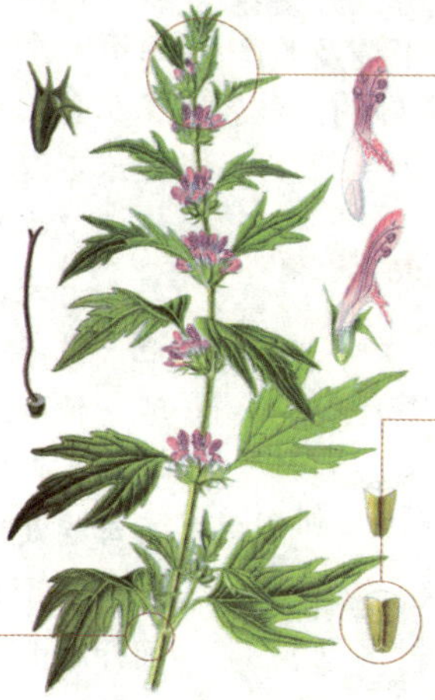
叶 [性味] 性寒。
[功效] 治荨麻疹，可作汤洗浴。
茎 [性味] 性寒。
[功效] 治荨麻疹，可作汤洗浴。
子 [性味] 味辛、甘，性微温，无毒。
[功效] 明目益精，除水气，久服轻身。

四粒，大小像茼蒿子，有三棱，为褐色。其草生长期间有臭气，夏至后即枯萎，根为白色。

子

[修治]李时珍说：凡用，微炒香，也可以蒸熟，放烈日下晒干，舂簸去壳，取仁使用。

[性味]味辛、甘，性微温，无毒。

[功效]疗血逆高烧、头痛心烦。(《名医别录》)

治产后血胀。(《日华子诸家本草》)

舂取仁生食，能补中益气，通血脉，增精髓，止咳润肺。(吴瑞)

治风解热，顺气活血，养肝益心，安魂定魄，调妇女经脉，治非经期大出血或出血不断、产后胎前各种病。长期服用令妇女有孕。(李时珍)

[发明]朱震亨说：茺蔚子活血行气，有补阴的作用，故名益母。

李时珍说：茺蔚子味甘微辛，性温，属阴中之阳，是手、足厥阴经的主药。茺蔚开白花的入气分，开紫花的入血分。治疗妇女经脉不调及胎产等血气诸病，是一种非常好的药物，但医方中很少应用。

茎、苗、叶、根

[性味]陈藏器说：性寒。

李时珍说：茎、叶：味辛、微苦。花：味微苦、甘。根：味甘。均无毒。

独孤滔说：制硫黄、雌黄、砒石。

[功效]捣汁服用，治浮肿，能利水。消恶毒疔肿、乳痈丹游等毒，都可用益母草茎叶外敷。另外，服汁可下死胎，疗产后血胀闷。将汁滴入耳内，治聤耳。捣碎外敷可治蛇虫毒。(苏恭)

用来作驻颜的药，可令人容颜光泽，除粉刺。(陈藏器)

活血破血，调经解毒。治流产及难产，胎盘不下，产后大出血、血分湿热、血痛，非经期大出血或出血不断，尿血、泄血，疳痢痔疾，跌打后内伤瘀血，大小便不通。(李时珍)

[发明]李时珍说：益母草的根、茎、花、叶、实，都可以入药，可同用。如治手、足厥阴血分风热，明目益精，调女人经脉，则单用茺蔚子为好。如果治肿毒疮疡，消水行血，妇人胎产诸病，则适宜一同使用。因其根、茎、花、叶专于行，而子则行中有补的作用。

【百草堂】

有一种中药叫益母草，种子叫茺蔚子，都是活血祛瘀的良药。传说从前有一个叫茺蔚的年轻人，他的母亲在生他时得了“月子病”多年不愈，卧床不起。懂事后的小茺蔚外出为母亲问病求药，然而历尽艰辛却未能如愿。一天，他借宿古庙，庙内老僧见他一片孝心，就送他四句诗，让他去找一种草药。诗云：“草茎方方似麻黄，花生节间节生花，三棱黑子叶似艾，能医母疾效可夸。”茺蔚沿着河岸找了起来，终于找到了那种茎呈四方形、节间开满小花，结有黑色三棱形小果实的植物。他母亲服用后不久竟痊愈了。

由于这种草是茺蔚为医治母病而找到的，且又益于妇女，于是人们就把它取名为益母草，它的种子就叫茺蔚子。

对症下药

病症	配方	功效
带下赤白	益母草开花时采，将其捣为末，每次服二钱，饮前用温汤送下	活血破血，调经解毒
赤白杂痢	二灵散：益母草（晒干）、陈盐梅（烧存性）等份，研为末，每次服三钱，白痢用干姜汤送服，赤痢用甘草汤送服	消恶毒、通便
痔疮便血	取益母草叶捣汁服	活血行气

女萎

上品 植物篇

产地分布： 山东省泰山山谷及丘陵。

成熟周期： 3 月开青色的花，结圆形的果实。立春后可采摘。

形态特征： 其叶像竹叶，两两相对。其根横生，根黄而多须，色黄白，长一二尺。

功　　效： 滋阴解表。

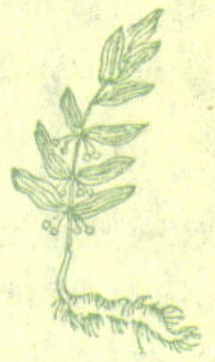

【原文】

女萎（萎蕤），味甘，平。主中风；暴热不能动摇，跌筋结肉，诸不足。久服，去面黑皯，好颜色，润泽，轻身，不老。一名左眄。生山谷。

【译文】

女萎（萎蕤），味甘，性平。主治伤风，热晒中暑而身体不能活动，筋肉凝结、肌肉萎缩，体虚不足。长期服用能去掉面部黑斑，令人肤色美丽，肌肤润泽，使身体轻巧，延年不老。又叫作左眄。产于山中的深谷处。

【集解】

《名医别录》载：萎蕤生长于泰山山谷及丘陵，立春后采，阴干使用。

苏颂说：萎蕤茎干强直，像竹箭杆，有节。叶狭而长。根黄而多须，大小如指，长一二尺。三月开青色的花，结圆形的果实。

李时珍说：各处山中都有萎蕤。其根横生，似黄精但稍微小些，色黄白，柔软多须，难干燥。其叶像竹叶，两两相对。可以采根来栽种，很容易繁殖。嫩叶和根都可煮淘食用。

萎蕤根

[修治] 雷敩说：使用时不要用黄精，因二药相似。萎蕤节上有须毛，茎上有斑点，叶尖上有小黄点，这是它们的不同之处。采来萎蕤后用竹刀刮去节皮，洗净，用蜜水浸泡一夜，蒸后焙干用。

[性味] 味甘，性平，无毒。

[功效] 疗胸腹结气，虚热、湿毒、腰痛，阴茎中寒，以及目痛、眼角溃烂流泪。(《名医别录》)

用于流行疾病的恶寒发热，内补不足，去虚劳发热。头痛不安，加用萎蕤，效果好。(甄权)

能补中益气。(萧炳)

除烦闷，止消渴，润心肺，补五劳七伤虚损，又治腰脚疼痛。(《日华子诸家本草》)

服矿石药不适者，可煮萎蕤水喝。(陶弘景)

治风热自汗、发热，劳疟寒热，脾胃虚乏，男子小便频数、遗精和一切虚损。(李时珍)

[发明] 李杲说：萎蕤能升能降，为阳中阴药。其功用有四：一主风邪侵袭四肢；二疗目赤溃烂流泪；三治男子湿热腰痛；四祛女子面部黑斑。

李时珍说：本品性平味甘，柔润可食。我常用它治疗虚劳寒热及一切虚损，用它代替人参、黄芪，不寒不燥，大有特殊功效，不只是祛风热湿毒而已。

陈藏器说：体内有热者不宜用。

【百草堂】

古时的女萎，又被称为萎蕤，现在叫作玉竹。

相传，唐代有一个宫女，因不堪忍受皇帝的蹂躏逃出皇宫，躲入深山老林之中。深山之中无食物充饥，于是宫女便采玉竹为食，久而久之，身体轻盈如燕，皮肤光洁似玉。后来宫女与一猎人相遇，结庐深山，生儿育女，到60岁才与丈夫子女回到家乡。家乡父老见她依然是当年进宫时的青春容貌，惊叹不已。

玉竹属滋阴养气补血之品，古人称玉竹平补而润，兼有除风热之功，故能驻颜润肤，祛病延年。

对症下药

病症	配方	功效
目赤涩痛	萎蕤、赤芍、当归、黄连等份，煎汤熏洗	解目痛及眼角溃烂
发热口干，小便涩	用萎蕤五两，煎水服	清热解毒
惊痫后虚肿	用萎蕤、葵子、龙胆、茯苓、前胡，等份为末。每服一钱，水煎服	祛风热湿毒、消肿

叶［性味］味甘，性平，无毒。
［功效］可消除面部黑斑，使人容光焕发，面色润泽。

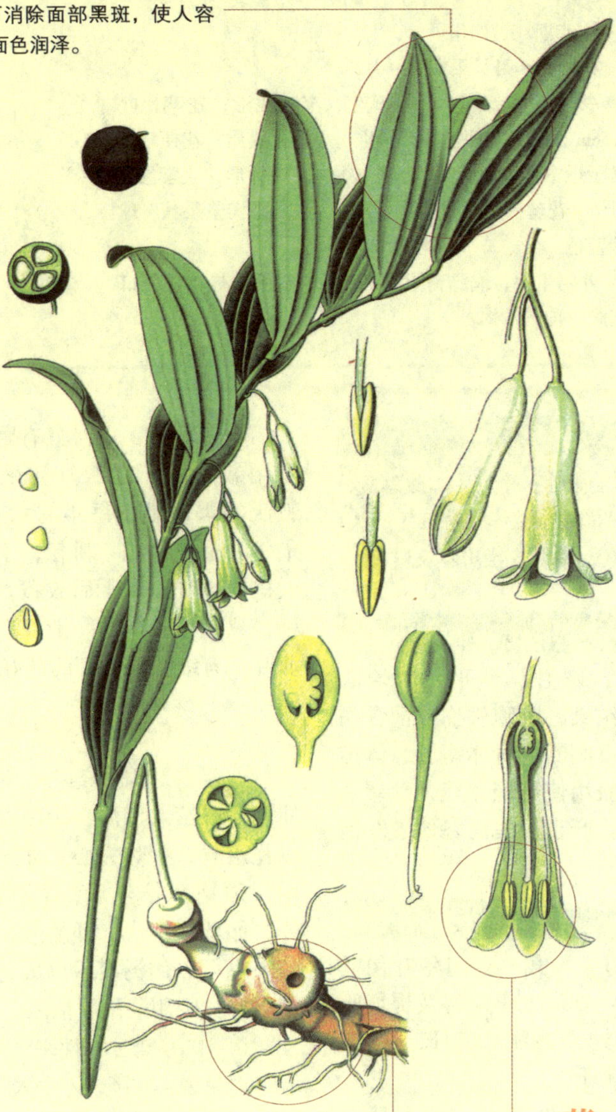

根［性味］味甘，性平，无毒。
［功效］主治中风发热、身体不能动弹。

花［性味］味甘，性平，无毒。
［功效］能补中益气。

麦门冬 ▸上品 植物篇

产地分布： 主产浙江、四川。

成熟周期： 花期 5~8 月，果期 7~9 月。

形态特征： 多年生常绿草本。叶丛生，窄长线形；花葶比叶短，长 7~15cm；总状花序穗状，顶生，小苞片膜质；花梗略弯曲下垂，常于近中部以上有关节；花被片 6，披针形，淡紫色或白色；雄蕊 6，花丝极短；子房半下位，3 室。果实浆果状，球形，熟后暗蓝色。

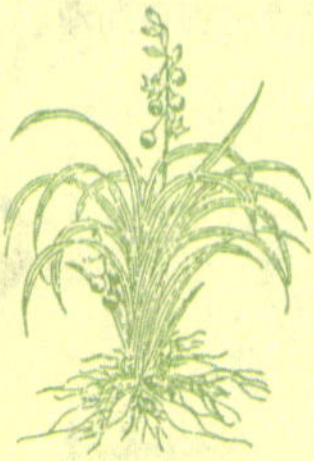

功　　效： 养阴生津，润肺清火。用于治疗肺燥干咳、津伤口渴、心烦失眠、内热消渴。

【原文】

麦门冬，味甘，平。主心腹结气，伤中伤饱，胃络脉绝，羸瘦短气。久服轻身，不老，不饥。生川谷及堤阪。

【译文】

麦门冬，味甘，性平。主治心腹间有邪气结聚，脏腑气伤，饱食伤胃、胃络脉有间断，身体瘦弱、体虚气短。长期服用使身轻体捷，延缓衰老，耐饥饿。产于川泽河谷地带及池塘的堤坡。

【集解】

《名医别录》载：麦门冬叶像韭叶，冬夏均生长。生于山谷及堤坡肥土石间久废处。二月、三月、八月、十月采根，阴干。

苏颂说：处处都有。叶青似莎草，长及尺余，四季不凋。根黄白色有须，根如连珠形。四月开淡红花，如红蓼花。实碧而圆如珠。江南出者叶大，有的说吴地产者尤佳。

李时珍说：古时只有野生的，现多用栽种的，在四月初采根，种于肥沃的黑沙地，每年的六月、九月、十一月上三次肥、耕耘，于夏至前一天挖根，洗净晒干后收藏。种子也能种，只是生长期长。浙江产的叶片像韭叶，有纵纹且坚韧的甚好。

麦门冬根

［修治］ 李时珍说：凡入汤液中使用，以滚水润湿，少顷抽去心，或以瓦焙软，乘热去心。如入丸散剂使用，须用瓦焙热后，立即于风中吹冷，如此三四次，即易燥，且不损药效。也可以用汤浸后捣成膏和药。用来滋补，则用酒浸后擂之。

［味性］ 味甘，性平，无毒。

李杲说：主降，入手太阴经气分。

徐之才说：与地黄、车前相使。恶款冬、苦瓠。畏苦参、青蘘、木耳。伏石钟乳。

［功效］ 疗身重目黄，胃脘部胀

满，虚劳客热，口干燥渴，止呕吐，愈痿蹶。强阴益精，助消化，调养脾胃，安神，定肺气，安五脏，令人肥健，美颜色，有子。(《名医别录》)

去心热，止烦热，寒热体劳，下痰饮。(陈藏器)

治五劳七伤，安魂定魄，止嗽，治肺痿吐脓，时行病发热、狂躁、头痛。(《日华子诸家本草》)

除热毒，利水，治面目四肢浮肿，泄精。(甄权)

治肺中伏火，补心气不足，主血妄行及经闭，乳汁不下。(张元素)

长期服用轻身明目。与车前、地黄为丸服用，能去温瘴，使面部白润，夜视物清晰。(陈藏器)

治疗食欲亢盛要药。(陶弘景)

[发明] 寇宗奭说：麦门冬治肺热之功很多，其味苦，但专泄而不专收，有寒邪的人禁服。治心肺虚热及虚劳，与地黄、阿胶、麻仁，同为润经益血、复脉通心之剂；与五味子、枸杞子，同为生脉的药。

张元素说：如用麦门冬治疗肺中伏火、脉气欲绝，须加五味子、人参，三味药组成生脉散，补肺中元气不足。

【百草堂】

相传，在秦始皇时代，有一只鸟衔来一株草，绿叶像韭菜，淡紫色花瓣，与绿叶相映，煞是雅致。秦始皇便派人问鬼谷子，此草为何？据说鬼谷子擅长养性持身，精通医术。见此草便说：“此乃东海瀛洲

叶 [性味] 味甘，性平，无毒。
[功效] 去心热，止烦热、寒热体劳。

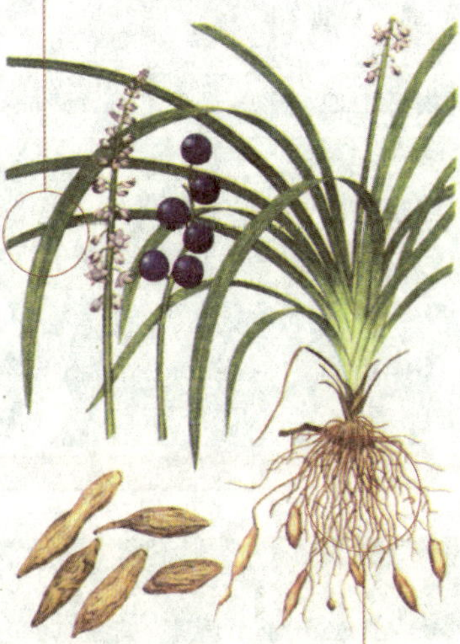

根 [性味] 味甘，性平，无毒。
[功效] 主心腹结气，伤中伤饱，胃络脉绝。

上的不死之药。人死后三天，用其草盖其身，当时即活，一株草就可救活一人。”秦始皇闻之，遂派方士徐福为使者，带童男童女数千人，乘楼船入东海，以求长生不老之药。当然，徐福只能一去不返，秦始皇寻仙药也只是梦想。而这种传说中的长生不老之药，就是麦门冬。

其实，麦门冬并不如鬼谷子所言，有那么神奇的功效。但是其所具有的养阴润肺、益胃生津、清心除烦的功效，也使其成为人们的养生佳品。

对症下药

病症	配方	功效
吐血、鼻血	用麦门冬（去心）一斤，捣烂取汁，加蜜二合，调匀，分两次服下	除热毒，止肺热
齿缝出血	用麦门冬煎汤漱口	止血
咽喉生疮	用麦门冬一两、黄连半两，共研为末，加炼蜜做成丸子，如梧子大。每服二十丸，麦门冬煎汤送下	益气和血、疏散邪热
下痢口渴	用麦门冬（去心）三两、乌梅肉二十个，搓细，加水一升，煮成七合，细细饮下，有效	益胃生津

独活

▶上品 植物篇

产地分布：陕西南部、四川和云南。

成熟周期：花期7月，果期10月。

形态特征：根粗厚而长，叶为1~3回羽状复叶，叶轴和羽片轴几乎无毛至疏被微柔毛。

功　　效：疏风解毒，活血祛瘀，止痛。

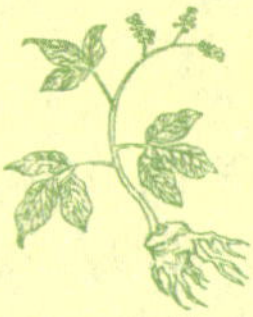

【原文】

独活，味苦，平。主风寒所击；金疮止痛；贲豚；痫痓，女子疝瘕。久服轻身耐老。一名羌活，一名羌青，一名护羌使者。生川谷。

【译文】

独活，味苦，性平。主治风寒，能止金属创伤疼痛；小腹有气上冲心下的贲豚症，痫症抽搐，女子疝瘕症。长期服用会使身体轻巧、延缓衰老。又称为羌活、羌青、护羌使者。产于川泽河谷地带。

【集解】

苏颂说：独活、羌活现在以产自蜀汉的为好。它们春天生苗叶如青麻；六月开花成丛，有黄有紫。结实时叶黄的，是夹石上所生；叶青的，是土脉中所生。《神农本草经》上说二者属同一类，现在的人以紫色而节密的为羌活，黄色而成块的是独活。大抵此物有两种，产自西蜀的，黄色，香如蜜；产自陇西的，紫色，秦陇人叫作山前独活。

李时珍说：按王贶所说，羌活须用紫色有蚕头鞭节的。独活是极大羌活有臼如鬼眼的。

独活根

[修治] 李时珍说：去皮或焙干备用。

[性味] 味苦、甘，性平，无毒。

张元素说：独活性微温，味甘、苦、辛，气味俱薄，浮而升，属阳，是足少阴经行气分之药。羌活性温，辛苦，气味俱薄，浮而升，也属阳，是手足太阳经行风药，也入足厥阴、足少阴经气分。

[功效] 疗各种贼风，全身关节风痛，新久者都可。（《名医别录》）

独活：治各种中风湿冷，奔喘逆气，皮肤苦痒，手足挛痛劳损，风毒齿痛。羌活：治贼风失音不语，手足不遂，口面歪斜，全身皮肤瘙痒。（甄权）

羌活、独活：治一切风证，筋骨拘挛，骨节酸疼，头旋目赤疼痛，五劳七伤，利五脏及伏水气。（《日华子诸家本草》）

治风寒湿痹，酸痛不仁，诸风掉眩，颈项难伸。（李杲）

去肾间风邪，搜肝风，泻肝气，治项强及腰脊疼痛。（王好古）

散痈疽败血。（张元素）

[发明] 张元素说：风能胜湿，所以羌活能治水湿。独活与细辛同用，治少阴头痛。头晕目眩者，非此不能除。羌活与川芎同用，治太阳、少阴头痛，能利关节，治督脉疾病，脊强而厥。

王好古说：羌活是足太阳、厥阴、少阴经的药物，与独活不分作两种。后人因羌活气雄，独活气细，所以雄者治足太阳风湿相搏。头痛、肢节痛、一身尽痛者，非此不能除。细者治足少阴伏风。头痛、两足湿痹、不能动弹者，非此不能治，而不治太阳之证。

李时珍说：羌活、独活都能祛风湿，利关节，但二者气味有浓淡的差别。《素问》中说，从下而上者，引而去之。羌活、独活两药味苦辛，性

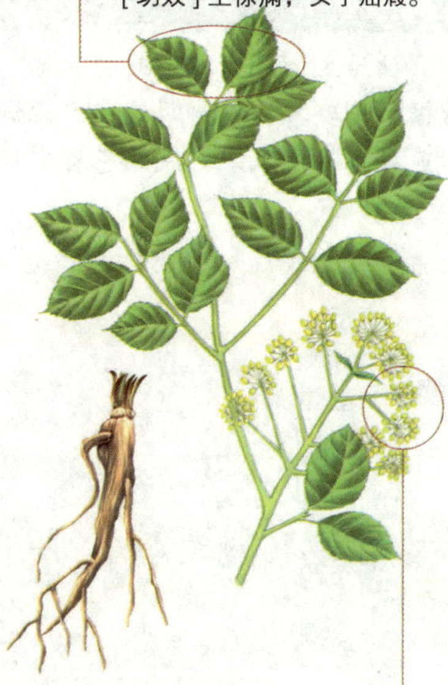
叶 [性味]味苦、甘，性平，无毒。
[功效]主惊痫，女子疝瘕。
花 [性味]味苦、甘，性平，无毒。
[功效]主外感表证，金疮止痛。

温，为阴中之阳药，所以能引气上升，通达周身而散风胜湿。

【百草堂】

独活主治风寒，因此将独活、板蓝根、马鞭草、鸭脚草按一定比例用水煎服，对于风寒、风热感冒有很好的疗效。

又因为独活性温味辛苦，祛风湿，止痛，解表，所以许多人用独活、大豆、当归、黄酒配制成具有祛风补血功效的当归独活酒。此酒有祛风止痛、补血活血、祛湿止痹之功效，适宜产后血虚、中风口噤者饮用。

对症下药

病症	配方	功效
下部湿热	同白术、苍术、秦艽、生地黄、薏苡仁、木瓜、石斛、黄柏	疏风解毒
风热牙疼	同生地黄、赤芍、甘草、牡丹皮、石膏	清热止痛
产后虚风	独活、白鲜皮各三两，加水三升，煮成二升，分三次服。能喝酒者可加酒同煮	补血活血
历节风痛	独活、羌活、松节等份，用酒煮过，每天空腹饮一杯	祛风止痛

车前子

▶上品 植物篇

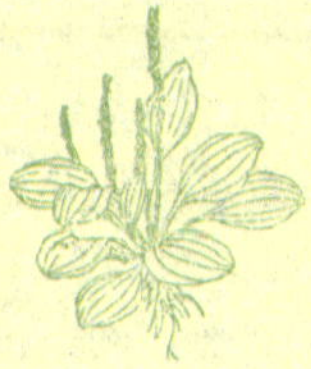

产地分布： 分布于全国，但以北方为多。

成熟周期： 播种第2年秋季采收。

形态特征： 叶子布地像匙面，连年生长的长一尺多。从中间抽出数茎，结长穗像鼠尾。穗上的花很细密，色青微红。果实为红黑色。

功　　效： 清热利尿，凉血，解毒。

【原文】

车前子，味甘，寒。主气癃，止痛，利水道小便；除湿痹。久服轻身耐老。一名当道。生平泽。

【译文】

车前子，味甘，性寒。主治气淋，能止痛，有通水道、利小便的功效，可以驱除湿痹。长期服用能使身体轻巧，延缓衰老。又叫作当道。产于水草丛杂的平地。

【集解】

苏颂说：车前草初春长出幼苗，叶子布地像匙面，连年生长的长一尺多。此草从中间抽出数茎，结长穗像鼠尾。穗上的花很细密，色青微红。它结的果实像葶苈，为红黑色。如今人们在五月采苗，七八月采实，也有在园圃里种植的。蜀中一带多种植，采其嫩苗当菜吃。

车前子

[修治] 李时珍说：凡用须以水淘去泥沙，晒干。入汤液，炒过用；入丸散，则用酒浸泡一夜，蒸熟研烂，做成饼晒干，焙后研末。

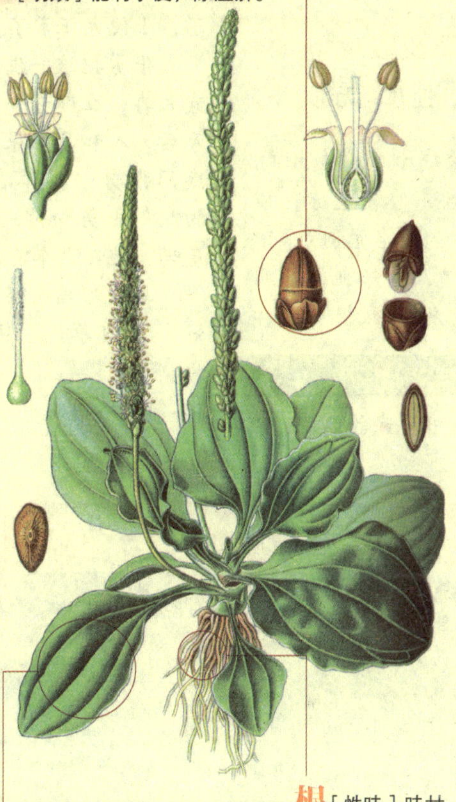

子 [性味] 味甘，性寒，无毒。
[功效] 能利小便，除湿痹。
根 [性味] 味甘，性寒，无毒。
[功效] 能止烦下气。
叶 [性味] 味甘，性寒，无毒。
[功效] 主金疮出血，鼻出血，瘀血。

[功效] 主男子伤中，女子小便淋沥不尽、食欲不振，能养肺强阴益精，明目，疗目赤肿痛。(《名医别录》)

去风毒，肝中风热，毒风冲眼，赤痛障翳，头痛，流泪。能压丹石毒，除心胸烦热。(甄权)

清小肠热，止暑湿气伤脾所致的痢疾。(李时珍)

[发明] 王好古说：车前子，能利小便而不走气，与茯苓作用相同。

车前草及根

[性味] 味甘，性寒，无毒。

[功效] 主金疮出血，鼻出血，瘀血，血块，便血，小便红赤，能止烦下气，除小虫。(《名医别录》)

车前草主泄精，治尿血，能明目，利小便，通五淋。(甄权)

【百草堂】

西汉时有一位叫马武的名将，在一次戍边征战中其所率部队被敌军围困。时值六月，酷热无雨。由于缺食少水，人马饥渴交加，肚子胀痛，尿痛血红，点滴艰涩。随军郎中诊断为尿血症。苦于无药束手无策。

一天，马夫张勇忽然发现他管的三匹马都不尿血了，精神也大为好转。经过观察他发现原来马啃食了附近地面上生长的牛耳形的野草。他灵机一动，心想大概是马吃了这种草治好了病，于是自己也拔了一些草，煎水一连服了几天，身体果然舒服多了，小便也正常了。

张勇把这一发现报告了马武。马武大喜，立即号令全军吃这种草。几天后，人和马的尿血症都治好了。马武问张勇："这草在什么地方采集到的？"张勇向前一指，"将军，那不是吗？就在大车前面。"

马武哈哈大笑："真乃天助我也，好个车前草！"从此，这草便被称为"车前草"了，而它结的子就叫作"车前子"。

对症下药

病症	配方	功效
小便不通	车前草一斤，加水三升，煎取一升半，分三次服	通便利尿
小便尿血	车前草捣汁五合，空腹服	清利湿热，滋阴降火，补益脾肾
金疮血出	车前草捣烂外敷	凉血止痛，解毒生肌
热痢不止	车前草捣汁一盏，加蜜一合同煎，温服	清热解毒，消荡积滞

木香

▸上品 植物篇

产地分布：分布于陕西、甘肃、湖北、湖南、广东、广西、四川、云南、西藏。

成熟周期：秋、冬二季采挖。

形态特征：本品呈圆柱形或半圆柱形，表面黄棕色至灰褐色，有明显的皱纹、纵沟及侧根痕。有放射状纹理及散在的褐色点状油室。气香特异，味微苦。

功　　效：行气止痛，健脾消食。

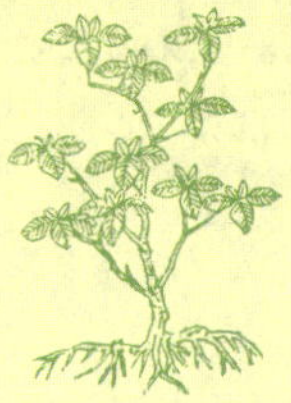

【原文】

木香，味辛，温。主邪气，辟毒疫温鬼；强志，主淋露。久服不梦寤魇寐。生山谷。

【译文】

木香，味辛，性温。主治邪气，能驱除毒疫所导致的传染病，增强记忆力，主治被湿水浸伤。长期服用可使人睡眠安神，不做噩梦。产于山中的深谷处。

【集解】

《名医别录》载：木香生长在永昌川谷。

陶弘景说：此即青木香，永昌不再进献，现今多从外国而来。

苏颂说：现今只从广州舶上来，其他地方没有。它的根窠如茄子般大小，叶像羊蹄而更长更大些，也有叶如山药而根大，开紫花的。木香一年四季都可采根芽为药，以形如枯骨、味苦粘牙的为好。江淮间也有此种，名土青木香，不堪药用。

寇宗奭说：过去多从岷州到塞外，获得木香，带回西洛。它的叶像牛蒡但狭长些，茎高二三尺，花为黄色如金钱，根即为木香，生嚼味极辛香，行气作用强。

李时珍说：木香，南方各地都有。《一统志》中载，木香叶像丝瓜，冬季采根，晒干备用。

木香根

[修治] 李时珍说：凡入理气药使用，只生用，不宜炒。如果用来实大肠，治泻痢，宜用面煨熟用。

[性味] 味辛，性温，无毒。

[功效] 消毒，杀鬼精物，温疟蛊毒，气劣气不足，肌肤寒冷，引药之精。(《名医别录》)

治心腹一切气，膀胱冷痛，呕逆反胃，霍乱泄泻痢疾，健脾消食，安胎。(《日华子诸家本草》)

治九种心痛，积年冷气痃癖，癥块胀痛，壅气上冲，烦闷消瘦，

妇女瘀血痛证，将其研末用酒送服。（甄权）

散滞气，调诸气，和胃气，泄肺气。（张元素）

行肝经气。煨熟，可实大肠。（朱震亨）

治冲脉为病，逆气里急，主小便不利。（王好古）

[发明] 陶弘景说：青木香，大秦国人用来治疗毒肿、消恶气，有

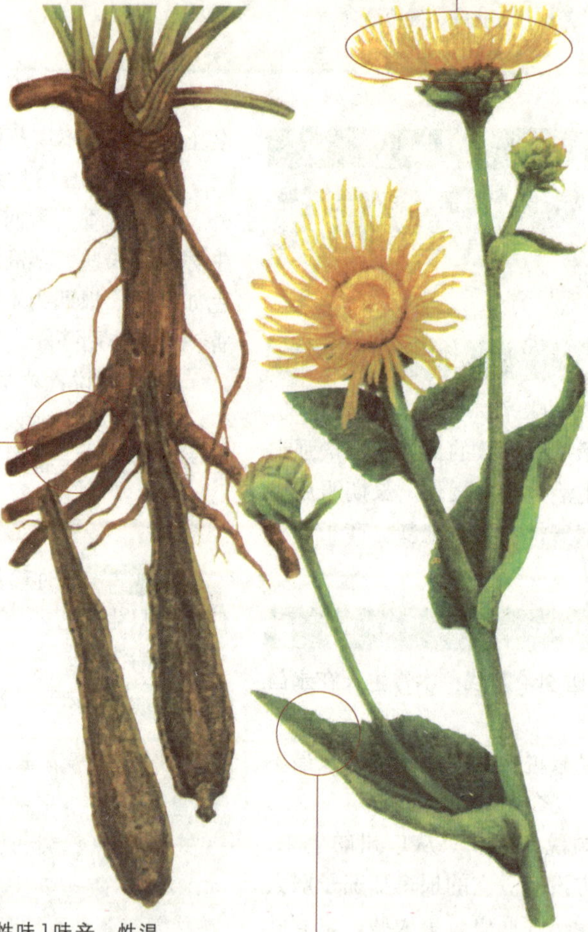
花 [性味]味辛，性温，无毒。
[功效]消毒，杀鬼精物，温疟蛊毒。
根 [性味]味辛，性温，无毒。
[功效]主邪气，辟毒疫温鬼，强志。
叶 [性 味]味 辛，性温，无毒。
[功效]治恶露淋漓。久服能安神。

效。经常用它煮汁沐浴对身体有益。

寇宗奭说：木香专泄决胸腹间滞塞冷气，其他的则次之。木香与橘皮、肉豆蔻、生姜相佐使绝佳，效果更快。

李时珍说：木香为三焦气分之药，能升降诸气。诸气膹郁，皆属于肺，所以上焦气滞用之，是金郁则泄。中气不运，皆属于脾，所以中焦气滞用木香，是因脾胃喜芳香。大肠气滞则后重，膀胱气不化则癃闭淋漓，肝气郁滞则为痛，所以下焦气滞也适宜使用，取“塞者通之”的原则。

【百草堂】

中医记载，木香味辛、苦而温。入脾、大肠、三焦经，为临床常用的行气之药，且有治痢之功，在临床以木香为主，配马齿苋、白芍、黄连，作为治疗痢疾的长效方。

木香可散郁结，直达肠胃，使气滞宣通，气和则病已。根据药理实验研究，木香对伤寒杆菌、痢疾杆菌、大肠杆菌、多种真菌有一定的抑制作用，马齿苋清热解毒，白芍止痛止痢，黄连祛湿清热，凉血解毒而止大便脓血。四药合用，具有清热解毒、治泻除痢之特效。凡肠胃湿热积滞所致的痢疾，用木香配伍，尤为适宜。

木香生食可行气，煨食可治痢。但木香辛香而散，苦温而燥，血虚有热及阴虚火旺者不宜服用。

对症下药

病症	配方	功效
胃气闷胀，不思饮食	青木香丸：青木香、诃子皮各二十两，捣烂筛过，加糖做成梧子大的丸子，每次空腹服三十丸。热盛者用牛乳送服，寒盛者用酒送服	散郁结，通肠胃，解胃气闷胀
心气刺痛	青木香一两、皂角（炙）一两，共研为末，调糊做成梧桐子大的丸子，每次服五十丸，用白开水送下	行气止痛
气滞腰痛	青木香、乳香各二钱，酒浸，饭上蒸，均以酒调服	气滞宣通，行气止痛
一切痢疾	木香一块（方圆一寸）、黄连半两，用水半升同煎干。将黄连去掉，单取木香，切成薄片，焙干后研为末，分三次服。第一服用橘皮汤送下，第二服用米汤送下，第三服用甘草汤送下	祛湿清热，解毒止痢

薯蓣 ▸上品 植物篇

产地分布： 原产山西平遥、介休，现分布于我国华北、西北及长江流域各省区。

成熟周期： 花期 6~8 月，果期 8~10 月。

形态特征： 多年生草本植物，茎蔓生，常带紫色，块根圆柱形，叶子对生，卵形或椭圆形，花乳白色，雌雄异株。

功　　效： 健脾益胃，助消化，滋肾益精，益肺止咳，降低血糖，延年益寿。

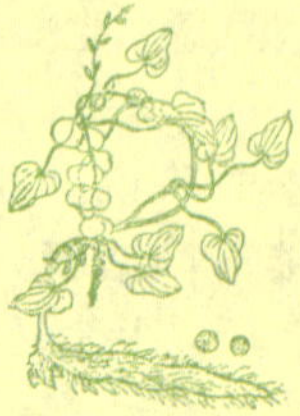

【原文】

薯蓣，味甘，温。主伤中，补虚羸，除寒热邪气。补中，益气力，长肌肉。久服耳目聪明，轻身，不饥，延年。一名山芋。生山谷。

【译文】

薯蓣，味甘，性温。主治脏腑之气受损，能补体虚羸弱，并能驱除寒热邪气。具有修补内脏、增加气力，使肌肉增长的功效。长期服用能够使人耳聪目明，身体轻巧，没有饥饿感，益寿抗衰。又叫作山芋。产于山中的深谷处。

【百草堂】

相传很久以前，有两个国家发生了战争。兵败一方逃进了一座大山。山下则被敌军重重包围。

兵败一方在山中被困将近一年，内无粮草，外无救兵，然而他们不但没有被饿死，反而兵强马壮。原来山中到处长着一种草，这种草夏天开白色或淡绿色的花，地下的根茎呈圆柱状或棒状。

士兵们在山中以根充饥，而马就吃树叶和这种草的藤叶。将近一年时间，兵败一方在山中休整了濒于溃散的军队，喂壮了疲劳待毙的马匹。

一天夜里乘敌军不备，趁黑夜杀下山去，大获全胜，夺回了失去的国土。

为了记住这种草，大家给它起了一个名字，叫作“山遇”，意思是说刚好在山里正缺粮的时候遇到了它。

之后，“山遇”就被人们逐渐食用了，后来渐渐被写作“山芋”。

在食用中人们慢慢发现，它不仅能像粮食一样，而且还有健脾胃、补肺肾的功效，吃了它可以治疗脾虚泄泻等症，于是就将“山芋”改名为山药了。

对症下药

病症	配方	功效
痰风喘急	用生薯蓣（捣烂）半碗，加甘蔗汁半碗，和匀，一次饮服	益肺止咳
脾胃虚弱，不思饮食	用薯蓣、白术各一两，人参七钱半，共研为末，加水和糊做成丸子，如小豆大。每服四十至五十丸，米汤送下	健脾养胃，助消化
湿热虚泄	用薯蓣、苍术等份，加饭做成丸子，米汤送服	滋肾益精
手足冻疮	有薯蓣一截，磨泥敷上	除寒气，长肌肉

薏苡仁

▶上品 植物篇

产地分布： 主产四川、辽宁和广西。

成熟周期： 夏、秋季采取。

形态特征： 茎直立粗壮，节间中空，基部节上生根。叶鞘光滑，与叶片间具白色薄膜状的叶舌，叶片长披针形，先端渐尖，中脉明显。果实成熟时，外面的总苞坚硬，呈椭圆形。种皮红色或淡黄色，种仁卵形。

功　　效： 利水消肿，健脾去湿，舒筋除痹，清热排脓。

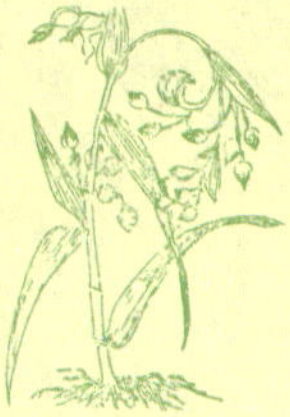

【原文】

薏苡仁，味甘，微寒。主筋急拘挛，不可屈伸，风湿痹；下气；久服轻身益气。其根，下三虫。一名解蠡。生平泽及田野。

【译文】

薏苡仁，味甘，性微寒。主治筋拘挛急紧，不能屈伸的风湿痹痛；具有使湿气下行的作用。长期服用能使身体轻巧、补益气血。它的根能驱除蛔虫、赤虫、蛲虫等寄生虫。又称为解蠡。产于水草丛杂的平地及田野之中。

【集解】

苏颂说：薏苡到处都有，春天生苗茎，高三四尺。叶像黍叶，开红白色花，作穗，五六月结实，为青白色，形如珠子而稍长，所以称为薏珠子。小孩常用线将珠穿成串当玩具。

九月、十月采其实。

李时珍说：薏苡二三月间老根生苗，叶子像初生的芭茅。五六月间抽出茎秆，开花结实。薏苡有两种。一种粘牙，实尖而壳薄，是薏苡。其米白色像糯米，可以用来煮粥、做饭及磨成面食用，也可以和米一起酿酒。还有一种实圆壳厚而坚硬的，是菩提子。其子很少，可以将它们穿成念经的佛珠。它们的根都是白色，大小如汤匙柄，根须相互交结，味甜。

薏苡仁

[修治] 雷敩说：使用时，每一两加糯米一两，同炒熟，去糯米用。也有的用盐汤煮过用。

[功效] 除筋骨麻木，利肠胃，消水肿，使人开胃。(《名医别录》)

煮饭或做面食，可充饥。将它煮粥喝，能解渴，杀蛔虫。(陈藏器)

治肺痿、肺气，消脓血，止咳嗽流涕、气喘。将它煎服，能解毒肿。(甄权)

可治干湿脚气。(孟诜)

健脾益胃，补肺清热，祛风胜湿。做饭食，治冷气。煎饮，利小便热淋。(李时珍)

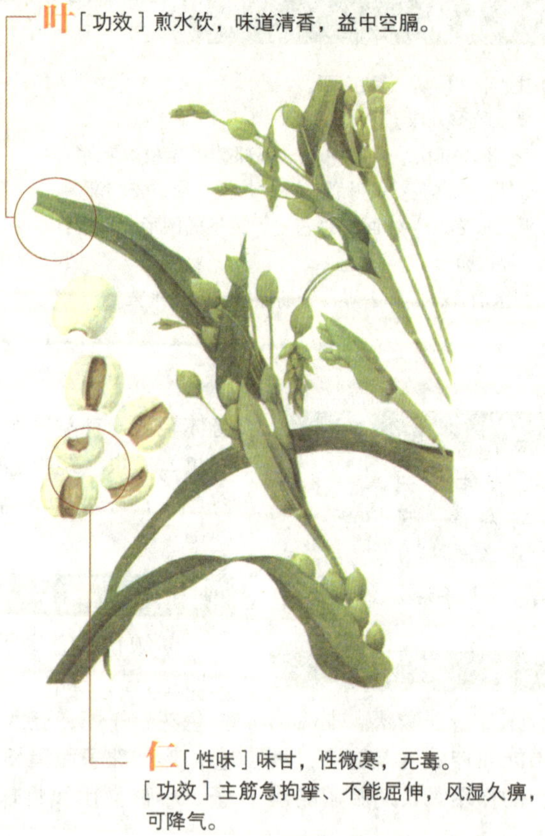
叶 [功效] 煎水饮，味道清香，益中空膈。
仁 [性味] 味甘，性微寒，无毒。
[功效] 主筋急拘挛、不能屈伸，风湿久痹，可降气。

[发明] 李时珍说：薏苡仁属土，为阳明经的药物，所以能健脾益胃。虚则补其母，所以肺痿、肺痈用之。筋骨之病，以治阳明为本，所以拘挛急风痹者用之。土能胜水除湿，所以泻痢水肿用之。

薏苡根

[性味] 味甘，性微寒。无毒。

[功效] 煮汁糜服，很香，驱蛔虫。（陶弘景）

煮服，可堕胎。（陈藏器）

治疗心急腹胀，胸胁痛，将薏苡根锉破后煮成浓汁服下三升即可。（苏颂）

捣汁和酒服用，能治黄疸。（李时珍）

薏苡叶

[功效] 煎水饮，味道清香，益中空膈。（苏颂）

暑天煎服，能暖胃益气血。初生小儿用薏苡叶来洗浴，有益。（李时珍）

【百草堂】

相传，薏苡仁原产于我国和东南亚。它作为宫廷的膳食之一，药用也有两千多年的历史。据《后汉书马援传》记载：东汉大将军马援在交趾（相当于今广东、广西大部，越南北部和中部）作战时，因南方山林湿热蒸郁、瘴气流行，便经常食用薏苡仁，发现这种食物不仅能轻身，还能破除瘴疟之气。在马援平定南疆胜利归来时，装了一车薏苡仁，作为种子以引种栽培。却不料此举被一些居心叵测之人所用，反诬他搜刮了民间大量珠宝。为此，马援气愤地当众将这一车薏苡仁倒入漓江，谣言顿时不攻自破。当地人民热爱这位廉洁奉公的将领，便将漓江边的山取名为“伏波山”，而这薏苡仁也有了“薏珠子”的美称。

对症下药

病症	配方	功效
风湿身疼	麻黄杏仁薏苡仁汤：麻黄三两，杏仁二十枚，甘草、薏苡仁各一两，加水四升，煮成二升，分两次服	祛风胜湿
水肿喘急	郁李仁三两，研细，以水滤汁，煮薏苡仁饭，一天吃两次	消水肿，平喘
消渴饮水	用薏苡仁煮粥食用	解渴
肺痿咳吐脓血	薏苡仁十两，捣破，加水三升煎成一升，加酒少许服下	补肺清热，排脓止咳

泽泻 ▶上品 植物篇

产地分布：主产黑龙江、吉林、辽宁、内蒙古、河北、山西。

成熟周期：3~4 月采收。

形态特征：沉水叶条形或披针形；挺水叶宽披针形、椭圆形至卵形。地下茎球形或卵圆形，密生多数须根。单生叶、数片单生基部，叶片椭圆形。花丛自叶丛中生出，为大型轮生状的同锥花序，小花梗长短不一。

功　　效：利小便，清湿热。

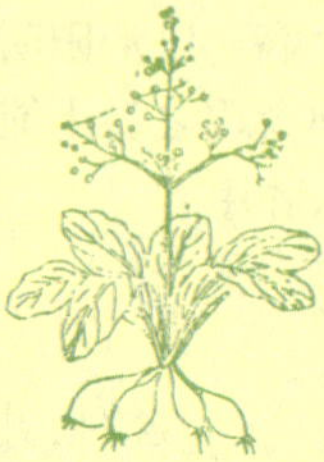

【原文】

泽泻，味甘，寒。主风寒湿痹，乳难；消水，养五脏，益气力，肥健，久服耳目聪明，不饥，延年，轻身，面生光，能行水上。一名水泻，一名芒芋，一名鹄泻，生池泽。

【译文】

泽泻，味甘，性寒。主治风寒湿痹，分娩困难；消除水液，补养心、肝、脾、肺、肾五脏，增加气力，强健体魄。长期服用能够使人耳聪目明，没有饥饿感，延年益寿，身体轻巧，容光焕发，免受水湿之气侵害。又叫作水泻、芒芋、鹄泻。产于沟渠、沼泽等水草丛生处。

【集解】

《名医别录》载：泽泻生于汝南沼泽地，五月采叶，八月采根，九月采实，阴干。

陶弘景说：泽泻易坏、易遭虫蛀，必须密封保存。

苏颂说：现在山东、河、陕、江、淮都有泽泻，以汉中产的为佳。泽泻春天生苗，多生长在浅水中。叶像牛舌，独茎而长。秋天开白花，成一丛丛的像谷精羊。秋末采根，晒干。

泽泻根

[修治] 雷敩说：泽泻不计多少，细锉，用酒浸一夜，取出晒干，任用。

[性味] 味甘，性寒，无毒。

王好古说：泽泻属阴中微阳，入足太阳、少阴经。

扁鹊说：多服，伤人眼。

徐之才说：畏海蛤、文蛤。

[功效] 补虚损五劳，除五脏痞满，起阴气，止泄精消渴淋沥，逐膀胱三焦停水。(《名医别录》)

主肾虚遗精、滑精，治五淋，利膀胱热，能宣通水道。(甄权)

主头眩耳虚鸣，筋骨挛缩，通小肠，止尿血，主难产，补女人血海，令人有子。(《日华子诸家本草》)

入肾经，去旧水，养新水，利小便，消肿胀，能渗泄止渴。（张元素）

利水，治心下水痞。（李杲）

渗湿热，行痰饮，止呕吐泻痢，疝痛脚气。（李时珍）

[发明] 张元素说：泽泻是除湿的圣药，入肾经，治小便淋沥，去阴部潮湿。无此疾服之，令人目盲。

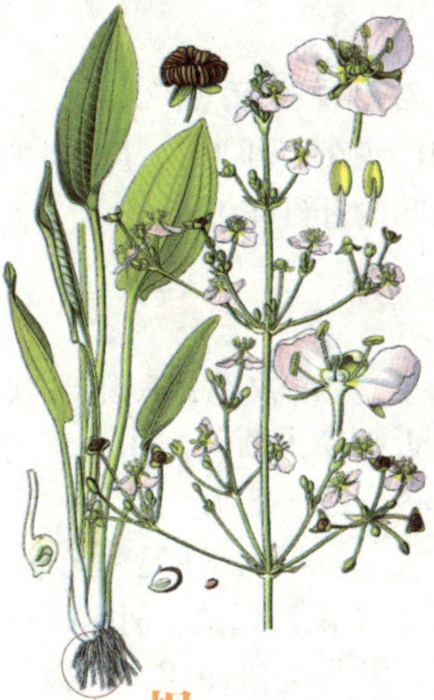

根 [性味] 味甘，性寒，无毒。
[功效] 主风寒湿痹，乳汁不通，能养五脏，益气力。

【百草堂】

作为中药中的重要药材之一，历代医家对泽泻的功效都有过论述。

《本经》把泽泻列为上品，称其味甘、寒，主治风寒湿痹、乳下难，消水、养五脏、益气力、肥健。唐代如《药性论》《日华子本草》《开宝本草》均言其具补虚损五劳。宋代苏颂《图经本草》为代表的医家却根据仲景五苓散、泽泻汤的立方之意，把泽泻定为行利停水，最为要药。明朝李时珍写《本草纲目》时，注意到了泽泻能够治疗头重、目昏、耳鸣，他认为泽泻能祛除脾胃湿热，湿去热消，土令得运，清气上行而发挥它养五脏、益气力之效。清朝汪昂在《本草备要》中承时珍说，同时在诠释六味地黄丸时说：“六味丸有熟地之湿，丹皮之凉，山药之涩，茯苓之渗，山茱萸之收，泽泻之泻，补肾而兼补脾，有补而必有泻，相和相济，以成平补之功，乃平淡之神奇。”六味地黄丸祖方配伍“三补三泻”沿用至今。

对症下药

病症	配方	功效
湿热	五苓散：泽泻同白茯苓、白术、猪苓、肉桂	祛除脾胃湿热
小儿行语迟，肾阴虚	都气汤：泽泻同山药、山茱萸、白茯苓、丹皮、生地黄、北五味子	补肾真阴，补益心脾
饮痰咳嗽	泽泻同白茯苓、建兰叶、猪苓	止咳化痰
水湿肿胀	白术、泽泻各一两，研末，每次用茯苓汤送服三钱	利水消肿

远志

▶上品 植物篇

产地分布： 产于泰山及冤句的川谷中。

成熟周期： 春、秋二季采挖。

形态特征： 根呈圆柱形，有较密并深陷的横皱纹、纵皱纹及裂纹，略呈结节状。

功　　效： 安神益智，祛痰，消肿。

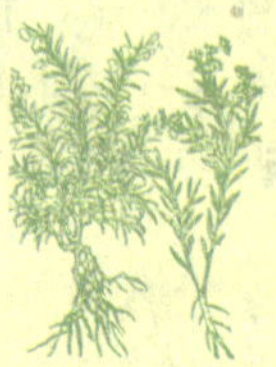

【原文】

远志，味苦，温。主咳逆伤中，补不足，除邪气；利九窍，益智慧，耳目聪明，不忘，强志，倍力。久服轻身不老。叶，名小草，一名棘菀，一名葽绕，一名细草。生川谷。

【译文】

远志，味苦，性温。主治咳嗽气逆，能补气虚不足，驱除邪气；通利九窍，增益智慧，使人耳聪目明，过目不忘，增强记忆力，增加体力。长期服用能够使身体轻捷、抗击衰老。叶的名字叫小草。远志又被称为棘菀、葽绕、细草。产于川泽河谷地带。

【集解】

《名医别录》载：远志生长在泰山及冤句的川谷中，四月采根、叶阴干使用。

陶弘景说：现在此药从彭城北兰陵来。用的时候去心取皮，一斤只能得到三两。小草像麻黄而色青。

马志说：远志的茎叶像大青，但小些。

李时珍说：远志有大叶、小叶两种。陶氏说的是小叶，马氏说的是大叶，大叶的开红花。

远志根

［修治］ 雷敩说：使用时须将心去掉，否则令人烦闷。用甘草汤浸泡一夜，晒干或焙干用。

［性味］ 味苦，性温，无毒。

徐之才说：远志、小草与茯苓、冬葵子、龙骨配伍使用，效果好。畏珍珠、藜芦、蜚蠊、齐蛤。

苏恭说：药录下卷有齐蛤的记载。

［功效］ 利丈夫，定心气，止惊悸，益精。去心下膈气，皮肤中热，面目黄。（《名医别录》）

煎汁饮用，杀天雄、附子、乌头的毒。（徐之才）

治健忘，安魂魄，使人头脑清醒，还可补肾壮阳。（甄权）

生肌，强筋骨，治妇人血瘀所致口噤失音，小儿客忤。（《日华子诸家本草》）

治肾积奔豚气。（王好古）

治一切痈疽。（李时珍）

远志叶

［功效］能益精补阴气，止虚损梦泄。(《名医别录》)

［发明］王好古说：远志是肾经气分的药物。

李时珍说：远志入足少阴肾经，不是心经药。它的作用主要是安神定志益精，治健忘。精与志都是肾经所藏。肾精不足，则志气衰，不能上通于心，所以迷惑健忘。

【百草堂】

远志为远志科多年生草本植物，根和茎入药，别名“小草”。远志之所以又叫小草，据南宋刘义庆《世说新语》载，东晋大臣谢安，开始隐居东山不出，大有志向远大，高导于世外的意味，然而他后来却又下山做了桓宣武的司马官。

当时有人给桓公送了不少中药，其中有远志，桓宣武就问谢安，这种(指远志)药又叫小草，为什么一种药又叫两个名字呢？在场的郝隆立即回答说：“处则为远志，出则为小草。”以诙谐反喻的语言讥笑谢安。

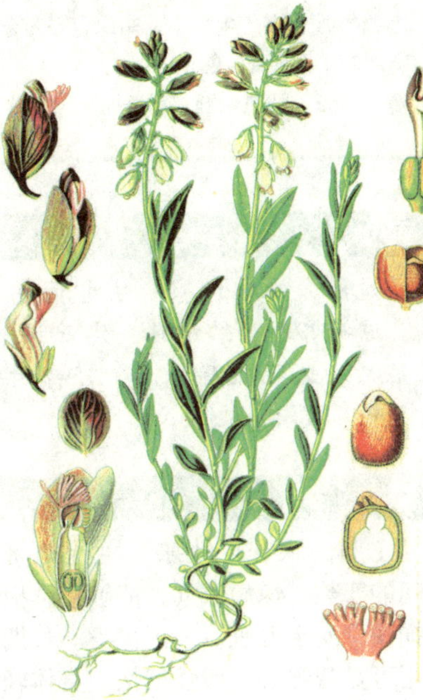

对症下药

病症	配方	功效
惊症、心神不安	远志同茯神、人参、生地黄、酸枣仁、丹砂	镇心定惊
脾虚健忘	归脾汤：远志同木香、归身、酸枣仁、人参、白术、茯神、甘草、龙眼肉	健脾养心，增强记忆力
心虚、神不守舍	远志同人参、酸枣仁、柏子仁、麦门冬、五味子、归身、茯神、茯苓、益智仁、生地黄、甘草、沉香	补气安神

龙胆

▶上品 植物篇

产地分布： 多产于西南高山地区。

成熟周期： 2月、8月、11月、12月采根阴干。

形态特征： 多年生草本，暗绿色稍带紫色。圆柱状根，根稍肉质，土黄色或黄白色。

功　　效： 清热燥湿，泻肝胆火。

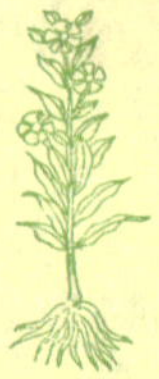

【原文】

龙胆，味苦，寒。主骨间寒热，惊痫邪气；续绝伤，定五脏；杀蛊毒。久服益智不忘，轻身耐老。一名陵游。生山谷。

【译文】

龙胆，味苦，性寒。主治患者骨间的寒热，惊痫邪气；能够接续极度损伤，安定五脏，杀灭蛊毒。长期服用可益智强心、增强记忆，身体轻捷、延缓衰老。又叫作陵游。产于山中的深谷处。

【集解】

《名医别录》载：龙胆生长在齐朐山谷及冤句，二月、八月、十一月、十二月采根阴干。

陶弘景说：以产自吴兴的为好。它的根形像牛膝，味道很苦。

苏颂说：龙胆的老根是黄白色，地下可抽根十余条，像牛膝而短。其直上生苗，高一尺多；四月生叶如嫩蒜，细茎如小竹枝；七月开花，如牵牛花，呈铃铎状，为青碧色；冬后结子，苗便枯萎，俗称草龙胆。还有一种山龙胆，味苦涩，其叶经霜雪不凋。民间用它来治四肢疼痛。这是与龙胆同类的另一品种，采摘无时。

龙胆根

［修治］雷敩说：采得龙胆后阴干。要用的时候，用铜刀切去须、土、头，锉细，入甘草汤中浸一夜，漉出，晒干用。

［性味］味苦、涩，性大寒，无毒。

雷敩说：空腹服用，令人小便不禁。

徐之才说：与贯众、小豆相使，恶地黄、防葵。

［功效］除胃中伏热，时气温热，治热泄下痢，去肠中小虫，能益肝胆气，止惊惕。久服益智不忘，轻身耐老。（《名医别录》）

治小儿壮热骨热，惊痫入心，时疾热黄，痈肿口疮。（甄权）

主客忤疳气，热病狂语，明目止烦，治疥疮。（《日华子诸家本草》）

去目中黄及目赤肿胀疼痛，瘀肉高起，痛不可忍。（张元素）

退肝经邪热，除下焦湿热之肿，泻膀胱火。（李杲）

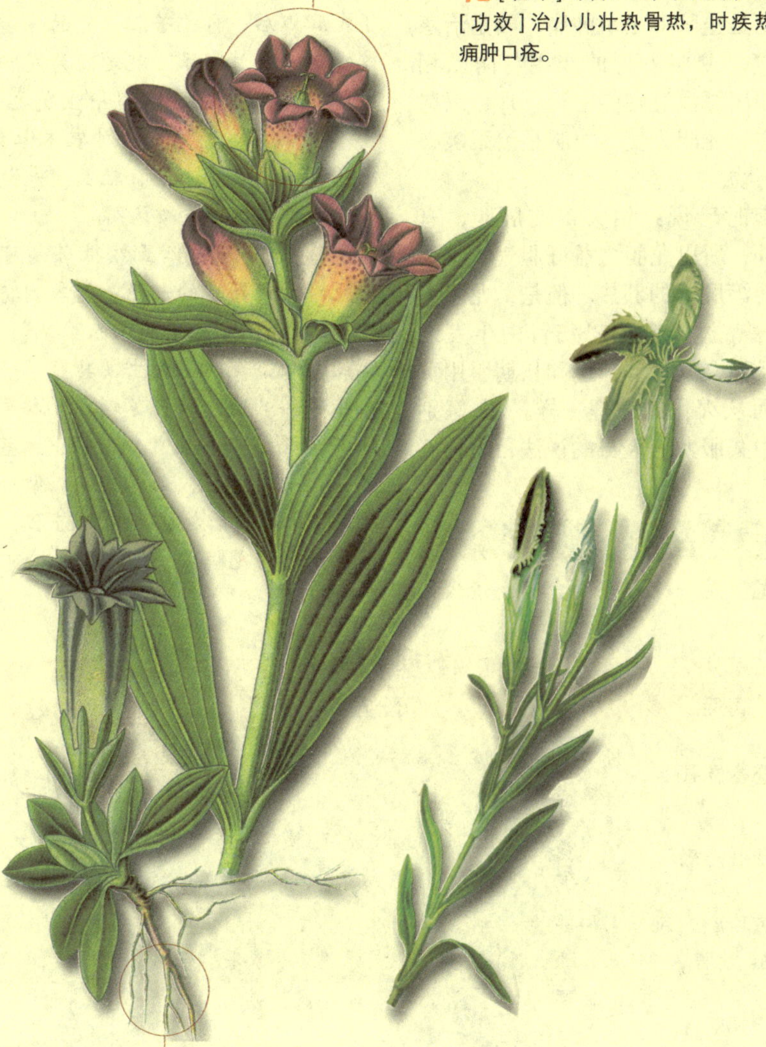

花 [性味] 味苦、涩，性大寒，无毒。
[功效] 治小儿壮热骨热，时疾热黄，痈肿口疮。

根 [性味] 味苦、涩，性大寒，无毒。
[功效] 主骨间寒热，惊痫邪气，续绝伤。

[发明] 张元素说：龙胆味苦性寒，气味俱厚，沉而降，属阴，为足厥阴、少阳经气分药。它的功用有四：一是除下部风湿；二是除下部湿热；三是止脐下至足肿痛；四是治寒湿脚气。龙胆下行的作用与防己相同；如用酒浸过则能上行；外行以柴胡为主，龙胆为使。龙胆是治眼疾必用的药物。

李时珍说：相火寄在肝胆，有泻无补，所以龙胆之益肝胆气，正是因其能泻肝胆的邪热。但是，龙胆大苦大寒，过多服用恐伤胃中生发之气，反而会助火邪，这和长期服用黄连反而从火化的道理一样。《名医别录》中久服龙胆轻身的说法，恐怕不足信。

【百草堂】

龙胆是一味苦寒的中药，清代医学家江笔花将龙胆列为凉肝猛将。它的苦味就像苦胆，就连黄连也要逊色三分。唐代李珣就曾经在诗中写道："尝胆不苦味若饴"，就是说，在品尝了龙胆以后，再吃苦胆，它的味道就像饴糖一样甘甜了。就是因为龙胆的大苦大寒，"过服恐伤胃中生发之气"（《本草纲目》），所以《神农本草经》中的"久服益智不忘，轻身耐老"的观点并不被医学界所认同。

作为中药龙胆虽然很苦，可它的花却是山花中的一绝，是我国特有的高山花卉。"深居高山人难见"，也正因如此，龙胆花天生便具有了一种优雅脱俗的美。宋代苏颂在《本草图经》中说："四月生叶如嫩蒜，细茎如竹枝，七月开花，如牵牛花，做铃铎状。"因其叶如龙葵，味似苦胆，所以被命名为龙胆。

对症下药

病症	配方	功效
伤寒发狂	将草龙胆研细，加入鸡蛋清、蜂蜜，化凉开水服二钱	泻肝定惊
四肢疼痛	将山龙胆根切细，用生姜汁浸泡一夜以去其性，然后焙干，捣为末，水煎一钱匕，温服	祛除寒热、止痛通络
蛔虫攻心，刺痛，吐清水	龙胆一两，去头锉碎，加水二盏，煮至一盏，头天晚上禁食，第二天清晨将药一次服完	定五脏，杀蛊毒
一切盗汗	龙胆草研末，每次服一钱，加猪胆汁两三滴，入温酒少许调服	滋阴补益，清虚劳之热
咽喉热痛	龙胆磨水服	散热止痛

细辛

▶上品 植物篇

产地分布： 南起云南，北至陕西、吉林、黑龙江，西至西藏。

成熟周期： 5～7月采挖。

形态特征： 多年生草本，有细长芳香的根状茎。花单生叶腋，贴近地面，常紫色，钟形。

功　　效： 祛风散寒，通窍止痛，温肺化饮。

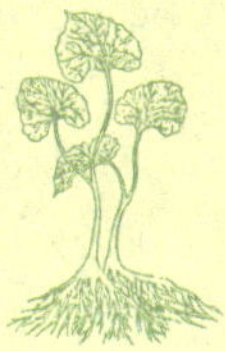

【原文】

细辛，味辛，温。主咳逆，头痛脑动，百节拘挛，风湿痹痛死肌。久服明目，利九窍，轻身长年。一名小辛。生山谷。

【译文】

细辛，味辛，性温。主治咳嗽气逆；头痛眩晕；全身关节拘挛抽搐，风湿痹痛，肌肉坏死。长期服用能明目，通利九窍，使人身体轻巧，延年益寿。又叫作小辛。产于山中的深谷处。

【集解】

《名医别录》载：细辛生于华阴山谷，二月、八月采根阴干。

陶弘景说：现在用东阳临海所产的也较好，但味辛烈不及华阴、高丽所产。用的时候要去头节。

李时珍说：按沈括《梦溪笔谈》所说，细辛出自华山，极细而直，柔韧，深紫色，味极辛，嚼之习习如椒而更甚于椒。《博物志》上说杜衡乱细辛，自古已然。大抵能乱细辛的，不止杜衡，应从根苗、色味几方面来仔细辨别。叶像小葵，柔茎细根，直而色紫，味极辛的是细辛。叶像马蹄，茎微粗，根弯曲而呈黄白色，味也辛的是杜衡。杜衡干则作团，又叫作马蹄香。一茎直上，茎端生叶如伞形，根像细辛，微粗直而呈黄白色，味辛微苦的是鬼督邮。像鬼督邮而色黑的是及己。叶像小桑，根像细辛，微粗长而呈黄色，味辛而有臊气的是徐长卿。叶像柳而根像细辛，粗长呈黄白色而味苦的是白薇。像白薇而白直，味甘的是白前。

细辛根

［修治］雷敩说：凡使细辛，切去头、土，用瓜水浸一夜，晒干用。必须将双叶的拣去。

［性味］味辛，性温，无毒。

徐之才说：与曾青、枣根相使。与当归、芍药、白芷、川芎、丹皮、藁本、甘草同用，治妇科疾病；与决明子、鲤鱼胆、青羊肝同用，治目痛。细辛恶黄芪、狼毒、山茱萸。忌生菜、狸肉。畏消石、滑石。反藜芦。

花 [性味] 味辛，性温，无毒。
[功效] 治头痛脑动，风湿痹痛死肌。

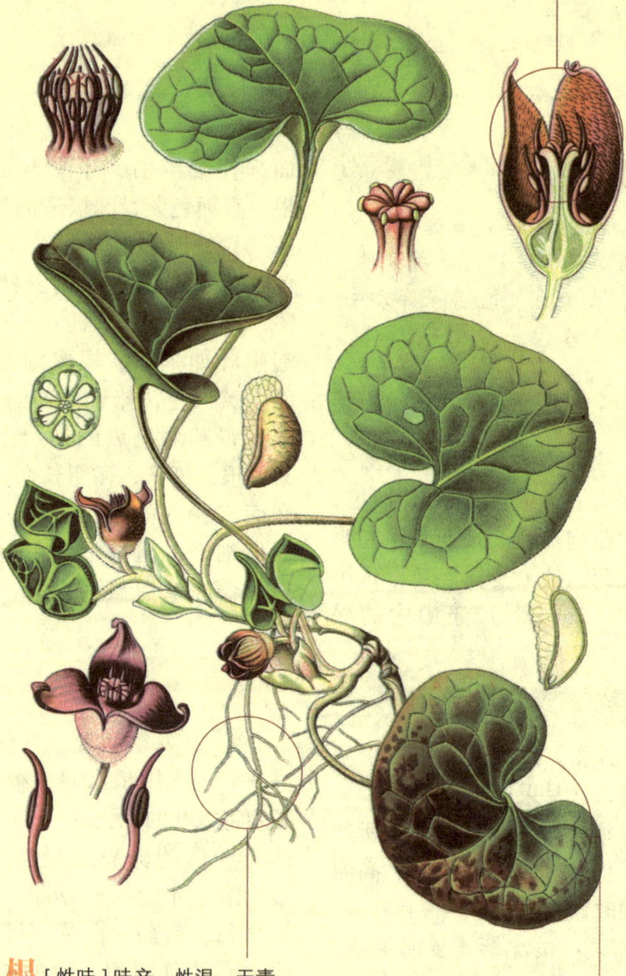

根 [性味] 味辛，性温，无毒。
[功效] 治咳逆上气。

叶 [性味] 味辛，性温，无毒。
[功效] 润肝燥，治督脉为病，脊强而厥。

【功效】能温中下气，破痰利水道，开胸中滞结，除喉痹、鼻息肉，治鼻不闻香臭，风痫癫疾，下乳结，治汗不出，血不行，能安五脏，益肝胆，通精气。(《名医别录》)

添胆气，治咳嗽，去皮风湿痒，疗见风流泪，除齿痛，血闭，妇人血沥腰痛。(甄权)

含之，能去口臭。(陶弘景)

润肝燥，治督脉为病，脊强而厥。(王好古)

治口舌生疮，大便燥结，起目中倒睫。(李时珍)

【发明】寇宗奭说：治头面风痛，不可缺少细辛。

张元素说：细辛性温，味大辛，气厚于味，属阳，主升，入足厥阴、少阴经血分，是手少阴引经之药。

李时珍说：气厚者能发热，为阳中之阳。辛温能散，所以各种风寒、风湿、头痛、痰饮、胸中滞气、惊痫者，适宜使用。口疮、喉痹、齿痛等病用细辛，取其能散浮热，则火郁亦能发之。辛能泄肺，所以风寒咳嗽上气者，也能用。辛能补肝，所以胆气不足、惊痫眼目等疾病，宜用。辛能润燥，所以能通少阴经及耳窍，便涩的人宜用。

【百草堂】

细辛的药用部位是根部，于初春二月或仲秋八月采集。

《本草纲目》引《本草别说》：“细辛若单用末，不可过一钱。”并在细辛条附方项的治“虚寒呕哕、饮食不下”方中说：“细辛去叶半两，丁香二钱半，为末。每服一钱(其中实含细辛三分之二钱)，柿蒂汤下。”

而对于现代中青年妇女的多发病——偏头痛而言，细辛是一味相当不错的中药。偏头痛时，将细辛含在口中，每天两次，直至痊愈，复发率低。

对症下药

病症	配方	功效
女子宫冷不孕	细辛同川芎、当归、白芍、丹皮、藁本、甘草、白薇	暖宫
咳逆上气及筋骨疼痛	细辛同五味子、白芍、甘草、肉桂、炮姜、黄芪、苏梗	清热泄肺，解毒止痛
风湿痛	细辛同白芍、甘草、桂枝、木通、归身	去湿解痛
虚寒呕哕饮食不下	细辛去叶半两，丁香二钱半，共研为末，每次用柿蒂汤送服一钱	益肝胆，助消化

石斛

▶上品 植物篇

产地分布： 主产于四川。

成熟周期： 花期约20天。

形态特征： 茎丛生，直立，上部略呈回折状，稍偏，黄绿色，具槽纹。叶近革质，短圆形。总状花序，花大、白色，顶端淡紫色。落叶期开花。

功　　效： 益胃生津，养肝明目，强筋健骨。

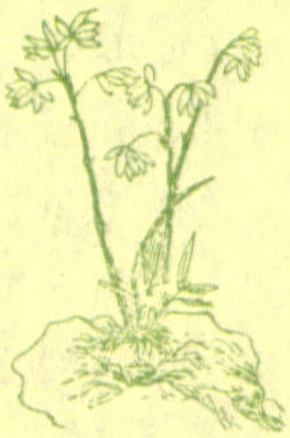

【原文】

石斛，味甘，平。主伤中；除痹，下气；补五脏虚劳羸瘦，强阴。久服厚肠胃，轻身延年。一名林兰，生山谷。

【译文】

石斛，味甘，性平。主治中气损伤；驱除风痹，使胸膈之气下沉；又补五脏虚劳损伤、身体羸弱消瘦，使阴液强盛。长期服用可增强肠胃功能，身体轻巧，延年益寿。又叫作林兰，产于山中的深谷处。

【集解】

《名医别录》说：石斛生长在六安山谷水旁的石上。七八月采茎，阴干。

经年不死，俗称千年润。

李时珍说：石斛丛生于石上，根纠结在一起。干的色白柔软。它的茎叶生的时候为青色，干后变为黄色。石斛开红色的花，节上生根须。人们也将它折下，用砂石栽种，或用物盛装挂在屋下，频浇水，经年不死，所以叫千年润。石斛短而茎中实，木斛长而茎中虚，很容易分别。石斛到处都有，以四川产的为好。

［修治］雷敩说：将石斛去掉根头，用酒浸泡一夜，晒干，用酥拌蒸，从巳时至酉时，再徐徐焙干，用入补药有效。

［性味］李时珍说：味甘、淡、微咸。

徐之才说：与陆英相使，恶凝水石、巴豆，畏雷丸、僵蚕。

［功效］补虚损，平胃气，长肌肉，逐皮肤邪热痱气，疗脚膝疼痛、冷痹、软弱，定志除惊，轻身延年。(《名医别录》)

益气除热，治男子腰脚软弱，健阳，逐皮肌风痹，骨中久冷，补肾益力。(甄权)

壮筋骨，暖肾脏，益智清气。(《日华子诸家本草》)

治发热自汗，痈疽排脓内塞。(李时珍)

［发明］寇宗奭说：石斛治胃中虚热效果好。

李时珍说：石斛性平，味甘、

淡、微咸，属阴中之阳，主降，是足太阴脾、足少阴右肾的药。深师说，男子阴囊潮湿精少，小便余沥的，宜加用石斛。用石斛二钱，加生姜一片，水煎代茶饮，能清肺补脾。

【百草堂】

相传玉皇大帝的大将青龙和王母娘娘的侍女金凤为了自由和爱情，不顾冒犯天规，毅然下凡到人间，隐居于寿仙谷。后来生下了南极仙翁。

南极仙翁自幼吸收谷中之灵气，聪慧过人，超凡脱俗，且心地善良，长大后精通医术，常不畏艰险，腰系缆绳，飞渡百丈深谷，采集悬崖上饱浴云雾雨露之滋润、受天地之灵气、吸日月之精华的石斛，用它来治病救人、驱瘟辟邪，为民造福。因广积善德，千年之后，羽化成仙，被玉帝册封为主管人间健康长寿的老寿星——南极仙翁。

相传寿仙谷一带的百姓历来长寿，不知是否与吃了南极仙翁采摘的石斛有关呢?

对症下药

病症	配方	功效
五脏虚劳、阴虚	石斛同麦门冬、五味、人参、白芍、甘草、枸杞子、牛膝、杜仲	理伤中，补虚劳，强阴益精
胃热四肢软弱	石斛同麦门冬、白茯苓、陈皮、甘草	健肠胃，强身体
口干舌燥，腿脚发软	石斛专一味，夏月代茶	生津润喉，健足力

巴戟天

▶上品 植物篇

产地分布： 主产广东、广西。

成熟周期： 花期 4~6 月，果期 7~11 月。

形态特征： 根呈扁圆柱形，略弯曲，表面灰黄色或暗灰色，具纵纹及横裂纹。

功　　效： 补肾阳，强筋骨，祛风湿。

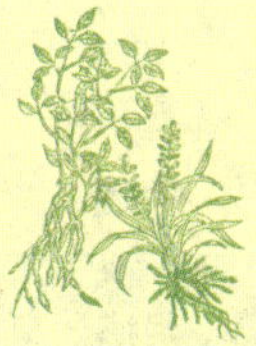

【原文】

巴戟天，味辛，微温。主大风邪气，阴痿不起；强筋骨，安五脏，补中；增志，益气。生山谷。

【译文】

巴戟天，味辛，性微温。主治严重的风邪症，阳痿不举。强筋健骨，能安定五脏，补中益气，增强记忆力。

生长于山中的深谷处。

【集解】

《名医别录》载：巴戟天长在巴郡以及下邳的山谷中，二月、八月采根阴干用。

陶弘景说：现在也用建平、宜都所产的，根形如牡丹而细，外红里黑，用时打去心。

苏恭说：巴戟天的苗俗称三蔓草。叶似茗，冬天也不枯萎。根如连珠，老根为青色，嫩根为白紫色，一样使用，以连珠多、肉厚的为好。

巴戟天根

[修治] 雷敩说：凡使用巴戟天，必须先用枸杞子汤浸泡一夜，泡软后滤出，再用酒浸泡一伏时，滤出，同菊花熬至焦黄，去掉菊花，用布拭干用。

李时珍说：用酒浸泡一夜，锉碎焙干后入药。如果急用，只用温水浸软去心也可。

[性味] 味辛、甘，性微温，无毒。

徐之才说：与覆盆子相使，恶雷丸、丹参、朝生。

[功效] 疗头面游风，小腹及阴部疼痛。能补五劳，益精，助阳利男子。(《名医别录》)

治男子梦遗滑精，强阴下气，疗麻风。(甄权)

治一切风证，疗水肿。(《日华子诸家本草》)

《仙经》中用巴戟天来治脚气，去风疾，补血海。(李时珍)

[发明] 王好古说：巴戟天，是肾经血分药。

甄权说：病人虚损，宜加量使用巴戟天。

【百草堂】

巴戟天具有补肾助阳、祛风除湿的功效，用于阳痿、冷痛、腰膝痹弱等症。

用巴戟天、牛膝、石斛、羌活、当归、生姜、酒配置而成的巴戟天酒具有补肾壮阳、活血通经、舒筋利关节的功效，历来被列为养生佳品。

对症下药

病症	配方	功效
阴痿	巴戟天同五味子、肉苁蓉、山茱萸、鹿茸、柏子仁、枸杞子、补骨脂	补肾阳，强筋骨
遗精	巴戟天同鹿角、柏子仁、天门冬、远志、莲须、覆盆子、黄柏	补肾益精
肾阳虚衰，腰膝酸软，下肢无力	巴戟天酒：巴戟天、淮牛膝各等量。用约十倍的白酒浸泡。每次饮1~2小杯	补肾壮阳，强筋骨

此酒内补肝肾筋骨，外祛风寒湿邪，中介活血通经，主治腹部瘀结冷痛，折伤闪挫，腰膝痹痛，足痿无力，肢节不利，四肢拘挛，肾虚阳痿。

白英

▶上品 植物篇

产地分布：甘肃、陕西、山东及长江以南各省。

成熟周期：花期7~8月，果期9~10月。

形态特征：多年生草质藤本。茎、叶密生有节的长柔毛。叶多为琴形，叶柄长约3cm。聚伞花序顶生或腋外生，花疏生；花冠蓝色或白色。浆果球形，直径约8mm，成熟后红色。

功　　效：清热解毒，祛风利湿，化瘀。用于湿热黄疸、风热头痛、白带过多、风湿性关节炎。

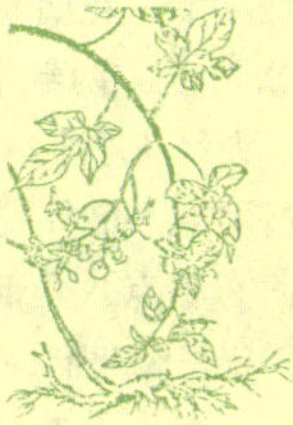

【原文】

白英，味甘，寒。主寒热，八疸，消渴；补中益气。久服轻身延年。一名谷菜。生山谷。

【译文】

白英，味甘，性寒。主治身体的恶寒发热，八种黄疸，消渴症；具有补中益气的功效。长期服用使人身体轻巧、益寿延年。又叫作谷菜。产于山中深谷处。

【百草堂】

白英又叫作白毛藤、毛风藤、毛葫芦、毛秀才。

白英具有清热解毒，祛风利湿，化瘀的功效。用于湿热黄疸、风热头痛、白带过多、风湿性关节炎等症。

白英花为蓝色或白色，在山坡或

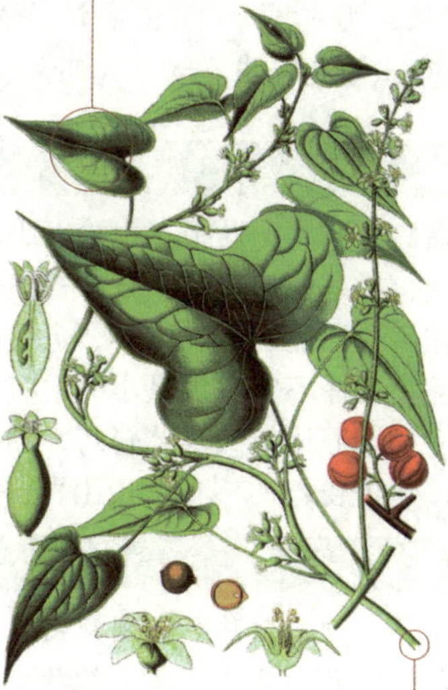
叶［功效］治感冒发热、黄疸型肝炎、胆囊炎、胆石症、白带。
根［功效］清热利湿、解毒消肿、祛风湿。

路旁经常可以看到它可爱的身影。

日常生活中如果遇到风热感冒，可以用等量的一枝黄花和白英一起用水煎服，据说具有不错的疗效。

白蒿

▶上品 植物篇

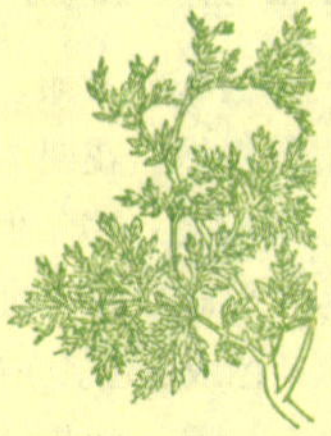

产地分布： 东北、华北及甘肃、陕西、豫西等地。

成熟周期： 花期8~9月，果期9~10月。

形态特征： 两年生草本。茎被白毛，多分枝。单叶耳生；有柄；头状花序半球形，有梗，下垂，排成圆锥状花序；总苞片密被白毛，最外列者线形，灰黄绿色；小花皆为管状，黄色，表面有腺点，全部结实，花托有毛，毛几与小花等长。瘦果小，狭长倒卵形，具纵纹，黄褐色。

功　　效： 治风寒湿痹，黄疸，热痢，疥癞恶疮和病毒感染（俗称上火）等。

【原文】

白蒿，味甘，平。主五脏邪气，风寒湿痹；补中益气；长毛发令黑；疗心悬，少食常饥。久服轻身，耳目聪明不老。生川泽。

【译文】

白蒿，味甘，性平。主治五脏内的邪气，风寒湿痹之症；具有补中益气的作用；还能使毛发增长、头发乌黑；治疗心悸不安，饭量小而常有饥饿感。长期服用使人身体轻巧，耳聪目明，延缓衰老。产于山川沼泽。

【百草堂】

白蒿，学名茵陈蒿，别称茵陈或绵茵陈。菊科。多年生草本植物。多生于田间、地头、路边、沟边，尤其撂荒地里居多。

白蒿是山区里地道的野菜，生长在山坡上。常被山里人当作菜肴拿来食用，最普遍的做法就是油炸白蒿和白蒿窝头。

油炸白蒿是先将从山上采来的白蒿用清水洗干净并控干水，然后打两个鸡蛋放到面粉里就着水和成面浆，把油烧烫，白蒿粘上面浆之后下油锅炸，直到呈现出微微金黄就可以起锅了；白蒿窝头是将白蒿嫩茎叶去杂洗净，切碎，掺进玉米面，拌匀和好，蒸窝头。

这两种食物不仅做法简单、美味可口，而且具有防病治病的功效。因为这种被拿来当作野菜的白蒿具有祛风除湿、利尿消肿、凉血止血、补中解毒、益肺的功效。

关于白蒿的记载，最早见于《诗经》，《诗经》云："呦呦鹿鸣，食野之苹。"诗中所说的苹即陆生皤蒿，鹿所食的九种解毒之草，白蒿就是其中之一。

赤箭

▶上品 植物篇

产地分布： 多见于陈仓山谷、雍州及太山、少室山。

成熟周期： 3月、4月、8月采根。

形态特征： 块茎长圆扁稍弯，点状环纹十余圈，头顶茎基鹦哥嘴，底部疤痕似脐圆。

功　　效： 定风补虚，平肝熄风。

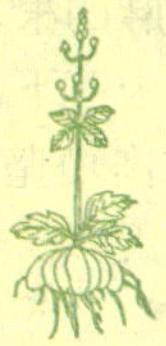

【原文】

赤箭，味辛，温。主杀鬼精物，蛊毒恶气。久服益气力，长阴，肥健，轻身增年。一名离母，一名鬼督邮。生川谷。

【译文】

赤箭，味辛，性温。主治鬼迷心窍、精神失常，能杀灭蛊毒恶气。长期服用能使人增长气力，增长阴液，强健身体，并能使人身轻体巧、延年益寿。又叫作离母、鬼督邮。产于川泽河谷地带。

【集解】

《名医别录》载：赤箭生长在陈仓山谷、雍州及太山、少室山，三月、四月、八月采根晒干用。

苏恭说：赤箭属于芝类，茎似箭杆，红色，顶端开花，叶子为红色，远看就像箭上插了羽毛。它四月开花，结的果实像苦楝子，核有五六个棱，里面有白面一样的肉，被太阳晒就会枯萎。其根皮肉汁，非常像天门冬，只不过茎是空的。根下五六寸的地方，有十几个子长在周围，就像芋一样，可以生吃。

苏颂说：赤箭春天长苗，刚长出的时候像芍药，独发一茎，高三四尺，像箭杆的形状，青赤色，所以叫赤箭芝。茎中空，在茎干上部，贴着茎干长有少量的尖小叶。梢头长穗，开花结子如豆大，其子到了夏天也不脱落。其根形状如黄瓜，连生一二十枚。大的有半斤或五六两重，根皮黄白色，叫龙皮。根肉名天麻，在二月、三月、五月、八月里采。

李时珍说：在上品五芝以外，补益药物属赤箭为第一。世人被天麻的

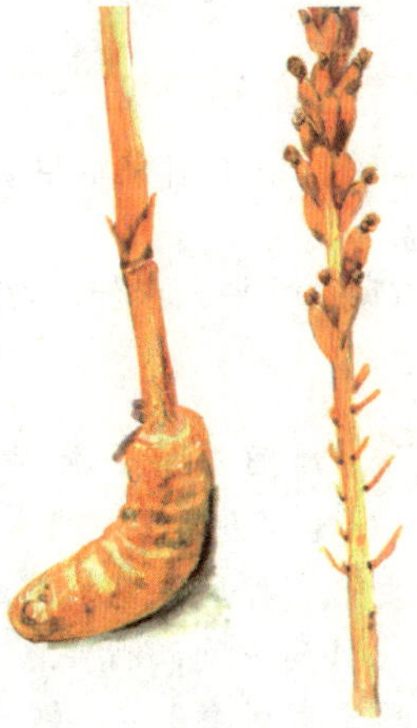

各种说法迷惑了，只知可用来治风病，实在是可惜。沈括的说法虽然正确，但天麻的根、茎都可入药用。天麻子从茎中落下，俗名还筒子。其根晒干后，肉白坚实，如羊角的颜色，叫作羊角天麻；蒸后发黄有皱纹如干瓜的，俗称酱瓜天麻，都可入药用。

雷敩说：凡用天麻时不要用御风草，这两种药物近似，只是叶、茎不同。御风草的根茎上有斑点，叶背面发白有青点。如果二药合用，会使人得肠结的疾病。

[修治] 雷敩说：加工后的天麻十两，锉碎放入瓶中。取蒺藜子一镒，缓火熬焦，盖在天麻上，用三重纸封住，从晚上九时至凌晨一时，然后取出。取蒺藜炒过，方法同前，共七遍。用布擦去上面的水蒸气，劈开焙干，单独捣碎用。

李时珍说：这是用来治风痹，所以这样炮制。如果用来治肝经风虚，只是洗净后用湿纸包裹，放在糠火中煨熟，取出切片，用酒浸一夜，焙干用。

赤箭

[性味]《日华子诸家本草》载：味甘，性温。

王好古说：性平，味苦，为阴中阳药。

[功效] 消痈肿，下肢肿胀，寒疝便血。(《名医别录》)

天麻主治各种风湿麻痹，四肢拘挛，小儿风痫惊气，利腰膝，强筋骨。久服益气轻身长年。(《开宝本草》)

治寒湿痛痹，瘫痪不遂，语多恍惚，善惊失志。(甄权)

助阳气，补五劳七伤，通血脉，开窍，服用没有禁忌。(《日华子诸家本草》)

疗眩晕头痛。治风虚眩晕头痛。(张元素)

[发明] 李杲说：肝虚不足的人，宜用天麻、川芎来补益。其功用有四：一治成人风热头痛，二疗小儿癫痫惊悸，三治各种风邪所致麻痹不仁，四治风热语言不遂。

李时珍说：天麻是肝经气分的药。《素问》上说，诸风掉眩，皆属于肝。所以天麻入厥阴经而治诸风眩晕一类的疾病。罗天益说，眼黑头眩，风虚内动，非天麻不能治。天麻乃是定风草，所以是治风的妙药。今有久服天麻引起遍身发出红疹的人，这是天麻祛风的验证。

还筒子（天麻子）

[功效] 定风补虚，功效和天麻相同。(李时珍)

【百草堂】

赤箭以“其茎如箭杆”，赤色而得名。在《本草纲目》里称为“定风草”，得名于“赤箭钻天，有风不动能定风，无风自动可驱风”的药谚。亦名赤箭芝、独摇芝、离母、合离草、神草、鬼督邮。后来被称为天麻，传说是因为这是天神所赐，所以就叫作“天麻”了。药农有“天麻、天麻，天生之麻，神仙播种，凡人采挖”的传说。

一株只长一个天麻的，叫独麻；一株长一窝天麻的，叫窝麻。天麻的籽很小，用肉眼根本看不见，古人说：“深山天麻真是奇，神仙播种地下生，果实成熟见其踪，凡人无法能栽种。”所以称它为“神药”。

天麻作为珍贵名产，身价可与茅台酒齐名；作为地道药材，名气堪与人参媲美。

对症下药

病症	配方	功效
心烦头晕、肢节疼痛、头痛	天麻丸：天麻半两，川芎二两，共研为末，炼蜜做成丸子，如芡子大，每次饭后嚼服一丸，用茶或酒送服	消风化痰，清利头目，宽胸利膈
痰厥头痛	天麻同半夏、黄芩、前胡、陈皮、白茯	消咳止痛

赤芝

▸上品 植物篇

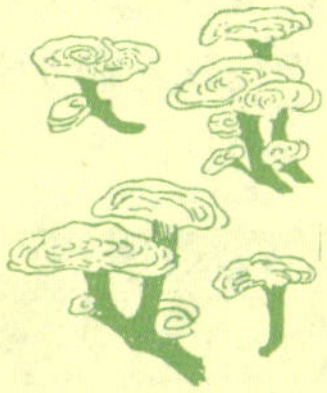

产地分布：《本草纲目》里记载：赤芝生霍山。即湖北、河南、安徽三省交界处的大别山区的赤芝最好。

成熟周期：采收季节在6~8月。

形态特征：菌伞肾形、半圆形或近圆形，表面红褐色，有漆样光泽，分为有菌柄和无菌柄两种，有菌柄与菌伞同色或较深。

功　　效：主胸中结；益心气，补中，增智慧，不忘。久食轻身不老。

【原文】

赤芝，味苦，平。主胸中结；益心气，补中，增慧智不忘。久食轻身不老，延年神仙。一名丹芝。生山谷。

【译文】

赤芝，味苦，性平。主治胸中的郁结不舒，具有增益心气、养内脏、增长智慧、增强记忆力的作用。长期服用使身体轻巧、延缓衰老，飘飘欲仙。又叫作丹芝。产于山中的深谷处。

【集解】

李时珍说：芝的种类很多，也有开花结实的。本草唯以六芝标明，但对其种属不能不知道。《神农本草经》载，吸收山川云雨、四时五行、阴阳昼夜精华而生长的五色神芝，是供圣王用的。《瑞应图》说，芝草常在六月生长，春青，夏紫，秋白，冬黑。葛洪《抱朴子》说，芝有石芝、木芝、肉芝、菌芝等，品种有数百种。时珍我常疑惑，芝乃是腐朽余气所生，就像人生瘤赘。而古今都认为芝是瑞草，又说吃了芝能成仙，实在是迂腐荒谬。

【百草堂】

灵芝在医书中被分为赤、黑、青、紫、白、黄六种，每种有不同的功效，但同样都被称为仙草。

灵芝的来历最早见于《山海经》。炎帝有一个小女儿，名叫瑶姬，长得聪明伶俐，貌美如花，炎帝将其视为掌上明珠。然而这位美丽的姑娘却没有好的宿命，瑶姬刚到出嫁之年就意外夭折。传说这位满怀热情少女的精气飘荡到“姑瑶之山，化为瑶草”。有趣的是，谁要吃了这“瑶草”，谁就能和自己思念的人在梦中相会。

据晋人习凿齿《襄阳耆旧传》和唐人余知古《渚宫旧事》中记载，后来，玉帝哀怜瑶姬的早逝，封她为巫山云雨之神，也就是我们三峡上那位著名的巫山神女！这女神美丽婀娜变幻莫测，每天清晨化作一片朝云，自由轻闲地徜徉在群峰之间。到了黄昏，又化作一阵暮雨，将她的一腔幽怨倾泻在千里长江之中。她的精魂散则为气，聚则为物。据《渚宫旧事》中说：“精魂为草，实乃灵芝。”后来，人们便把瑶姬谐音为灵芝。灵芝也因为有这么一段神奇的故事而被人们称为仙草。

卷柏

▶上品 植物篇

产地分布：分布于东北、华北、华东、中南及陕西、四川。

成熟周期：全年均可采收。

形态特征：主茎直立，下着须根。各枝丛生，直立，干后拳卷，密被覆瓦状叶。侧叶披针状钻形，基部龙骨状，先端有长芒，远轴的一边全缘，宽膜质，近轴的一边膜质缘极狭，有微锯齿。

功　　效：活血，止血。

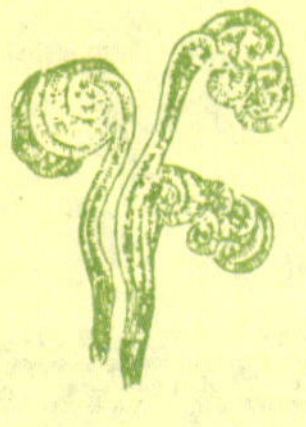

【原文】

卷柏，味辛，温。主五脏邪气，女子阴中寒热痛，癥瘕，血闭绝子。久服轻身，和颜色。一名万岁。生山谷石间。

【译文】

卷柏，味辛，性温。主治五脏受邪气侵袭，女子阴部冷热疼痛；腹内气血郁结所致的癥瘕；闭经、不孕症。长期服用能够使身体轻巧，调和

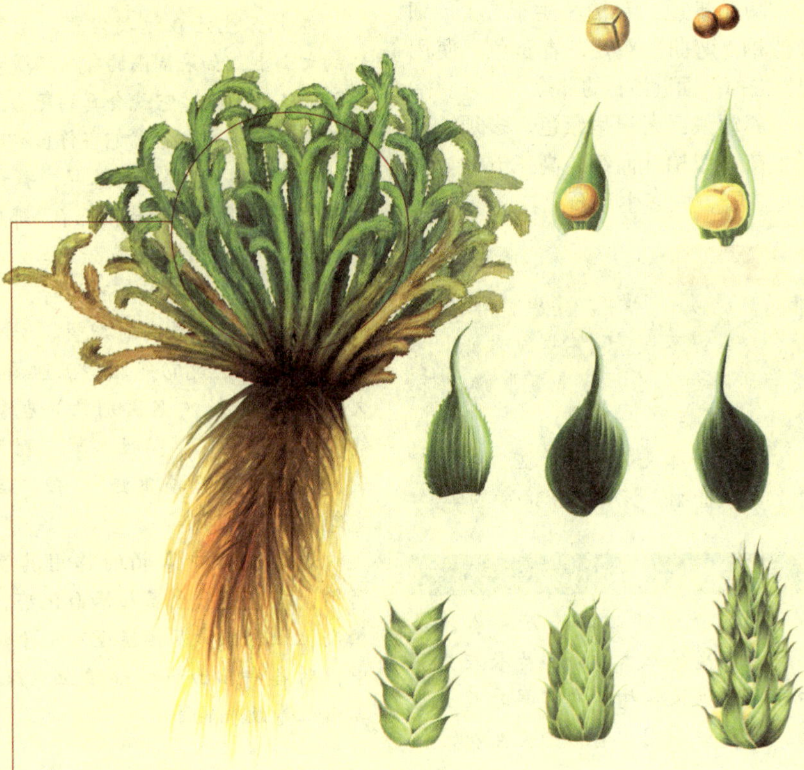

茎叶 [性味] 辛，平，无毒。
[功效] 治咳血吐血，风湿痛，经闭痛经，跌扑损伤。

气色。又叫作万岁。产于山中的深谷处。

【集解】

《名医别录》载：卷柏生于常山山谷石间，五月、七月采摘，阴干用。

陶弘景说：卷柏丛生于石上，细叶似柏，弯曲如鸡足，青黄色。使用时，去掉下面近沙石的部位。

苏颂说：老根呈紫色，多须。春天生苗，似柏叶而细，高三五寸。没有花、子，大多生于石上。

［功效］止咳逆，治脱肛，散淋结。治头中风眩，痿蹶，养阴益精，令人好容颜。(《名医别录》)

通月经，治尸疰鬼疰腹痛，惊恐啼泣。(甄权)

镇心，除头风，暖肾脏。生用破血，炙用止血。(《日华子诸家本草》)

【百草堂】

卷柏也叫还魂草、万年青，是一种多年生的草本植物，生长在岩隙中。枝叶很像柏树，它在旱季里会卷曲、枯萎成一团，看似毫无生机，但只要一场雨露，就会伸展开枝叶，流露出醉人的绿色。卷柏的生命力极其顽强，它专门生长在光溜溜的石灰岩崖壁上，靠须根死死地扒住一点儿可怜的泥土，又因为平日枯槁，遇水而荣，枯荣相继，长年如此，于是便有了“九死还魂草”的美称。

卷柏只生活在远离尘嚣、空气清新的大山上，如果周围的自然环境受到些许的工业污染，它就会真的死去，永远不再还魂。人们常拿它当作自然环境中的“指示剂”，哪里有卷柏，就证明那里的环境好，如果卷柏死了，那里的环境就有可能受到了污染。

正是因为卷柏生命的神奇，古代医家们赋予了它很高的期望。除《神农本草经》中说它能驱“五脏邪气，久服轻身”外，《名医别录》也称其能“强阴益精”，《药性本草》则更出奇，说它“治尸疰鬼疰”，使“百邪鬼魅啼泣”。

现实生活中卷柏的作用其实很简单，那就是：生卷柏活血化瘀，卷柏炭止血外出。卷柏炭还可用于汤剂中，对各种出血证，如便血、尿血、鼻出血等效果显著。

对症下药

病症	配方	功效
大肠下血	卷柏、侧柏、棕榈等份，烧存性为末。每次用酒送服三钱。也可用饭做成药丸服用	补气摄血，补中益气
远年下血	卷柏、地榆焙等份。每用一两，加水一碗，煎数十沸，通口服	暖肾脏，破血止血

丹参

▶上品 植物篇

产地分布：陕西、河东州郡及随州。

成熟周期：5月采根。

形态特征：叶如野苏而尖，青色有皱毛。小花成穗像蛾形，中间有细子，根皮红而肉色紫。

功　　效：活血，通心包络，治疝气痛。

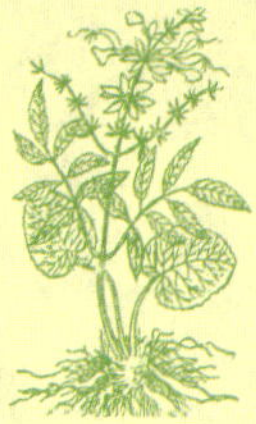

【原文】

丹参，味苦，微寒。主心腹邪气，肠鸣幽幽如走水，寒热积聚；破癥除瘕；止烦满；益气。一名郄蝉草。生川谷。

【译文】

丹参，味苦，性微寒。主治胸腹有邪气，肠中发出幽幽的声音，好像有水在流动，寒热之气积聚不散，能够破除癥瘕，止消烦闷，增加气力。又叫作郄蝉草。产于山川河谷。

【集解】

萧炳说：丹参治风湿脚软，用药后可追奔跑的马，所以叫奔马草，我曾经用此药治过病人，确实有效。

《名医别录》载：丹参生于桐柏山川谷及泰山，五月采根晒干用。

苏颂说：陕西、河东州郡及随州都有产，二月生苗，高一尺多。茎方有棱，为青色。它的叶不对生，如薄荷而有毛，三至九月开花成穗，花为紫红色，像苏花。根红色，如手指般大，长一尺多，一苗多根。

苏恭说：丹参冬季采挖的好，夏季采挖的虚恶。

李时珍说：丹参各处山中都有。一枝上长五叶，叶如野苏而尖，青色有皱毛。小花成穗像蛾形，中间有细子，根皮红而肉色紫。

丹参根

徐之才说：畏碱水，反藜芦。

[功效] 养血，除心腹痼疾结气，能强腰脊治脚痹，除风邪留热。久服对人体有益。(《名医别录》)

泡酒饮用，疗风痹脚软。(陶弘景)

主治各种邪气所致的脘腹胀痛、腹中雷鸣，能定精。(甄权)

养神定志，通利关节血脉，治冷热劳，骨节疼痛，四肢不遂，头痛赤眼，热温狂闷，破瘀血，生新血，安生胎，堕死胎，止血崩带下。治妇人月经不调，血邪心烦，疗恶疮疥癣，瘿肿瘤毒丹毒，排脓止痛，生肌长肉。(《日华子诸家本草》)

活血，通心包络，治疝气痛。(李时珍)

叶 [性味]性微寒，无毒。
[功效]治心腹疼痛，肠鸣。

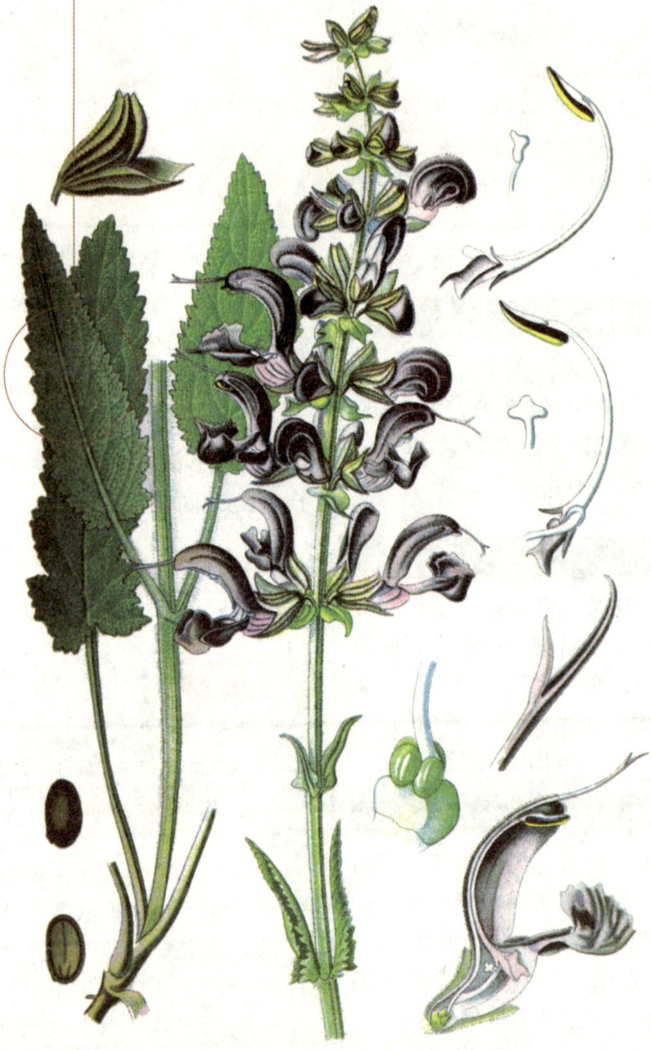

[发明] 李时珍说：丹参色赤味苦，性平而降，属阴中阳品，入手少阴、厥阴经，是心与心包络的血分药。按《妇人明理论》所说，四物汤治妇科疾病，不问胎前产后，月经多少，都可通用。只有一味丹参散，主治与它相同，是因丹参能破宿血，补新血，安生胎，堕死胎，止崩中带下，调经的作用大致与当归、地黄、川芎、芍药相似的

缘故。

【百草堂】

相传很久以前，有个渔村住着一个渔霸。一天，渔霸的妻子患了重病，遍寻名医却久治不愈，后来听说东海中有个无名岛，岛上生长着一种草药能治妻子的病，可是这岛暗礁林立，而且海上风猛浪大，水流湍急，船难靠岸，人称“鬼门关”，无人敢去。渔霸左思右想，终于想起了一个叫阿明的青年。阿明自幼丧父，从小在风浪中长大的，练就了一身好水性，人称“小蛟龙”。

当时阿明的母亲也卧病在床，阿明不肯弃母而去。渔霸逼阿明，如果不去就不许他们再打鱼，饿死他们母子。阿明无奈，转念一想可以为母亲采药，就答应了。

第二天阿明就驾船出海了，凭着高超的水性和勇敢的精神，闯过“鬼门关”，登上了无名岛。上岸后，他找到了开着紫花，根也是紫色的药草，迅速连根挖出来，弄了一大捆藏在船舱里。临走时，阿明拔了些野草用来应付渔霸。

船靠岸，渔霸就派人把他采来的“野草”抢走了，立即叫人给妻子煎服。谁知他妻子吃了药后，病情反而加重，没过几天就命归黄泉了。而阿明的母亲吃了药后病很快就痊愈了。阿明知道渔霸不会善罢甘休，就把剩下的药草分给同村的渔民们，自己和母亲远走他乡。人们都敬佩阿明不畏艰险、不畏强暴，采药救济母亲的高尚情操，就给这种药取名“丹心”。后来在流传过程中，慢慢谐音为“丹参”了。

对症下药

病症	配方	功效
月经不调，胎动不安，产后恶露不净；冷热劳，腰脊痛，骨节烦疼	丹参散：取丹参洗净切片，晒干研细。每次用温酒送服二钱	通利关节血脉，破瘀血，生新血
胎漏下血	用丹参十二两、酒五升，煮取三升。每次温服一升，一日三次。也可以用水煎服	安胎
寒疝腹痛，小腹和阴部牵引痛，自汗	用丹参一两研末，每次热酒送服二钱	通心包络，活血止痛
小儿惊痫发热	丹参摩膏：丹参、雷丸各半两，猪油二两，同煎沸，滤去渣，取汁收存。用时，摩小儿身体表面，每日三次	镇惊祛热

旋花

▶上品 植物篇

产地分布： 我国东北、华北、华东、中南等地及陕西、宁夏、甘肃、新疆、四川、贵州等省区。

成熟周期： 花期 5~7 月，果期 7~8 月。

形态特征： 多年生草本，全株无毛。茎缠绕，有棱，多分枝。叶柄较叶片略短。花单生叶腋，花梗长，有棱，蒴果球形，无毛，种子卵状三棱形，无毛。

功　　效： 益气，养颜，涩精。主治遗精，遗尿。

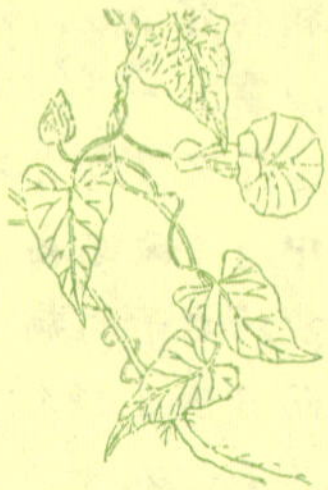

【原文】

旋花，味甘，温。主益气；去面皯黑色，媚好。其根，味辛，主腹中寒热邪气，利小便。久服不饥，轻身。一名筋根花。一名金沸。生平泽。

【译文】

旋花，味甘，性温。主要功效是益气；能够去掉面部黑气，使皮肤容颜靓丽，它的根味道辛涩，主治腹中的寒热邪气，具有使小便通畅的作用。长期服用可使人没有饥饿感，身体轻巧。又叫作筋根花、金沸。产于水草丛生的平地。

【百草堂】

旋花就是鼓子花，古诗中经常提及。

唐代皮日休的诗句有："鼓子花明白石岸，桃枝竹覆翠岚溪。"郑谷："重来兼恐无寻处，落日风吹鼓子花。"宋代郑刚中有："鼓子花堪爱，疏葩淡碧

种子 [性状] 种子黑褐色，长约 4mm，表面有小疣。

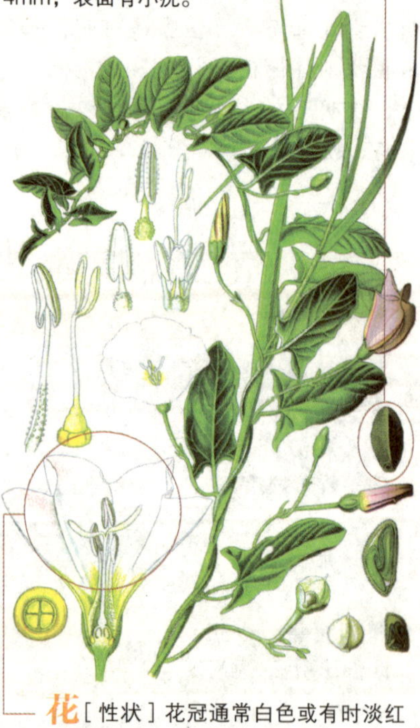

花 [性状] 花冠通常白色或有时淡红色或紫色，漏斗状。

[功效] 益气，养颜，涩精。主面干，遗精，遗尿。

时。未陪葵向日，且伴菊当篱。”

关于鼓子花《稗史类编》中还有这样一则趣谈。长乐年间的状元马铎，年轻的时候做过一个梦，梦中有人对他说：“雨打无声鼓子花。”马铎当时不明所以，后来和同郡的林志一起中了进士。林志在乡试和会试当中都是第一，到了殿试时忽然梦见有一匹马踩在自己头上，因此一直闷闷不乐。考试时皇上说：“朕有一副对联，对得好的就是状元。‘风吹不动铃儿草。’”马铎立刻记起了自己年轻时的梦，对道：“雨打无声鼓子花。”而林志肠思枯竭，对不上来，马铎于是得了状元。

兰草

▶上品 植物篇

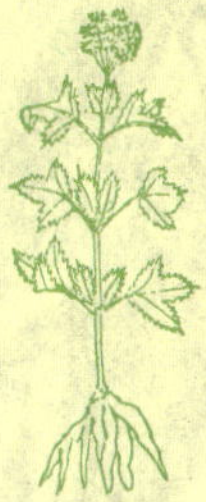

产地分布： 江浙地带。

成熟周期： 花期为每年的2~3月。

形态特征： 多年生草本植物。根肉质肥大，无根毛，有共生菌。叶线形或剑形，革质，直立或下垂，花单生或成总状花序，花梗上着生多数苞片。花两性，具芳香。种子细小呈粉末状。

功　　效： 生血，调气，生津止渴，滋润肌肤。

【原文】

兰草，味辛，平。主利水道，杀蛊毒，辟不祥。久服益气，轻身，不老，通神明。一名水香。生池泽。

【译文】

兰草，味辛，性平。主要功效是通利水道，能够杀灭蛊毒，避除不祥晦气。长期服用能够增添气力，使身体轻巧，延缓衰老，使神志通明。又叫作水香。产于沟渠沼泽等水草丛生处。

【集解】

马志说：此草的叶像马兰，故名兰草。它的叶上有分枝，俗称燕尾香。当地人用它煮水洗浴，以御风邪，故又名香水兰。

陈藏器说：兰草生长在湖泽河畔，妇人用它调油来抹头，故称兰泽。盛弘《荆州记》上记载，都梁有山，山下有水清浅，水中生长着兰草，所以名都梁香。

李时珍说：都梁即如今的武冈州，另外临淮的盱眙县也有都梁山，产此香。兰是一种香草，能辟秽气。古人称兰、蕙都为香草，如零陵香草、都梁香草。后人将其省略，通呼为香草。近世只知道兰花却不知道兰草。只有虚谷方回经考订，说古代的兰草也就是如今的千金草，俗名孩儿菊。

《名医别录》载：兰草生长在太

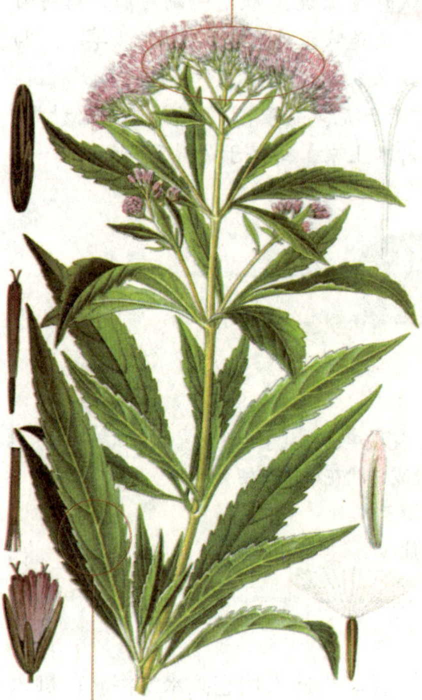
花 [性味]味辛，性平，无毒。
[功效]能生血，调气。
叶 [性味]味辛，性平，无毒。
[功效]能利水道，杀蛊毒，辟秽邪。

吴池塘湖泊，四月、五月采挖。

李时珍说：兰草、泽兰为一类植物的两个品种。两者都生长在水边低湿处，二月老根发芽生苗成丛，紫茎素枝，赤节绿叶，叶子对节生，有细齿。但以茎圆节长，叶片光滑有分叉的是兰草；茎微方，节短而叶上有毛的是泽兰。它们鲜嫩时都可摘来佩戴，八九月后渐渐长老，高的有三四尺，开花成穗状，像鸡苏花，呈红白色，中间有细子。

兰草叶

[性味] 味辛，性平，无毒。

[功效] 可除胸中痰饮。(《名医别录》)

能生血，调气，养营。(雷敩)

兰草气味清香，能生津止渴，滋润肌肤，治疗消渴、黄疸。(李杲)

煎水用来洗浴，可疗风病。(马志)

能消痈肿，调月经，水煎服可解牛、马肉中毒。(李时珍)

主恶气，其气芳香润泽，可作膏剂用来涂抹头发。(陈藏器)

【百草堂】

兰草既是一味良药，也是文人墨客所钟爱的高雅花卉，素有花中君子之称。

相传清朝乾隆年间，浙江绍兴会稽山有位叫宋锦旋的富商。宋锦旋虽是商人，然而却宅心仁厚、生活俭朴，同时更是一位风雅之士，尤其嗜好采兰、养兰，常常为了得到一盆好兰而不惜花费重金。每有余闲便亲自上山寻觅，然而多年却未曾寻到一株好兰。

有一年初春夜晚，宋锦旋独自躺在床上，想着明早要上山觅兰花去，不觉头脑发蒙，睡意上来。朦胧之中，恍惚看到一个头发花白的老婆婆，领着一个十五六岁长得异常清秀的少女，老婆婆说女孩是个无依无靠的孤儿，自己是她的邻居，听说宋锦旋心肠好，要将女孩托给宋家当奴婢，以帮她找条生路。宋锦旋听后当即点头答应收养这女孩为义女。忽然一声春雷轰隆作响，把宋锦旋惊醒，才知道原来是一场春梦。

第二天，宋锦旋仍旧上山采兰。然而找了一天却毫无收获。就在他失望地拖着疲惫的双腿往回走时，忽然被一块石头绊倒，而在他摔倒的不远处猛然看到一小丛兰草在微风中轻轻抖动，那兰草的叶子刚柔相济，中间还长着个花蕊，散发出清幽的香味。他小心挖出，回家忙栽在盆里。

半个月后，兰蕊抽长开花了，袅娜多姿、幽香阵阵，确是兰中珍品。宋锦旋如获至宝，这时他突然想起了半个月前的那个梦，他明白了：楚楚动人的兰草正是梦中所见的那个女孩，那老婆婆定是送兰花的仙子，看他如此爱兰才将如此珍品赐予的。

沙参

上品 植物篇

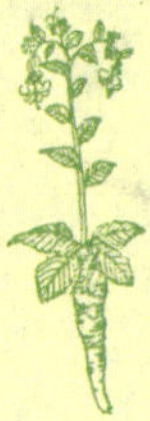

产地分布：黄河流域河谷及冤句、般阳、续山。

成熟周期：2月、8月采根。

形态特征：生长在沙地上，长一尺多，生于黄土地的则短而小，根和茎上都有白汁。

功　　效：养阴润肺，益胃生津。

【原文】

沙参，味苦，微寒。主血积，惊气；除寒热，补中益肺气。久服利人。一名知母。生川谷。

【译文】

沙参，味苦，性微寒。主治瘀血，惊恐不安，能祛除发冷、发烧的症状，具有补内脏、益肺气的功效。长期服用对人体有益。又叫作知母。产于山川河谷地带。

【集解】

陶弘景说：此与人参、玄参、丹参、苦参组成五参，它们的形态不尽相同，而主治相似，所以都有参名。此外还有紫参，即牡蒙。

李时珍说：沙参色白，宜于沙地生长，故名。其根多白汁，乡人俗呼为羊婆奶。沙参无心味淡，但《名医别录》载：一名苦心，又与知母同名，道理不清楚。铃儿草，是因其花形而得名。

《名医别录》载：沙参生于黄河流域河谷及冤句、般阳、续山，二月、八月采根曝干。

李时珍说：各处的山谷平原都有沙参，二月长苗，叶像初生的小葵叶，呈团扁状，不光滑，八九月抽茎，高一二尺。茎上的叶片，尖长像

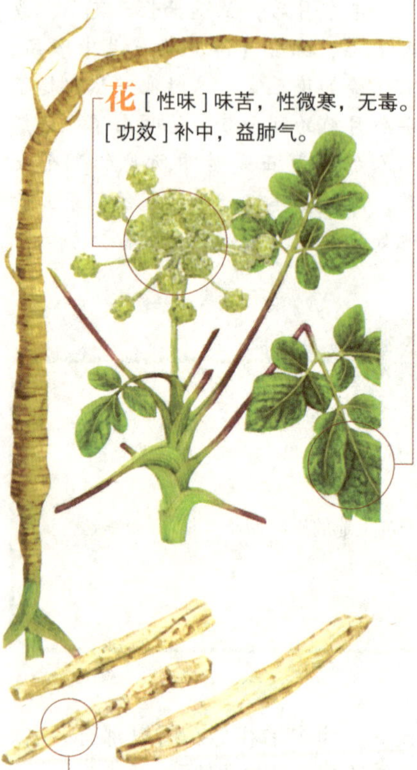
叶 [性味]味苦，性微寒，无毒。
[功效]补虚，止惊烦，益心肺。
花 [性味]味苦，性微寒，无毒。
[功效]补中，益肺气。
根 [性味]味苦，性微寒，无毒。
[功效]治惊风及血瘀，能除寒热。

枸杞叶，但小而有细齿。秋季叶间开小紫花，长二三分，状如铃铎，五瓣，白色花蕊，也有开白色花的。所结的果实大如冬青实，中间有细子。霜降后苗枯萎。根生长在沙地上，长一尺多，大小在一虎口间。生于黄土地的则短而小，根和茎上都有白汁。八、九月采摘的，白而坚实；春季采摘的，微黄而空虚。不法药商也常将沙参蒸压实后当人参卖，以假乱真。但沙参体轻质松，味淡而短，由此可以区别出来。

沙参根

[性味] 味苦，性微寒，无毒。

徐之才说：恶防己，反藜芦。

[功效] 疗胃痹心腹痛，热邪头痛，肌肤发热，安五脏。久服对人有益。又说：羊乳，主头痛眩晕，益气，长肌肉。(《名医别录》)

祛风邪，治疝气下坠，疗嗜睡，养肝气，宣五脏风气。(甄权)

补虚，止惊烦，益心肺。治一切恶疮疥癣及身痒，排脓，消肿毒。(《日华子诸家本草》)

清肺火，治久咳肺痿。(李时珍)

[发明] 王好古说：沙参味甘微苦，为厥阴经之药，又为脾经气分药。微苦补阴，甘则补阳，所以洁古老人取沙参代人参。这是因人参性温，补五脏之阳；沙参性寒，补五脏之阴。虽说补五脏，仍须各用本脏药相佐。

李时珍说：人参甘苦性温，其体重实，专补脾胃元气，因而益肺与肾，所以内伤元气的病人适宜使用。沙参甘淡而性寒，其体轻空虚，专补肺气，因而益脾与肾，所以金能受火克的人适宜使用。人参、沙参二者一补阳而生阴，一补阴而制阳，不可不辨。

【百草堂】

沙参有南沙参、北沙参之分。沙参在古代医学文献中只有一种，即南沙参。至清代《本草纲目拾遗》

《本经逢原》两书问世以后，始将沙参分为南北两种。南沙参与北沙参虽是不同科属的两种植物药材，但一般认为两药药性相似。南沙参偏于清肺祛痰，而北沙参偏于养胃生津。

《粥谱·粥品六》中说："沙参粥，补脏阴，疗肺热。"在煮粥时南、北沙参可辨证选用。北沙参味甜微苦，功专补肺阴，清虚火，并可养胃阴；粳米味甘，益气养胃，可培土生金、健脾补肺；冰糖中益气，和胃润肺。三味共煮为粥，补肺胃、润肺而止咳，养胃而生津，所以对肺胃阴虚、津伤干咳、舌燥口渴，均有较好的治疗效果。

对症下药

病症	配方	功效
肺热咳嗽	沙参半两，水煎服	清肺热，止咳平喘
突然患疝痛，小腹及阴中绞痛	沙参捣筛研末，酒送服方寸匕	止痛润肺补胃
妇女白带增多	沙参研细，每次服二钱，米汤送下	止带，补阴

王不留行

▸上品 植物篇

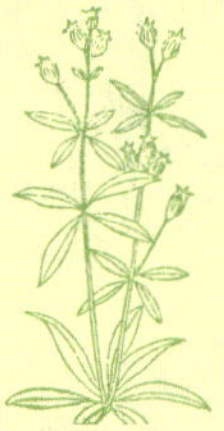

产地分布： 主产河北。

成熟周期： 夏季果实成熟、果皮尚未开裂时采割。

形态特征： 茎直立，上部叉状分枝，节稍膨大。叶对生，粉绿色，卵状披针形或卵状椭圆形，基部稍连合而抱茎。聚伞花序顶生，花梗细长；蒴果卵形，包于宿萼内。种子球形，黑色。

功　　效： 活血通经，下乳消肿。

【原文】

王不留行，味苦，平。主金疮止血，逐痛出刺；除风痹，内寒。久服轻身耐老增寿。生山谷。

【译文】

王不留行，味苦，性平。主治金属创伤有瘀血，能消除疼痛，具有拔刺的功效，并能驱除风痹，治疗内寒。长期服用能使身体轻巧，延年益寿。产于山中的深谷处。

【集解】

韩保昇说：王不留行到处都有。它的叶像菘蓝；花为红白色；子壳像酸浆，子壳中的果实圆黑像菘子，大如黍粟。三月收苗，五月收子，根、苗、花、子都通用。

李时珍说：王不留行多生长在麦地中。苗高的有一二尺。三四月开小花，像铎铃（形如钟的古代乐器），红白色。结实像灯笼草子，壳有五

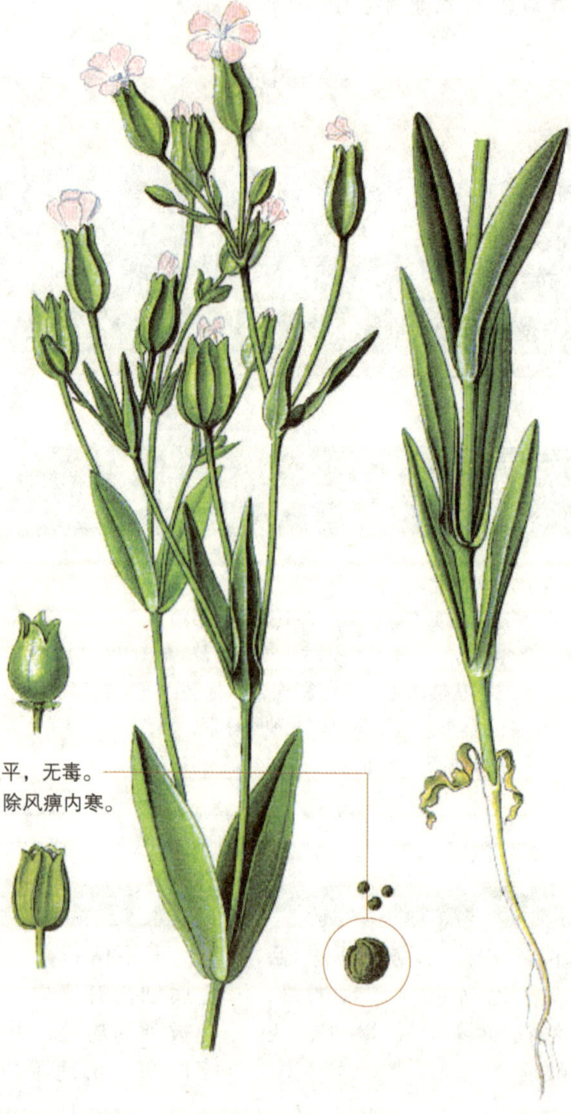

棱，壳内包一实，大小如豆。实内有细子，像菘子，生白熟黑，正圆如细珠可爱。

苗、子

[性味]味苦，性平，无毒。

[功效] 止心烦鼻衄，痈疽恶疮瘘乳，妇人难产。(《名医别录》)

治风毒，通血脉。(甄权)

疗游风风疹，妇人月经先后不定期，颈背部长疮。(《日华子诸家本草》)

下乳汁。(张元素)

利小便，出竹木刺。(李时珍)

[发明]张元素说：王不留行，用来催乳，取其利血脉的作用。

李时珍说：王不留行能走血分，是阳明冲任的药物。民间有“穿山甲、王不留，妇人服了乳长流”的说法，可见其性行而不住。

【百草堂】

传说王不留行这种药是药王邳彤在自己家乡发现的，经实验具有很好的舒筋活血、通乳止痛的作用。可是却不知起个什么名字好。邳彤想起当年叛将王郎的事。

当年王郎率兵追杀主公刘秀，黄昏时来到邳彤的家乡，宣称刘秀是冒充汉室的孽种，要老百姓给他们送饭送菜，并让村民腾出房子给他们住。然而这村里的老百姓知道他们是祸乱天下的奸贼，根本不理睬他们。

天黑了，王郎见百姓还不把饭菜送来，不由心中火起，便带人进村催要，走遍全村，家家关门锁户，没有一缕炊烟。王郎气急败坏，扬言要踏平村庄，斩尽杀绝。此时一参军进谏道：“此地青纱帐起，树草丛生，庄稼人藏在暗处，哪里去找。再说就是踏平十个村庄也解不了兵将的饥饿，不如赶紧离开此地。另作安顿，也好保存实力，追杀刘秀。”王郎听了，才传令离开了这个村庄。

邳彤想到这段历史，就给那草药起了个名字叫“王不留行”，就是这个村子不留王郎食宿，借此让人们记住“得人心得天下”的道理。

对症下药

病症	配方	功效
妇人气郁乳少	涌泉散：王不留行、穿山甲、龙骨、瞿麦穗、麦门冬等份，研末。用热酒调服，服药后再吃猪蹄汤，并用木梳梳乳	利血脉，通乳止痛
头风白屑	王不留行、香白芷等份，研为末，撒头皮上，第二天清晨梳去	治风毒，通血脉
鼻血不止	王不留行连茎、叶阴干，煎成浓汁温服	止血、活血通经

松脂

▶上品 植物篇

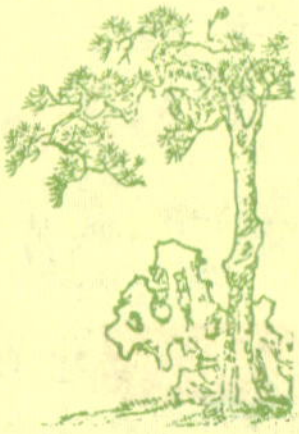

产地分布： 松树全国均有分布。

成熟周期： 松树2月开花，6月成熟。

形态特征： 松树树皮多为鳞片状，叶子针形，花单性，雌雄同株，结球果，卵圆形或圆锥形，有木质的鳞片。

功　　效： 安益五脏，常服能轻身，延年益寿。

【原文】

松脂，味苦，温。主痈、疽、恶疮、头疡、白秃、疥瘙风气；安五脏，除热。久服轻身，不老延年。一名松膏，一名松肪。生山谷。

【译文】

松脂，味苦，性温。主治痈、疽、恶疮、头部生疮溃疡、白秃病、疥疮瘙痒有风邪，具有安定五脏，驱除热邪的作用。长期服用能够身体轻巧，延缓衰老，益寿延年。又叫作松膏、松肪。产于山中的深谷处。

【集解】

孙思邈说：松脂以衡山的为佳。衡山以东五百里，满山遍野所生长

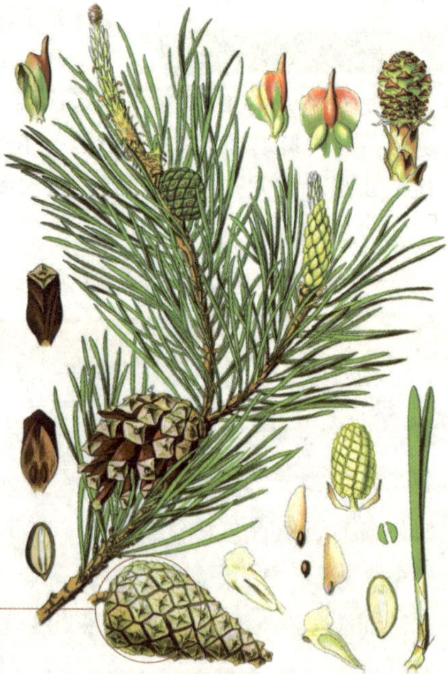

仁 ［性味］味甘，性小温，无毒。

［功效］主骨节风、头眩，去死肌。

的，与其他地方所产的皆不同。

苏轼说：镇定的松脂也很优良。《抱朴子》记载，老松树皮中自然凝聚的脂是最好的，胜于凿取和煮成的。若根下有伤痕，又在阴暗处的脂是阴脂，尤其好。老松树余气结为茯苓，千年松脂变化成琥珀。

苏颂说：凡是取用松脂，须先经炼制。用大釜加水放入瓦器中，用白茅垫在瓦器底部，又在茅上加黄沙，厚一寸左右。然后把松脂散布于上，用桑树发火来烧，汤变少时频加热水。等到松脂全部进入釜中再取出来，然后投入冷水里，冷凝后又蒸热，如此两次。其白如玉，再拿来使用。

【百草堂】

松脂又叫作松香，是一种古老的中药。晋代医学家葛洪在其所著的《抱朴子》中记载了一则松香治癞的有趣故事：上党有个名叫赵瞿的人，患了麻风病多年，有垂死之危。外人都说此病传染，如果不赶快送病人离家，将会殃及子孙。家属无奈便带上粮食送置病人于野外一山穴中。赵瞿昼夜悲叹涕泣。一个多月后的一天，有一仙人路经穴前，拿出个药囊给他，并教以服法，便飘忽而去。赵瞿如言服用百余日，身疮竟然尽悉痊愈，且肤色丰悦玉泽。后仙人又过此地，赵瞿跪谢再三，并乞问所授囊中何药。仙人告曰：乃松脂耳。汝炼之服，可以长生不死。赵瞿再谢而后归家，此后，他长服松脂，“身体转轻，气力百倍，登危越险，终日不极。且年百七十岁，齿不堕，发不白”。

菌桂

▶上品 植物篇

产地分布：主产于云南、广西、广东、福建。

成熟周期：花期 6~8 月，果期 10 月至次年 2~3 月。

形态特征：常绿乔木。树皮灰褐色。叶互生或近对生，革质，长椭圆形至近披针形。具叶柄。圆锥花序腋生。浆果紫黑色，椭圆形，具浅杯状果托。

功　　效：补火助阳，引火归源，散寒止痛，活血通经。

【原文】

菌桂，味辛，温。主百病。养精神，和颜色，为诸药先聘通使。久服轻身不老，面生光华，媚好，常如童子。生山谷。

【译文】

菌桂，味辛，性温。主治多种疾病。能调养精神，使面色和悦，是引导药物直达病所的向导和使者。长期服用能够使身体轻巧、延缓衰老，容光焕发，妩媚娇艳，好像儿童的面容一样。产于山中的深谷处。

【集解】

李时珍说：桂有很多种。牡桂，叶长得像枇杷叶，坚硬，有毛和细锯齿，其花白色，其皮多脂；菌桂，叶子像柿叶，尖狭而光净，有三纵纹路而没有锯齿，其花有黄有白，其皮薄而卷曲。现在的商人所卖的都是以上两种。但皮卷的是菌桂，半卷的和不卷的是牡桂。

尸佼说：春天开花、秋天落英的叫桂。

嵇康说：桂生在合浦、交趾，必定生在高山之巅，冬夏常青。桂树自为林，更不会有杂树。这是桂树生长在南方的特点。

【百草堂】

《神农本草经》将桂分为牡桂、菌桂。

南方草木状曰："桂有三种：叶如柏叶，皮赤者，为丹桂；叶似柿叶者为菌桂；叶似枇杷叶者为牡桂。"菌桂即现今药用之桂。

方以智曰："菌桂一曰筒桂，以其皮嫩而卷成筒。"

牡桂 上品 植物篇

产地分布： 分布于我国福建、广东、广西、云南等省区。多栽培于斜坡山地及砂上。

成熟周期： 幼树生长10年后即可剥取树皮。

形态特征： 常绿乔木。叶互生，长卵形．革质，边缘内卷，叶面深绿色有光泽。圆锥花序顶生或腋生，小花黄绿色。浆果状核果，长卵形，暗紫色，外有宿存花被。花期5~7月。

功　　效： 温肾补阳、祛寒止痛。

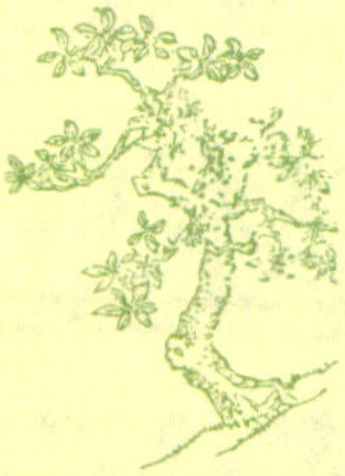

【原文】

牡桂，味辛，温。主上气咳逆；结气，喉痹吐吸，利关节，补中益气。久服通神，轻身不老。生山谷。

【译文】

牡桂，味辛，性温。主治气逆、咳嗽，胸中有邪气聚积，喉痹吸气困难，具有舒利关节、补中益气的作用。长期服用能够使身体轻巧，神志清醒，延缓衰老。产于山中的深谷处。

【集解】

李时珍说：桂有很多种。牡桂，叶长得像枇杷叶，坚硬，有毛和细锯齿，其花白色，其皮多脂；菌桂，叶子像柿叶，尖狭而光净，有三纵纹路而没有锯齿，其花有黄有白，其皮薄而卷曲。现在的商人所卖的都是以上两种。但皮卷的是菌桂，半卷的和不卷的是牡桂。

尸佼说：春天开花、秋天落英的叫桂。

嵇康说：桂生在合浦、交趾，必定生在高山之巅，冬夏常青。桂树自为林，更不会有杂树。这是桂树生长在南方的特点。

【功效】

治上气咳逆结气，喉痹吐吸，利关节，补中益气，久服通神，轻身延年。可温筋通脉，止烦出汗。去冷风疼痛，去伤风头痛，开腠理，解表发汗，去皮肤风湿，利肺气。

叶

［功效］捣碎浸水，洗发，去垢除风。

【百草堂】

苏东坡对中国传统医学颇有研究，对酒的养生作用也有一定的认识。他说："予饮酒终日，不过五合，天下之不能饮，无在予下者。"大意是说酒只要饮得适量，是可以养生的。

苏东坡除了饮名酒之外，还精心酿制，经常饮用药酒，以祛病健体。在惠州，他用木桂、菌桂、牡桂之类药材浸泡成桂酒，还在《桂酒颂》中博引历代本草和医学家关于"桂"药的药用功能的论述，确信常喝"桂"酒能"御障"。正是因为他对各种桂酒有不解之缘，所以他在"食无肉、病无药、居无室、出无友、冬无炭、夏无泉"的艰苦环境中，能免时疫、拒障伤。

槐实

▶上品 植物篇

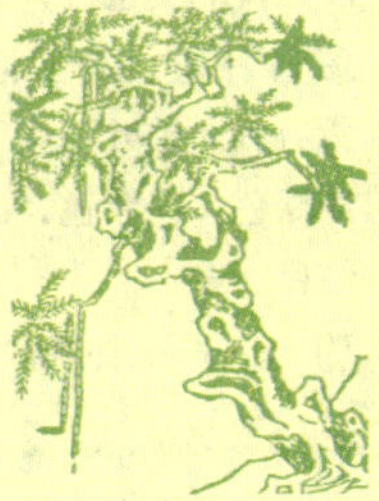

产地分布： 中国北方均有分布。

成熟周期： 秋冬成熟。

形态特征： 干燥荚果圆柱形，有时弯曲，种子间缢缩成连珠状，表面黄绿色、棕色至棕黑色，一侧边缘背缝线黄色。

功　　效： 清热泻火，凉血止血。用于肠热便血，痔肿出血，肝热头痛，眩晕目赤。

【原文】

槐实，味苦，寒。主五内邪气热，止涎唾，补绝伤；五痔；火疮；妇人乳瘕，子脏急痛。生平泽。

【译文】

槐实，味苦，性寒。主治五脏内的热邪之气，能消止涎唾，续补极度损伤，治疗五种痔疮，火伤成疮，妇女乳房

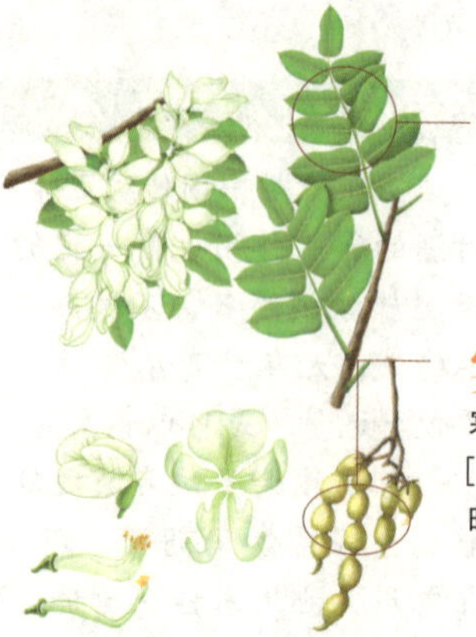

叶［性味］苦，平，无毒。

［功效］主惊痫，壮热，肠风，溲血，痔疮，疥癣，湿疹，疔肿。

实（槐角）［性味］苦，寒，无毒。

［功效］治肠风泻血，目热昏暗，内痔，外痔。

结块及子宫急痛。产于水草丛生的平地。

【百草堂】

槐实更是养生佳品，魏晋南北朝时期著名的文学家和教育家颜之推在《颜氏家训》中写道："庚肩吾常服槐实，年七十余，目看细字，须发犹黑。"这说明常食槐实对人体健康大有裨益。

枸杞

▶上品 植物篇

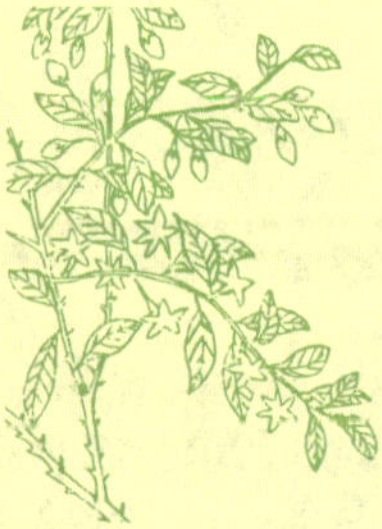

产地分布：分布全国各地，主产宁夏、河北、山东、江苏、浙江、江西、湖北、四川、云南、福建等省。日本、朝鲜，欧洲及北美也有分布。

形态特征：落叶灌木。多分枝，枝细长，拱形，有条棱，常有刺。单叶互生或簇生，卵状披针形或卵状椭圆形，表面淡绿色。花紫色，漏斗状。浆果卵形或长圆形，深红色或橘红色。

功　　效：补肾益精，养肝明目，补血安神，生津止渴，润肺止咳。

【原文】

枸杞，味苦，寒。主五内邪气，热中消渴；周痹，久服坚筋骨，轻身不老。一名杞根，一名地骨，一名枸忌，一名地辅。生平泽。

【译文】

枸杞，味苦，性寒。主治体内五脏的邪气，消除热邪消渴；全身疼痛麻痹，长期服用能够使筋骨强壮，身体轻巧，延年不老。又叫作杞根、地

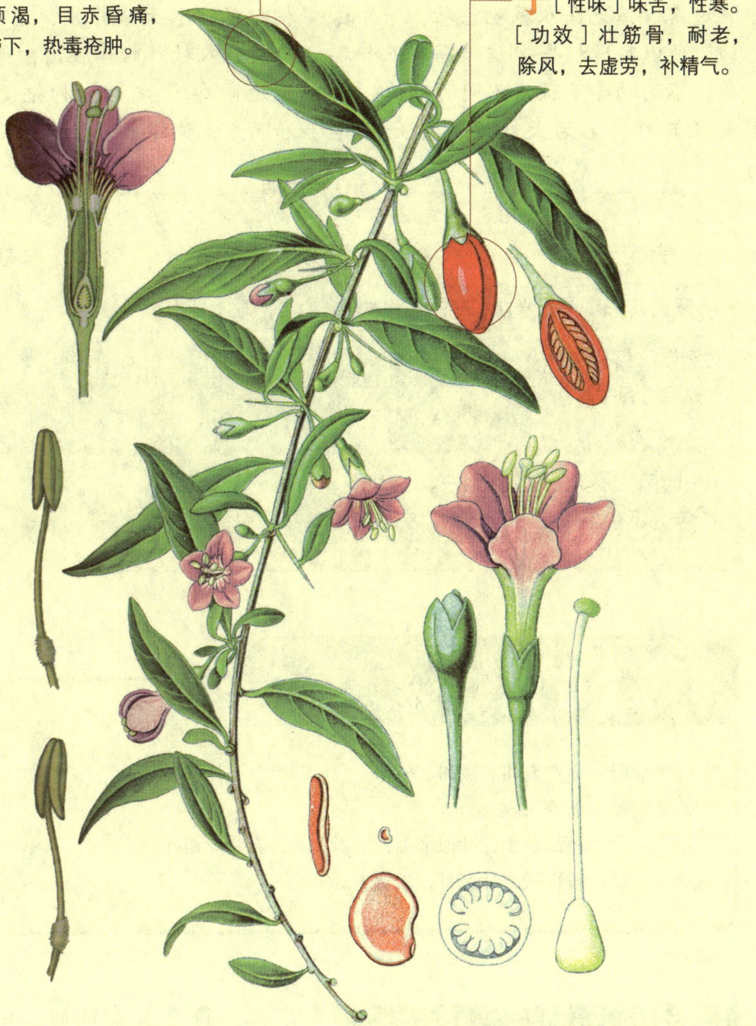
叶［功效］治虚劳发热，烦渴，目赤昏痛，崩漏带下，热毒疮肿。
子［性味］味苦，性寒。［功效］壮筋骨，耐老，除风，去虚劳，补精气。

骨、枸忌、地辅。产于平原水草丛生的地方。

【百草堂】

相传在盛唐时期，有一位西域商人来到中国，一天傍晚在客栈住宿，见有一个少女斥责鞭打一位老者。商人看不过去，便上前责问：“你何故这般打骂老人？”那女子道：“我责罚自己曾孙，与你何干？”闻者皆大吃一惊。原来，这少女竟已三百多岁了，老汉也已九十多岁，责打他是因为其不肯遵守族规服用草药，弄得未老先衰，两眼昏花。商人吃惊又好奇，鞠躬请教是何种神草仙药。女子起初不肯透露，但见商人跪地乞求、一片真诚，便以实情相告："这草药有五个名称，不同的季节服用不同的部位：春天采其叶，名为天精草；夏天采其花，名叫长生草；秋天采其子，名为枸杞子；冬天采根皮，名为地骨皮，又称仙人杖。四季服用，可以使人与天地同寿。"之后，枸杞便传入中东和西方，被那里的人誉为东方神草。

对症下药

病症	配方	功效
牙齿疼痛	用米醋一升，煮枸杞子、白皮，取半升含漱	止痛
虚劳、目昏多泪、腿脚无力	枸杞酒：用甘州枸杞子煮烂捣汁，与曲、米一起酿成酒，或装入袋中浸酒煮饮	补虚、益精、壮阳、明目止泪、健腰脚
一切风疾，年久不愈	牛蒡根一升，生地黄、枸杞子、牛膝各三升，装在袋子里，泡在三升酒中，每天饮适量	除风、补益筋骨、去虚劳

杜仲

▶上品 植物篇

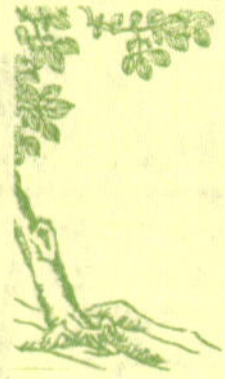

产地分布：主产商州、成州、峡州。
成熟周期：秋季采收。
形态特征：树高数丈，叶似辛夷，皮折断后，有白丝相连。
功　　效：益精气，壮筋骨，强意志。

【原文】

杜仲，味辛，平。主腰脊痛；补中益精气，坚筋骨，强志；除阴下痒湿，小便余沥。久服轻身，耐老。一名思仙。生山谷。

【译文】

杜仲，味辛，性平。主治腰脊疼痛，具有补益内脏、增强精气、强筋健骨、提神益智的功效；还可以治疗阴部湿痒，小便后滴沥不尽。长期服用能使身体轻巧，延缓衰老。又叫作思仙。产于山中的深谷处。

【集解】

苏颂说：出于商州、成州、峡

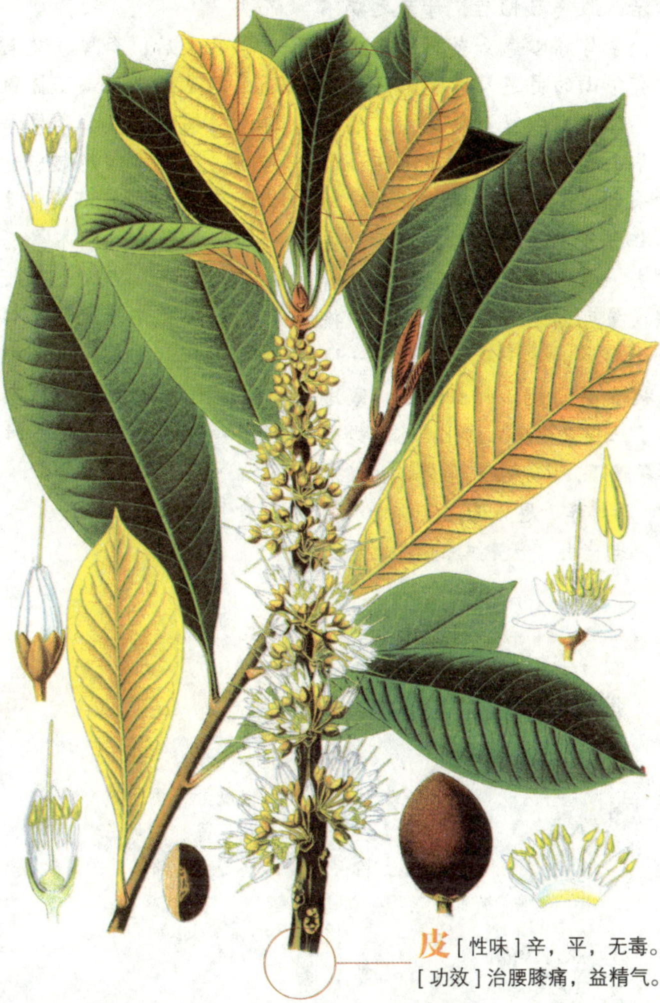

州附近的大山中。树高数丈，叶似辛夷，皮折断后，有白丝相连。刚长出的嫩芽可食。

皮

[性味] 辛，平，无毒。

[功效] 治腰膝痛，益精气，壮筋骨，强意志。除阴部痒湿，小便淋漓不尽。久服轻身延年。

【百草堂】

传说在华山山麓的一个小山村里，

住着母子俩。儿子李厚孝，为人忠厚老实。母亲患病卧床不起。李厚孝请医生诊治，服药数帖后，母亲之病不见好转，李厚孝心急如焚。医生告诉他，只有华山的灵芝草才能治好他母亲的病。厚孝立即背上药篓，拿着锄头，往华山攀去。不顾艰难险阻，厚孝终于采到了灵芝草。可是下山时却不小心扭伤了腰，骨碌碌摔下山，昏死了过去。当他醒来时发现面前站着一位鹤发童颜的老者。老者从怀中掏出一个小葫芦，伸手从树上剥了一块树皮，树皮折断处，剥出细丝，塞进葫芦摇了三摇，树皮立刻化成水，老者给李厚孝服下，不一会儿李厚孝的腰就不疼了。李厚孝千恩万谢，定要老人留下姓名。老者指着大树吟曰："此木土里长，人中亦平常。扶危祛病魔，何须把名扬！"说完，骑上白鹤，飘然而去。

几天后，李厚孝又来到了那棵树下，只见树上长满了椭圆状有锯齿的绿叶，树粗且直，李厚孝认出这是杜仲树。李厚孝回想起当时的情景，悟出老者诗中所说正是"杜仲"二字。"此木土里长"，"木"旁放一"土"是"杜"，"人中亦平常"，"人中"是"仲"。厚孝十分惊奇，心想杜仲也许能治腰伤，于是剥下一块树皮带回家中，正巧碰到有个村民扭伤了腰，李厚孝用树皮煎药，病人服下，果然有效。从此，人们便学会了用杜仲来治疗各种腰痛。

对症下药

病症	配方	功效
肾虚腰痛	杜仲去皮，炙黄，取一大斤，分作十剂。每夜用一剂，在一升水中浸至五更，煎至三分之二，去渣留汁，放入羊肾三四片，煮开几次，加上椒盐做羹，空心一次服下	补益肾脏
风冷伤肾，腰背虚痛	杜仲一斤，切细，炒过，放酒二升中浸十日。每日服三合	强筋健骨，益肾强精
病后虚汗及自流汗	杜仲、牡蛎等份，研末，卧时用水送服五小匙	补益劳损，增强体质
产后诸疾及胎体不安	用杜仲去皮，瓦上焙干，捣末，煮枣肉调末做成如弹子大的丸。每服一丸，糯米汤送服。一天服二次	补益五脏，安胎气

女贞实

▶上品 植物篇

产地分布： 江苏、浙江、安徽、江西、湖北、四川、贵州、广东、福建等地。

成熟周期： 花期6~7月，果期8~12月。

形态特征： 木樨科女贞属常绿乔木，树皮灰色、平滑。枝开展、无毛。叶革质，宽卵形至卵状披针形。圆锥花序顶生，花白色，核果长圆形，蓝黑色。

功　　效： 滋补肝肾，明目乌发。主治眩晕耳鸣、两目昏花、须发早白及牙齿松动等症。

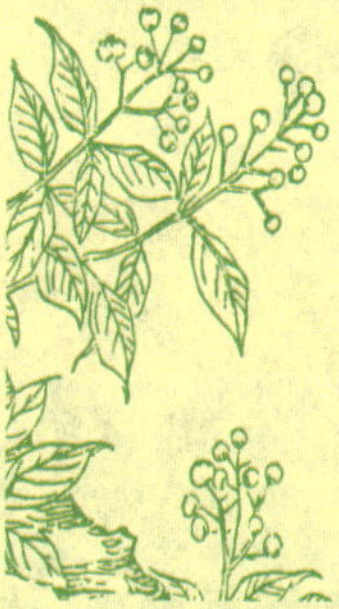

【原文】

女贞实，味苦，平。主补中，安五脏，养精神，除百疾。久服肥健，轻身不老。生山谷。

【译文】

女贞实，味苦，性平。主要功效是补益内脏，使五脏安和，调养精神，祛除多种疾病。长期服用可以使人发胖强壮、身体轻巧，延缓衰老。产于山中的深谷处。

【百草堂】

相传在秦汉时期，浙江临安府有个员外，膝下只有一女，年方二八，品貌端庄，窈窕动人，工及琴棋书画。员外视若掌上明珠，求婚者络绎不绝，小姐均不应允。原来员外之女已与府中的教书先生私订终身，又看不上那些纨绔子弟。可员外却贪图升官发财，将爱女许配给县令为妻，以光宗耀祖。到出嫁之日，小姐便含恨一头撞死在闺房之中，表明自己非教书先生不嫁之志。教书先生闻听小姐殉情，如晴天霹雳，忧郁成疾，茶饭不思，不过几日便形如枯槁，须发变白。

数年之后教书先生思情太浓，到此女坟前凭吊，以寄托哀思。但见坟上长出一颗枝叶繁茂的女贞枝，果实

实［性味］味甘、微苦涩。
［功效］补肝肾阴，乌须明目。主治目暗不明，视力减退，须发早白，腰酸耳鸣及阴虚发热等。

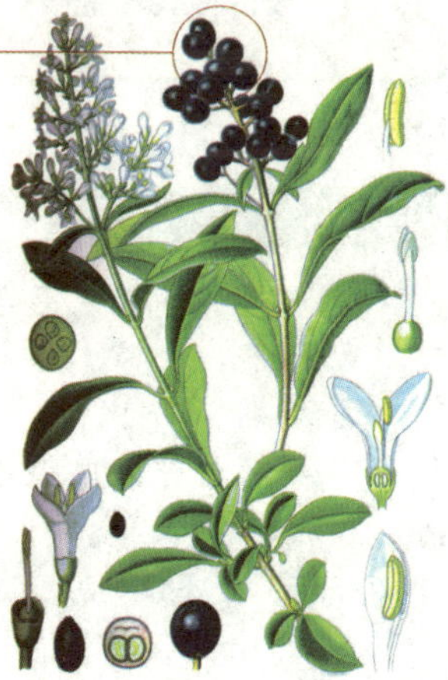

乌黑发亮。教书先生遂摘了几颗放入口中，味甘而苦，直沁心脾，顿觉精神倍增。从这以后，教书先生每日必到此摘果充饥，病亦奇迹般地日趋见好，过早出现的白发也渐渐地变得乌黑了。他大为震惊，深情地吟疲道：“此树即尔兮，求不分离兮。”从此，女贞子便开始被人们作为药物使用了。

对症下药

病症	配方	功效
目暗不明	女贞同甘菊、生地黄、枸杞子、蒺藜	滋肝补肾，明目
风热赤眼	捣汁熬膏，埋地中七天后外用	清肝明目
肝肾阴虚，眼目干涩，视物昏花，或视力减退	二子菊花饮：女贞子、枸杞子各15克，菊花10克。煎水饮	养肝明目

大枣

▸上品 植物篇

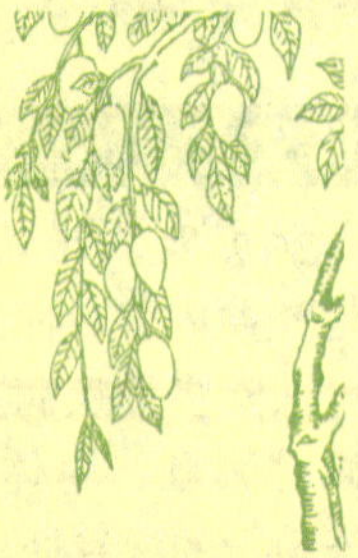

产地分布： 主产山东、河北、山西、陕西、甘肃。

成熟周期： 花期5~6月，果期9~10月。

形态特征： 小枝成之字形弯曲。有长枝（枣头）和短枝（枣股），长枝“之”字形曲折。叶长椭圆形状卵形，先端微尖或钝，基部歪斜。花小，黄绿色，8~9朵簇生于脱落性枝（枣吊）的叶腋，成聚伞花序。核果长椭圆形，暗红色。

功　　效： 润心肺，止咳，补五脏，治虚损，除肠胃癖气。

【原文】

大枣，味甘，平。主心腹邪气，安中养脾，助十二经，平胃气，通九窍，补少气，少津液，身中不足，大惊，四肢重；和百药。久服轻身长年。叶，覆麻黄能令出汗。生平泽。

【译文】

大枣，味甘，性平。主治心腹内邪气聚积，具有安定内脏、调养脾气的功效。能佐助人体的十二经脉，并能平调胃气，通利九窍，补益体内气血津液虚少以及身体不足。治疗严重的惊恐，四肢沉重，并能调和百药。长期服用能使人身体轻巧，延年

叶 [性味] 味甘，性平，无毒。
[功效] 平胃气，通九窍。

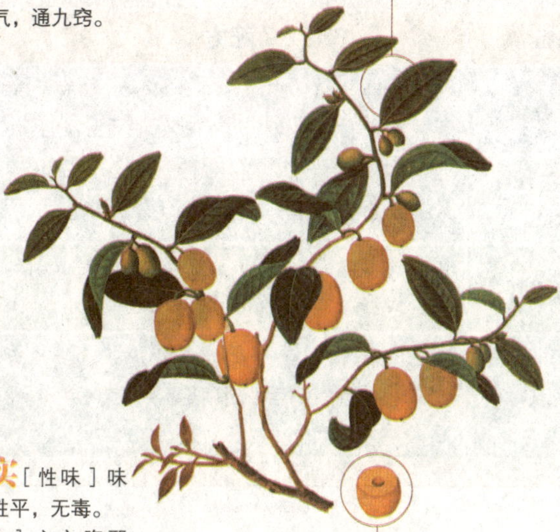

果实 [性味] 味甘，性平，无毒。
[功效] 主心腹邪气，安中，养脾气。

益寿。其叶与麻黄相配合，能令人发汗。产于水草丛杂的平原地区。

【集解】

吴瑞说：此即晒干的大枣。味最良美，故宜入药。

《日华子诸家本草》载：有齿病、疳病、蛔虫的人不宜吃，小儿尤其不宜吃。枣忌与葱同食，否则令人五脏不和。枣与鱼同食，令人腰腹痛。

李时珍说：蒸枣大多用糖、蜜拌过，这样长期吃最损脾，助湿热。另外，枣吃多了，令人齿黄生虫。

[功效] 能补中益气，坚志强力，除烦闷，疗心下悬，除肠澼。(《名医别录》)

润心肺，止咳，补五脏，治虚损，除肠胃癖气。和光粉烧，治疳痢。(《日华子诸家本草》)

可杀乌头、附子、天雄毒。(徐之才)

和阴阳，调荣卫，生津液。(李杲)

【百草堂】

《红楼梦》的五十四回，荣府元宵节摆夜宴，贾母说她有些饿了，想要喝粥。凤姐忙回答说："有预备好的鸭子肉粥。"贾母说："我吃清淡点儿的吧。"凤姐又说："有枣儿熬的粳米粥。"凤姐所说的鸭子肉粥和大枣粥都是地地道道的药粥，其中尤以大枣粥为善。大枣粥首见于《圣济总录》一书，《红楼梦》中说是为王夫人吃斋用的素食。从药粥的角度说，大枣粥具有补益脾胃、益气生津、养心安神的作用。在元宵节的夜宴上，史太君吃清淡而远油腻，可见其养生有术。

对症下药

病症	配方	功效
反胃吐食	大枣一枚去核，斑蝥一个去头翅，将斑蝥放枣内煨熟后，去斑蝥，空腹用白开水送下	平调胃气
妇女脏燥，悲伤欲哭	大枣十枚、小麦一升、甘草二两，诸药混合后每次取一两，水煎服	养脾气，平胃气
烦闷不眠	大枣十四枚、葱白七根，加水三升煮成一升，一次服下	补中益气，除烦闷，安神助眠
上气咳嗽	大枣二十枚去核，酥四两用微火煎，然后倒入枣肉中渍尽酥，取枣收存。常含一枚，缓缓咽汁	润心肺，止咳

蓬蘽

▸上品 植物篇

产地分布： 广东，江西，安徽，江苏，浙江，福建，台湾，河南等地。

成熟周期： 秋季果熟。

主　　治： 多尿，头目眩晕。

功　　效： 补肝肾，缩小便。

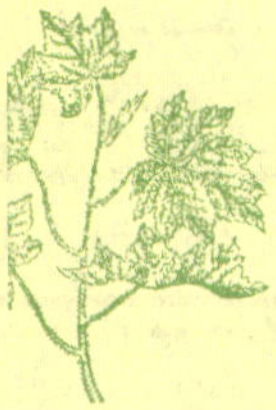

【原文】

蓬蘽，味酸，平。主安五脏，益精气，长阴令坚；强志；倍力；有子。久服轻身不老。一名覆盆。生平泽。

【译文】

蓬蘽，味酸，性平。具有安定五脏，补益精气，使阴茎坚挺，增强记忆力，体力倍增，使人能生育后代的功效。长期服用能够使身体轻巧、延缓衰老。又叫作覆盆。产于水草丛生的平原地区。

【百草堂】

方中蓬蘽又中阴蘽、寒莓、陵蘽、割日蔗，为蔷薇科落叶蔓生灌木灰白毛莓的果实。蓬蘽因与覆盆同为蔷薇科植物，外形很相似，所以也有人将其相混，称为覆盆，其实二者是不相同的。

蓬藥为蔷薇科植物中的灰白毛莓，而覆盆则为蔷薇科植物中的掌叶覆盆子或插田泡等。蓬藥味甘酸性温，《唐本草》谓之“益颜色，长发，耐寒湿”。《日用本草》说它“缩小便，黑白发”。

本方药功能滋肾强精，轻身乌发，延年益寿，适宜中老年人肾精亏虚、形体肥胖、须发早白、未老先衰者服用。蓬藥虽为滋阴之品，但因其性温，故也有人认为它尚有温阳之功。因此，不论是肾阴虚者，还是肾阳虚者，均可服用本方药。阴虚火旺者应当慎用。《本草汇言》也说：“蓬藥，养五脏，益精气之药也。此药虽养五脏，充足在肝，但肝主发生，又主疏泄，倘服食过多，性味有偏，发生急而疏泄多，未免有反激之患，而肝木自戕其体矣，慎之慎之。”

果实［性味］酸，平。

［功效］补肝肾，缩小便。治多尿，头目眩晕。

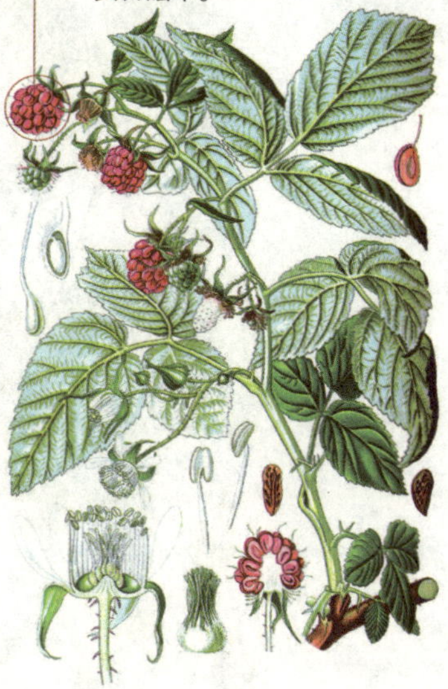

葡萄

▶上品 植物篇

产地分布： 全国各地均有栽培。

成熟周期： 夏、秋果实成熟时采收。

形态特征： 高大缠绕藤本。幼茎秃净或略被棉毛；卷须二叉状分枝，与叶对生；叶片纸质，圆卵形或圆形，常3~5裂；花杂性，异株；圆锥花序大而长，与叶对生，被疏蛛丝状柔毛；花序柄无卷须；萼极小，杯状，全缘或不明显的5齿裂。

功　　效： 补气血，强筋骨，利小便。

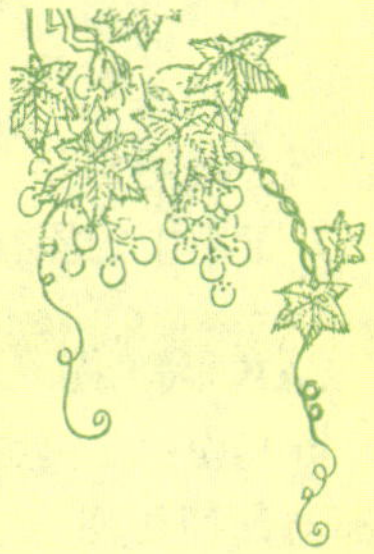

【原文】

葡萄，味甘，平。主筋骨湿痹，益气倍力，强志；令人肥健，耐饥，忍风寒。久食轻身，不老延年。可作酒。生山谷。

【译文】

葡萄，味甘，性平。主治湿邪痹阻于筋骨，能使人的气力倍增，增强记忆力，使人肥胖健壮，没有饥饿感，能忍受风寒。长期服用能使人身

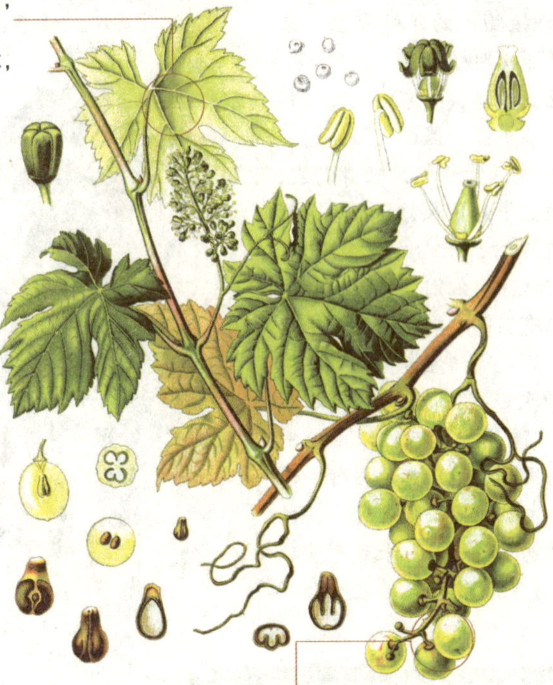
叶[性味]味甘，性平，无毒。
[功效]除肠间水，调中治淋。
果实[性味]味甘、涩，性平，无毒。
[功效]主筋骨湿痹，能益气增力强志。

体轻巧，益寿延年。葡萄可以用来酿酒。产于山中的深谷处。

【集解】

苏恭说：蘡薁也就是山葡萄，苗、叶都与葡萄相似，也能酿酒。葡萄取子汁酿酒。

李时珍说：葡萄折藤、压枝最易生长。春天生叶，很像栝楼叶而有五尖。生须延藤，长数十丈。三月开小花成穗，为黄白色。果实犹如星编珠聚，七八月成熟，有紫、白两种颜色。新疆、甘肃、太原等地将葡萄制成葡萄干，贩运到各地。蜀中有绿葡萄，成熟时为绿色。云南产的葡萄，大如枣，味道很好。西边还有琐琐葡萄，大如五味子而无核。

果实

[性味]味甘、涩，性平，无毒。

孟诜说：味甘、酸，性温。多食，令人烦闷。

[功效]逐水，利小便。(《名医别录》)

除肠间水，调中治淋。(甄权)

时气痘疮不出，取葡萄食用或研酒饮，有效。(苏颂)

【百草堂】

传说，很久以前，葡萄酒因为偶然的机会诞生于波斯古国。当时的波斯国王非常喜爱吃葡萄，为了防止他人偷吃，总是把吃不完的葡萄密封在一个瓶中，并写上“毒药”字样。

当时有一位被打入冷宫的妃子，这位妃子曾经集万千宠爱于一身，如今却备受冷落，失宠的境地和滋味使她产生了自杀的念头。她发现了国王藏起的“毒药”，偷偷地打开一罐，发现里面是一些冒泡的液体，闻起来十分酸涩，果然很像毒药。于是她喝了几口，然而结果不但没死，反而带来一股安乐陶醉、飘飘欲仙的感觉。

她把这个伟大的发现告诉国王，国王饮用后果然美妙，于是妃子再度得宠。从此，两人过着有葡萄酒相伴的恩爱生活。

胡麻

▸上品 植物篇

产地分布： 全国。

成熟周期： 5~6月，12月至次年1月盛产。

形态特征： 茎直立，茎方形，表面有纵沟，叶对生，长椭圆形或披针形；花腋生花冠唇形，白色，带紫红或黄色；蒴果长筒状，长2~3cm；有2棱、4棱、6或8棱，成熟会裂开弹出种子。

功　　效： 去头屑、润发，滋润肌肤，益血色。

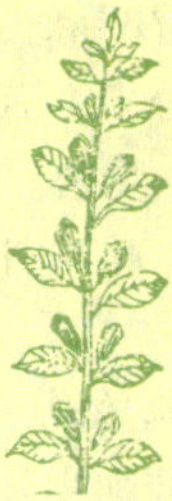

【原文】

胡麻，味甘，平。主伤中虚羸，补五内，益气力，长肌肉，填髓脑。久服轻身不老。一名巨胜。生川泽。叶名青蘘。青蘘，味甘，寒。主五脏邪气，风寒湿痹；益气，补脑髓，坚筋骨。久服耳目聪明，不饥不老增寿，巨胜苗也。

【译文】

胡麻，味甘，性平。主治身体劳伤虚弱消瘦，具有补益五脏、增益气力、助长肌肉、填益脑髓的功效。长期服用使人身体轻巧，延缓衰老。又叫作巨胜。产于河边泽畔水草丛杂处。它的叶叫青蘘，味甘，性寒。主治五脏内的邪气，驱逐风寒湿痹；具有增益气血，补益脑髓，强健筋骨的功效。长期服用能够使人耳聪目明，没有饥饿感，延缓衰老，益寿延年，是巨胜的苗。

【集解】

李时珍说：胡麻就是芝麻，分迟、早两种，有黑、白、红三种颜色，茎秆都呈方形。它在秋季开白花，也有开紫色艳丽花的。它每节都长角，长达一寸多。角有四棱、六棱的，子房小且籽少；也有七棱、八棱的，角房大且籽多。这是因土地的肥瘠不同。它的茎高三四尺。有的一茎独上生长，角紧贴茎而籽少；有的分枝多而四面散开的，角多籽多。这是因苗的稀疏不同而致。它的叶片有的叶基圆而叶端尖锐，有的叶基圆而叶端成三丫形如鸭掌，葛洪说一叶两尖是巨胜，指的就是这种。殊不知乌麻、白麻本身就有两种叶型。如今市场上因茎有方有圆，就用茺蔚来假冒巨胜，用黄麻子和大藜子来假冒胡麻，是非常错误的。茺蔚子长一分多，有三棱。黄麻子色黑如细韭子，味苦。大藜子形如壁虱及酸枣核仁，味辛甘，并没有油脂，不可不辨。

唐慎微说：民间传说胡麻须夫妇两人同种则生长茂盛。故《本事》中有诗说："胡麻好种无人种，正是归时又不归。"

胡麻（黑芝麻）

[修治] 雷敩说：胡麻收取后用水淘去浮粒，晒干，用酒拌蒸后，取出摊晒干。再放入臼中舂去粗皮，留薄皮，用小豆拌后炒，炒至豆熟，去掉小豆使用。

坚筋骨，明耳目，耐饥渴，延年益寿。疗金疮止疼痛，以及伤寒温疟呕吐后，身体虚热嗜睡。《名医别录》

能补中益气，润养五脏，滋补肺气，止心惊，利大小肠，耐寒暑，逐风湿气、游风、头风，治劳伤，产后体虚疲乏，能催生使胞衣尽快剥离。将它研成细末涂抹在头发上，能促进头发生长。将胡麻和白蜜蒸成糕饼，可治百病。《日华诸家本草》

生嚼芝麻涂抹在小孩的头疮上，有一定疗效。煎成汤洗浴，疗恶疮和妇女的阴道炎。（苏恭）

白油麻

宁源说：生的性寒而治疾，炒的性热而发病，蒸的性温而补人。

[功效] 治虚劳，滑肠胃，行风气，通血脉，去头上浮风，滋润肌肤。饭后生吃一合，一生坚持不断，对人有益。正在哺乳的母亲吃了，孩子永不生病。做成汁饮用，可治外来邪热。生嚼，用它敷治小孩头上的各种疮，效果好。（孟诜）

仙方蒸食用来辟谷。（苏颂）

利大肠，治产妇胞衣不落。用生油搽摩疮肿，止痛消肿，生秃发。（《名医别录》）

治头面游风。（孙思邈）

治流行性热病，肠内热结。服一合，以便通为度。（陈藏器）

主喑哑，杀五黄，下三焦热毒气，通大小肠，治蛔虫所致心痛。外敷治各种恶疮疥癣，杀一切虫。取麻油一合，鸡蛋两粒，芒硝一两，搅服，不一会儿即泻下热毒。（孟诜）

陈油：煎膏，能生肌长肉止痛，消痈肿，补皮裂。（《日华子诸家本草》）

花［性味］味甘，性寒，无毒。
［功效］治秃发。

茎叶［功效］麻秸烧灰，可加到点痣去恶肉的药方中使用。

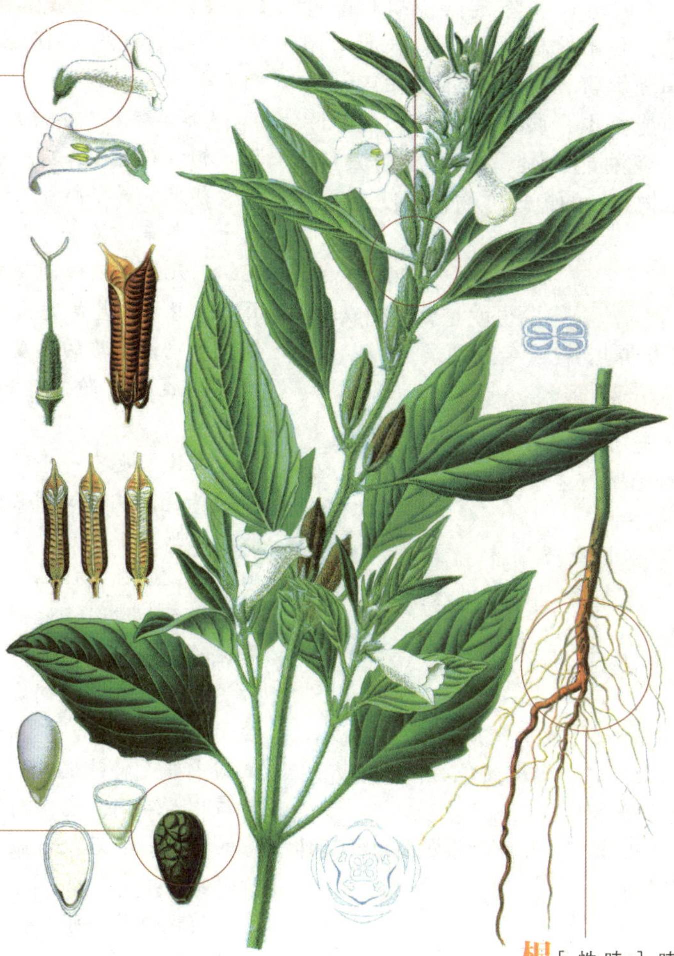

根［性味］味甘，性寒，无毒。
［功效］益气，补脑髓，坚筋骨。

子［性味］味甘，性寒，无毒。
［功效］主五脏邪气，风寒湿痹。

治痈疽热病。（苏颂）

能解热毒、食毒、虫毒，杀诸虫蝼蚁。（李时珍）

[发明] 朱震亨说：香油为炒熟芝麻所出，味道香美。如果煎炼过后，则与火无异。

李时珍说：陈藏器说胡麻油性大寒，我不这样认为。胡麻油生用有润燥解毒、消肿止痛的作用，且香油能杀虫，腹有痞块的病人嗜吃油；炼油能自焚，气尽反而寒冷。这是物玄妙的道理，物极必反。

青蘘

[释名] 青蘘也就是就是胡麻叶，生于中原川谷。《名医别录》

[功效] 主伤暑热。（孙思邈）

熬汤洗头，可去头屑、润发，滋润肌肤，益血色。（《日华子诸家本草》）

用来治疗崩中血凝注，取青蘘一升生捣，用热汤淋汁半升服。（甄权）

祛风解毒润肠。（李时珍）

[发明] 寇宗奭说：青蘘用汤长时间浸泡后，出稠黄色涎液，妇人用它来梳头发。

陶弘景说：胡麻叶很肥滑，可以用来洗头。

胡麻花

孙思邈说：在七月采最上面的花，阴干使用。

陈藏器说：阴干渍汁，溲面食用，很韧滑。

[功效] 治秃发。（孙思邈）

润大肠。人身上长肉丁，用它来擦，能消去。（李时珍）

【百草堂】

胡麻，就是人们所熟悉的芝麻，又叫乌麻。

《本草纲目》中记载有这样一个传说。相传在鲁国，有一女子十分喜欢服食胡麻，并坚持服食八十多年，这八十多年来，该女子基本上是以胡麻充饥，几乎没有吃过稻米，其虽已过百岁，身体却甚是健壮，犹如青壮年，健步如飞，走路的速度可以赶得上动物獐、鹿的奔跑，日行百里路毫不费劲。

在民间也有一个关于胡麻延年益寿的传说，相传汉明帝时，剡县（今浙江嵊州市）刘晨、阮肇二人去天台山采药，遇见二位仙女玩耍，仙女见他们好奇，便邀请他们二人来到仙女居住的山洞里，刘、阮二人在山洞中待了半年，每天用胡麻拌饭吃，回家后子孙已历十代，二人十分吃惊，回忆洞中并无特殊之处，唯有每天食胡麻与凡人不同，便悟到胡麻有延年益寿的作用。教后人试服，果然个个长命百岁。

传说虽然夸张，但却说明了胡麻补肝肾、益精血、长肌肉、增气力、延年益寿之功颇为显著。

上品

矿物篇

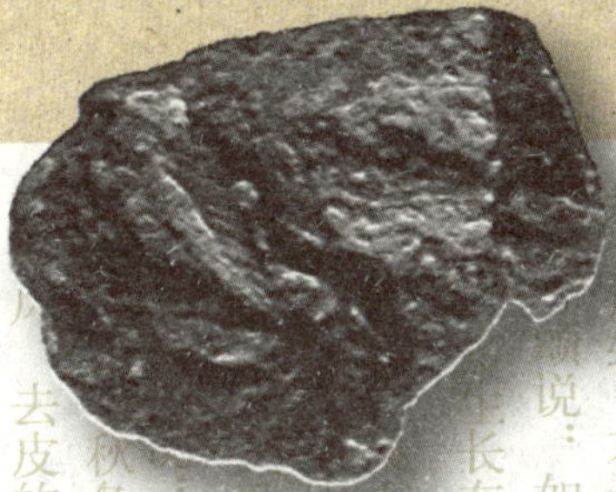

丹砂 ▶上品 矿物篇

【原文】

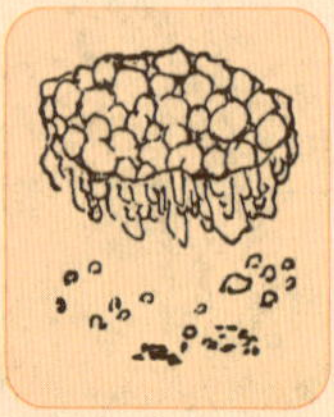

丹砂，味甘，微寒。主身体五脏百病，养精神，安魂魄；益气；明目；杀精魅邪恶鬼。久服通神明不老。能化为汞。生山谷。

【译文】

丹砂，味甘，性微寒。主治身体五脏的多种疾病，能够补养精神，安定魂魄；补益气力；使眼睛明亮；有治疗精神失常症状的功效。长期服用能使神志清醒，长寿不老。能转化为水银。产于山中的深谷处。

【集解】

苏恭说：丹砂大略分为土砂、石砂两种。土砂中又有块砂、末砂，体并重而色黄黑，不能用来画画，用来治疗疮疥效果很好，但是不入心腹之药，也可烧之，出水银多。石砂有十几种，最上乘的是光明砂，说是每一颗分别生在一石龛内，大的如鸡蛋，小的如枣栗，形似芙蓉，剖开如云母，光明照彻。其次的或出自石中，或出自水里，大的如拇指，小的如杏仁，光明无杂，叫马牙砂，又叫无重砂，入药及画画都很好，民间也很少有。其他如磨嵯、新井、别井、水井、火井、芙蓉、石末、石堆、豆未等砂，形类颇相似。入药及画画，当拣去其中的杂土石，便可以使用。

李时珍说：丹砂中以辰砂、锦砂最好。麻阳也就是古时的锦州一带。品质最好的是箭镞砂，结不实的为肺砂，细碎的为末砂。颜色紫不染纸的为旧坑砂，都是上品；色鲜艳能染纸的，为新坑砂，质量差些。苏颂、陈承所谓阶州砂、金砂、商州砂，其实是陶弘景所说的武都雄黄，不是丹砂。范成大《桂海志》记载：本草经中以辰砂为上，宜砂次之，然宜州出砂的地方，与湖北大牙山相连。北为辰砂，南为宜砂，地质结构没有大的差异，因而也没有什么区别，时间长一些的也是出于白石床上。苏颂因而说：宜砂出于土石之间，不是出于石床上，是没有认识到这一点。另外还有一种色红质嫩的，名土坑砂，出于土石之间，不耐火煅。邕州也有丹砂，大的重达数十、上百两，结成块，颜色黑暗，不能入药用，只能用来烧取水银。云南、波斯、西湖的砂，都光洁可用。柳州产的一种砂，全与辰砂相类似，只是块圆像皂角子，不能作药用。商州、黔州土丹砂，宜州、信州砂，里面含毒气以及金银铜铅气，不可服。

[修治] 李时珍说：取上好的丹砂研成末，用流水飞三次后使用。那些末砂大都夹杂着石末、铁屑，不堪入药。又一法：用绢织的袋子盛上砂，用荞麦灰淋湿，煮三昼夜取出，用流水浸泡洗过后，研粉晒干用。

[性味] 味甘，性微寒，无毒。

李时珍说：丹砂，《名医别录》中说无毒，岐伯、甄权等说有毒，似乎矛盾。其实按何孟春《余冬录》所说，丹砂性寒而无毒，入火则就热而产生剧毒，服后会死人，药性随火煅而改变。丹砂之所以畏慈石、碱水，是因为水能克火。

[功效] 通血脉，止烦满消渴，增益精神，悦润颜面，除中恶、腹痛、毒气疥瘘诸疮。(《名医别录》)

镇心，治结核、抽风。(甄权)

润心肺，治痂疮、息肉，可做成外敷药。(《日华子诸家本草》)

治惊痫，解胎毒、痘毒，驱疟邪，发汗。(李时珍)

[发明] 李杲说：丹砂纯阴，纳浮溜之火而安神明，凡心热者非此不能除。

王好古说：丹砂为心经血分主药，主命门有余。

李时珍说：丹砂生于南方，禀受离火之气而成，体阳而性阴，所以其外呈现红色而内含真汞。其药性不热而寒，是因离火之中有水的原因。其药味不苦而甘，是因离火之中有土的原因。正因如此，它与远志、龙骨等药配伍，可以保养心气；与当归、丹参等药配伍，则养心血；与枸杞、地黄等药配伍，养肾；与厚朴、川椒等药配伍，养脾；与天南星、川乌等药配伍，可以祛风。除上述功效外，丹砂还可以明目、安胎、解毒、发汗，随着与其配伍的佐药、使药不同而获得相应疗效。

【百草堂】

丹砂，又叫作朱砂、辰砂。很长时间以来被人们用来驱邪避凶。

从前，人们认为精神失常和神志不清是由于被鬼怪伏身的缘故，而且医生也没有办法治疗，因此当有人患了癫狂病时，都会请来方士，而经过方士的一番法事后大多数人也神奇般地痊愈了。因此，人们对于方士的设坛作法更加深信不疑。

有一位深谙医术的秀才对此迷惑不解，方士只会画符念咒，装神弄鬼，怎会真能治病呢？为了弄清究竟，他就假装得了癫狂病，让妻子去请方士作法驱邪。

方士来后，发现秀才披头散发，满脸泥污，口中念念有词，方士以为秀才真的疯了，于是就开始装模作样地作法驱鬼。当方士将自己作法所用之物准备好之后，却被秀才一脚踢出门外，嘴里骂道：“我乃玉皇大帝的女婿，何方来的妖道胆敢在此撒野！”说着便紧关大门赶走了方士。秀才回到屋内察看方士作法所用的符水和用具，并没有发现什么端倪。百思不得其解之际突然发现画符用的朱砂，暗想：“莫非这能治病？”

于是他便把一个癫狂病人找到自己家中，将朱砂给他服下。那人服了之后，病果然慢慢好了。又找了几个病人来试验，都有很好的效果，因此验证了朱砂的药性。从此，朱砂便成了一味治疗精神失常的中药。

对症下药

病症	配方	功效
小儿惊症	安神丸：丹砂一两，同人参、茯神、甘草各二钱，山药、马豆各四钱，青黛、僵蚕各一钱，冰片一分丸	安神镇惊
心火偏亢 阴血不足 神志不安	朱砂安神丸：丹砂同生地黄、当归、白茯苓、甘草、川连	安神清热

云母 ▸上品 矿物篇

【原文】

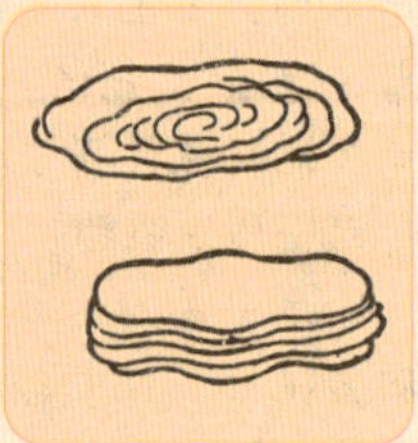

云母，味甘，平。主身皮死肌，中风寒热，如在车船上；除邪气；安五脏；益子精；明目。久服轻身延年。一名云珠，一名云华，一名云英，一名云液，一名云砂，一名磷石。生山谷。

【译文】

云母，味甘，性平。主治肌肉像死人一样没有感觉，伤于风邪而身体发冷发热，身体如同坐在船上一样，眩晕不能站稳，具有祛除风邪，使五脏充实；增强生育能力；使眼睛明亮。长期服用能够使身体轻便灵巧，寿命延长。又叫作云珠，云华，云英，云液，石砂，磷石。产于山中的深谷处。

【集解】

《名医别录》说：云母生于泰山山谷、齐山、庐山及琅琊北定山的石间。云华五色俱全，云英颜色多青，云珠颜色多红赤，云液颜色多白，云砂颜色多青黄，磷石颜色纯白。

苏颂说：如今兖州云梦山及江州、淳州、杭越间也有，产于土石间。作片成层透明，以明亮、光滑、洁白的为上品。其层片有很大而莹洁的。现在的人用来装饰灯笼，也是古扇屏的遗意。江南所产的多青黑，不堪入药。谨按方书中所用的云母，都以洁白有光泽的为贵。

杨损之说：青赤黄白紫都可服用，以白色轻薄通透的为上品。黑的不能用，能使人淋漓生疮。

［修治］李时珍说：道家书中载，盐汤煮云母可为粉。又说，云母一斤，用盐一斗渍湿它，再放入铜器中蒸一天，臼中捣成粉。又说，云母一斤，用盐一升，同捣细，放入多层布袋内搓揉，浇水洗除尽盐味，悬在高处风干，自然成粉。

［性味］味甘，性平，无毒。

甄权说：有小毒，恶徐长卿，忌羊血。

徐之才说：泽泻为其使，畏蛇甲及流水。

陶弘景说：炼云母用矾制则柔烂，也是药性相畏，百草上的露更胜东流水，也有用五月茅草屋上溜下来的水。

独孤滔说：制汞，伏丹砂。

［功效］下气坚肌，续绝补中，疗五劳七伤、虚损少气，止痢，久服使人悦泽不老，耐寒暑。(《名医别录》)

治下痢肠澼，补肾冷。(甄权)

［发明］保昇说：云母属金，所以色白而主肺。

寇宗奭说：古代虽有服炼法，但现在很少有人服食，是为了慎重起见。唯有合成云母膏，用来治一切

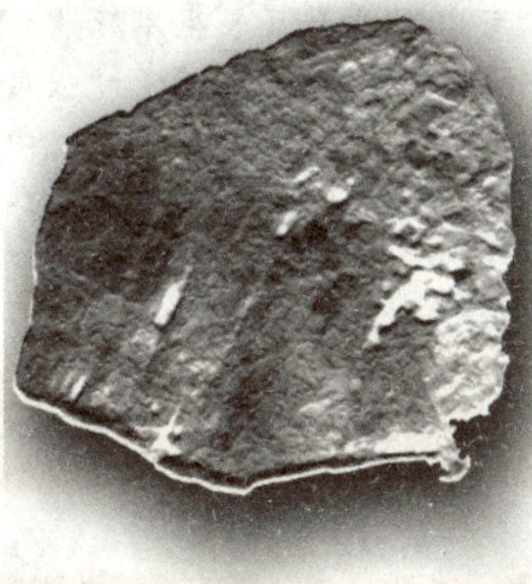

痈毒疮等，方见于《太平惠民和剂局方》。

李时珍说：以前的人说用云母充填尸体，可使尸身不腐朽。有盗墓贼掘开冯贵人的坟，其尸形貌如生，于是将其奸污；有盗掘晋幽公的坟，百尸纵横以及衣服都和活人一样。这都是使用云母充塞尸体的缘故。

【百草堂】

古时候，云母被称为云之母。地气上为云，天气下为雨。天气欲下，地气不应，则为霜露；地气欲上，天气不应，遂生云母。其色晶莹，质地坚韧，故兼得天地之气，然所得天气少，地气多也。云母之其所生，由下而上层层相叠，以地气吸天气故也。脾属墩土合于坤地，肺属浑金合于乾天。故其善以脾土之气合于肺金，久服轻身延年。

传说八仙当中的何仙姑之所以能够成仙就是因为服食云母的缘故。何仙姑出生时头顶有六条头发。在她

十六岁时梦见一位仙人对她说："吃云母粉，可以轻身而且长生不死。"于是她便按照仙人的指示，每天吃云母，并且发誓不嫁，经常来往山谷之中，健行如飞。她早上出去，晚上带回一些山果给她的母亲吃，而自己则逐渐不再吃五谷。有一年，武则天遣使召何仙姑进宫面圣，在入京中途她却忽然失踪，之后羽化成仙。唐天宝九年，出现在麻姑坛，站立在五朵云中。

玉泉 ▸上品 矿物篇

【原文】

玉泉，味甘，平。主五脏百病，柔筋强骨，安魂魄，长肌肉，益气。久服耐寒暑，不饥渴，不老神仙。人临死服五斤，死三年色不变。一名玉札。生山谷。

【译文】

玉泉，味甘，性平。主治五脏多种疾病，能使筋腱柔韧，骨骼强健，能安定魂魄，使肌肉增长，增加气力。长时间服用能够忍耐寒暑，没有饥饿和渴的感觉，延缓衰老。人临死前服用五斤，死后三年身体色泽不变。又名玉札。产于山中的深谷处。

【百草堂】

中国素有"玉石之国"的美誉，古人视玉如宝。祖国古籍称：玉乃石之美者，味甘性平无毒。各流派的气功大师一致认为，人身有"精、气、神"三宝，"气"的使用尤为突出，而玉石是蓄"气"最充沛的物质。于是便有了历朝历代的帝王嫔妃养生不离玉，嗜玉成癖如宋徽宗，含玉镇暑如杨贵妃，持玉拂面如慈禧太后……

食玉可以健康长寿，长生不老，这是我国古代非常流行的一种看法。古代所谓"琼浆玉液""神仙玉浆""玉膏""玉脂""玉醴""玉髓""玉屑"等，都是指可食用的玉制品，而且其功效都是"服之长年不老"。

李时珍《本草纲目·玉泉》转引青霞子语："作玉浆法，玉屑一升，地榆草一升，稻米一升，取白露二升，铜器中煮米熟，绞汁，玉屑化为水，以药纳入，所谓神仙玉浆也。"《十洲记》云："瀛洲有玉膏如酒，名曰玉醴，饮数升辄醉，令人长生。"《抱朴子》云："生玉之山，有玉膏流出，鲜明如水精，以无心草和之，须臾成水，服之一升，长生。"

因此这里所说的"玉泉"指的应该是玉石间流出的泉水或者玉石加工后的一种流体物质。

当然服玉可以长生不老是虚妄的，但玉的药用功效，有益于人体健康则是真实的。一般认为玉"性甘平无毒"，可"润心肺""除胃中热"，对"止烦躁""止喘息""止渴"有一定作用。

石钟乳

▸上品 矿物篇

【原文】

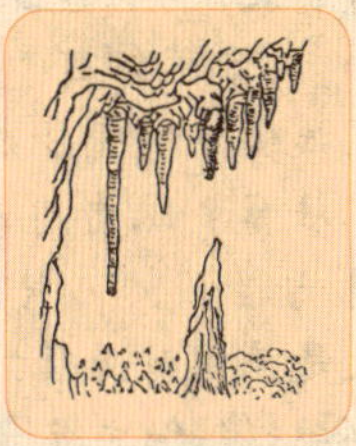

石钟乳，味甘，温。主咳逆上气；明目，益精，安五脏；通百节，利九窍；下乳汁。一名留公乳。生山谷。

【译文】

石钟乳，味甘，性温，主治咳嗽气喘；具有明目，益精，充实五脏；舒通周身关节，使九窍通畅；乳汁涌出的作用。又叫作留公乳。产于山中的深谷处。

【集解】

陶弘景说：石钟乳最早出自始兴，而江陵及东境名山的石洞中也有。但只以中空轻薄如鹅翎管，敲碎后如爪甲，中无雁齿，光滑明亮的为好。

李时珍说：按范成大《桂海志》载，桂林的接宜、融山的洞穴中，钟乳很多，仰看石脉涌起处，有乳床，白如玉雪，是石液融结成的。乳床下垂，如倒着的小山峰，峰顶逐渐尖锐且长如冰柱，柱的顶端轻薄中空如同鹅翎。乳水滴沥不停，边滴边凝，这是最精华的，可用竹管承接滴下的乳水。炼冶家认为鹅管石的顶端，尤其轻、明，如云母、爪甲的最好。

［性味］味甘，性温，无毒。

徐之才说：与蛇床相使。恶牡丹、玄石、牡蒙。畏紫石英、蘘草。忌羊血。

李时珍说：《感志》中说，服石钟乳，忌参类和白术，犯者多死亡。

［功效］益气，补虚损，治疗脚弱冷痛、下焦伤竭并强阴。久服延年益寿，面色好，不老，令人有子。不炼而服用，会使人小便不利。(《名医别录》)

主治泄精寒嗽，壮元气，壮阳事，通声音。(甄权)

补五劳七伤。(《日华子诸家本草》)

治消渴引饮。(青霞子)

［发明］朱震亨说：石钟乳为剽悍之剂。《内经》上说，石类药气悍。凡药气有偏的，只可用于暂时而不能长期使用，何况石类药的药性又偏之甚。

李时珍说：石钟乳是阳明经气分的药物，其性质剽悍、急疾，服后使人阳气暴充，饮食倍增，形体壮盛。愚昧的人不懂药性，胡乱服用，致使阳气更加淫失，精气暗损而石气独存，孤阳更加炽烈。长期如此，便导致营

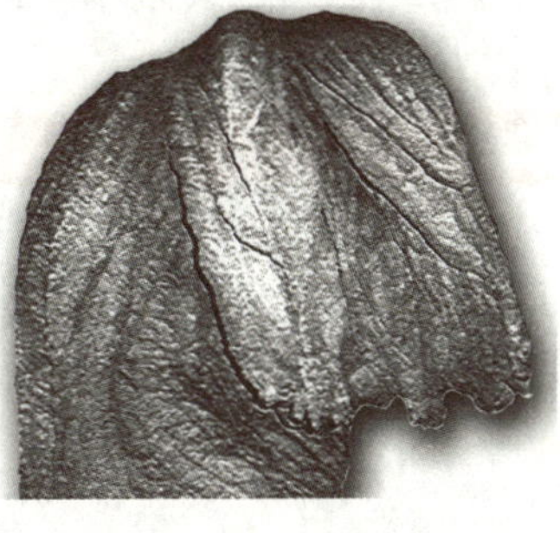

卫不相协调，生发淋渴，变成痈疽，这是石钟乳的过错，还是人们自己造成的过错呢？凡阳明经气息衰微，用石钟乳配合其他药来救治，疾病去了，就停止用药，有什么不可呢？对于五谷、五肉，长期嗜食，都还会发生偏绝的弊害，何况是石类药呢？

【百草堂】

石钟乳就是现在所称的"钟乳石"。本草书上因其外形的差异分为"石乳""竹乳""鹅管石""孔公孽""殷孽""土殷孽""石床""石脑""石髓"等不同品类。这是一种温肺、助阳的药物。阳虚的人服用，有急效，但不宜久服。

《本草纲目》曰："石钟乳，其气慓疾，令阳气暴充，饮食倍进，而形体壮盛。昧者得此自庆，益肆淫泆，精气暗损，石气独存，孤阳愈炽。"故是药用时必须按法炮制，以去其剽悍燥热偏绝之弊。

矾石

▶上品 矿物篇

【原文】

矾石，味酸，寒。主寒热泻痢，白沃，阴蚀，恶疮，目痛。坚骨齿。炼饵服之，轻身不老增年，一名羽涅。生山谷。

【译文】

矾石，味酸，性寒。主治寒热泄泻痢疾，妇女白带、男子溺精，阴蚀疮，恶疮，眼睛痛。能够坚骨强齿。炼作丸饵服用，可使人身体轻巧、延缓衰老，延年益寿。又称为羽涅。产于山中的深谷处。

【集解】

苏恭说：矾石有五种，白矾多入药用；青、黑二矾，疗疳及疮；黄矾亦疗疮生肉，兼染皮；绛矾本来绿色，烧之成赤，故名。

李时珍说：矾石不止五种。白矾，方士叫它为白君，出于晋地，为上品，出自青州、吴中的稍次。洁白的为雪矾；光亮的为明矾，也叫云母矾；文如束针，状如粉扑的为波斯白矾，入药为良。黑矾，也就是铅矾，产自晋地，其状如黑泥，为昆仑矾；其状如赤石脂有金星者，为铁矾。

[修治] 李时珍说：今人只是煅干汁用，叫作枯矾，不煅的为生矾。如用来服食，必须遵照一定的方法。

[性味] 味酸，性寒，无毒。

吴普说：神农、岐伯认为，味酸，久服伤人骨。扁鹊说，味咸。

甄权说：味涩，性凉，有小毒。

徐之才说：与甘草相使，恶牡蛎，畏麻黄。

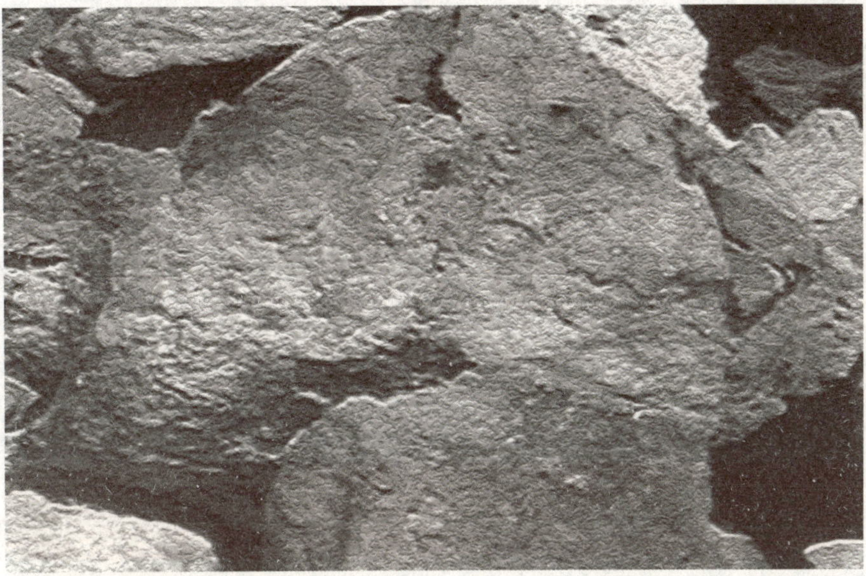

[功效] 除固热在骨髓，去鼻中息肉。(《名医别录》)

除风去热，消痰止渴，暖肾脏，治中风失音。和桃仁、葱作汤沐浴，可出汗。(《日华子诸家本草》)

生含咽津，治急喉痹。疗鼻出血，鼠漏瘰疬疥癣。(甄权)

主痰涎吐下、饮澼，燥湿解毒追涎，止血定痛，去腐生肌，治痈疽疔肿恶疮，癫痫疸疾。通大小便。治口齿眼目诸病，虎犬蛇蝎百虫伤。(李时珍)

[发明] 寇宗奭说：不可多服，因其能损心肺，却水。治膈下涎药多用它，也就是这个意思。

李时珍说：矾石的功用有四：一是吐利风热之痰涎，取其酸苦涌泻也；二是治各种血痛脱肛阴挺疮疡，取其酸涩而收也；三是治痰饮泻痢崩带风眼，取其收而燥湿也；四是治喉痹痈疽中蛊蛇虫伤螫，取其解毒也。

【百草堂】

矾石又称白矾、明矾。其外用解毒杀虫，燥湿止痒；内服止血止泻，祛除风痰。外治用于湿疹，疥癣，聤耳流脓；内服用于久泻不止，便血，崩漏，癫痫发狂。枯矾收湿敛疮，止血化腐。用于湿疹湿疮，聤耳流脓，阴痒带下，鼻衄齿衄，鼻息肉。

白矾在生活当中也有其妙用：取白矾和白糖等份加热融化，用棉棒蘸白矾涂抹患处，可以治疗口腔溃疡；而根据其性寒，味酸涩，有解毒与燥湿功效，用碎末装袋作为垫枕制作而成的明矾枕，具有清热解火、降压醒脑和清痰祛湿毒的作用；用芽茶、白矾各适量加水共煎而成的白矾茶则对于草、木中毒或过敏之症有不错的功效。

对症下药

病症	配方	功效
胸中积痰，头痛，不思饮食	矾石一两，加水二升，煮成一升，加蜜半合。频频取饮，不久即大吐积痰。如不吐，喝少许热汤引吐	化痰止痛、消食开胃
牙齿肿痛	用白矾一两，烧成灰，蜂房一两，微炙，制成散剂。每用二钱，水煎含漱，去涎	清热解毒，消肿止痛
漆疮作痒	用白矾煎汤洗搽	消毒止痒

朴硝 ▸上品 矿物篇

【原文】

朴硝，味苦，寒。主百病，除寒热邪气；逐六腑积聚，结固留癖；能化七十二种石。炼饵服之，轻身神仙。生山谷。

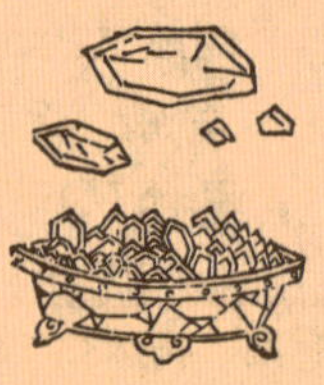

【译文】

朴消，味苦，性寒。可以治疗多种疾病，能够驱除身体的冷热邪气；能够驱除胆、胃、大肠、小肠、膀胱、三焦六腑的淤积之物，以及各种肿瘤结石。炼制成丸饵服用，可以使人身体轻巧如神仙一般。产于山中的深谷处。

【集解】

《名医别录》载：朴硝生于益州山谷咸水之阳，随时可采。色青白的佳，黄的伤人，赤的杀人。又说：芒硝，生于朴硝。

李时珍说：硝有三品，产于西蜀的，俗称川硝，品质最好；产于河东的，俗称盐硝，次之；产于河北、青、齐的，俗呼土硝。三种硝都生于斥卤之地，当地人刮扫煎汁，经宿结成，状如末盐，还有沙土夹杂，其色黄白，所以《名医别录》说，朴硝黄的伤人，赤的杀人。必须再用水煎化，澄去渣滓，放入萝卜数枚同煮熟后，将萝卜去掉倒入盆中，经宿则结成白硝，如冰如蜡，故俗称盆硝。齐卫的硝则底多，上面生细芒如锋，也就是《名医别录》所说的芒硝。川、晋的硝则底少，一面生牙如圭角，六棱形，玲珑清澈可爱，也就是《嘉祐补注本草》所说的马牙硝，因状如白石英，又名英硝。二硝之底，叫作朴硝。取芒硝、英硝，再三以萝卜煎炼去咸味，即为甜硝。以二硝置于风、日中吹去水气，则轻白如粉，即为风化硝。以朴硝、芒硝、英硝同甘草煎过，鼎罐升煅，则为玄明粉。

朴硝

[性味] 味苦，性寒，无毒。

徐之才说：与大黄、石韦相使，畏麦句姜。

张从正说：畏三棱。

[功效] 治胃中食饮热结，破留血闭绝，停痰痞满，推陈致新。(《名医别录》)

疗热胀，养胃消谷。(皇甫谧)

治腹胀，大小便不通，女子经闭。(甄权)

通泄五脏百病及郁结，治天行热疾，头痛，消肿毒，排脓，润毛发。(《日华子诸家本草》)

芒硝

[性味] 味辛、苦，性大寒，无毒。

甄权说：味咸，有小毒。

[功效] 主五脏积聚，久热胃闭，除邪气，破留血，腹中痰实结搏，通经脉，利大小便及月水，破五淋，推陈致新。(《名医别录》)

下瘰疬黄疸病，时疾壅热，能散恶血，堕胎，敷漆疮。(甄权)

马牙硝

[性味] 味甘，性大寒，无毒。

李时珍说：味咸、微甘。也就是英消。

[功效] 除五脏积热伏气。(甄权)

研细末用来点眼赤，去赤肿障翳涩泪痛，也入点眼药中使用。(《日华子诸家本草》)

功效与芒硝相同。(李时珍)

[发明] 张元素说：芒硝气薄味厚，沉而降，阴也。其作用有三：一是去实热，二是涤肠中宿垢，三是破坚积热块。

李时珍说：朴硝澄下，是硝中粗的，其质重浊。芒硝、牙硝结于上，是硝之精，其质清明。甜硝、风化硝，则又是芒硝、牙硝去气味而甘缓轻爽者。所以朴硝只可用于鲁莽之人，及用作外敷、涂搽之药；如用作汤、散剂服用，必须用芒硝、牙硝为好。

【百草堂】

朴硝具有“除寒热邪气，逐六腑积聚，结固留癖，能化七十二种石”的功效，于是《备急千金要方》和《千金翼方》便据此制成了朴消荡胞汤：取朴硝、牡丹皮、当归、大黄、桃仁(生用)、细辛、厚朴、桔梗、赤芍药、人参、茯苓桂心、甘草、牛膝、橘皮、虻虫、水蛭、附子等十八味药材，按照一定比例配置，并用清酒和水煎取服用。

此方具有温肾暖胞，荡涤瘀血的功效。据说对于妇人寒瘀阻于胞宫，久不生育有奇效。

对症下药

病症	配方	功效
腹中痞块	用朴硝一两、独蒜一个、大黄末八分，共捣成饼，贴患处，以痞块消除为度	养胃消谷，去邪气
关格不通，大小便闭，鼓胀欲死	用芒硝三两，泡在一升开水中，饮下，引起呕吐即通	泻热，润燥
口舌生疮	朴硝含口中	祛邪热，消肿毒
眼睑红烂	芒硝一盏，用水二碗煎化，露一夜，过滤，早晚用清液洗眼	疏风、清热、利湿

消石 ▸上品 矿物篇

【原文】

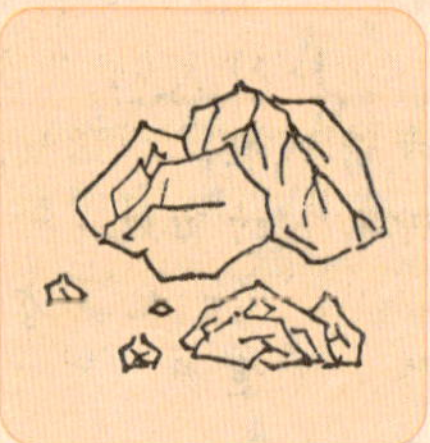

消石，味苦，寒。主五脏积热，胃胀闭，涤去蓄结饮食，推陈致新，除邪气。炼之如膏，久服轻身。生山谷。

【译文】

消石，味苦，性寒。主治五脏内积热，胃部胀满闭结不通，有清除久蓄的积食，促进新陈代谢的作用，能驱除邪气。能够炼制成膏剂，长时间服用可使身体轻巧。产于山中的深谷处。

【百草堂】

消石又称硝石、芒硝。关于“消石”名称的来历，《唐本草》中是这样记述的：“盖以能消化诸石，故名消石。”

古时候，人们普遍认为服食药石可以长生不老，甚至羽化成仙，而在为数不多的仙药之中，硝石便是其一。《列仙传》记载：神仙赤斧用丹药与硝石一起服食，而“反如童子”“颜晔丹葩”，证明了硝石可以返老还童的奇效。

当然这只是传说而已，不过也正是因为道家和医家对此的笃信，才有了“四大发明”中火药的产生，而药王孙思邈则是火药的发明者。在《丹经内伏硫黄》一书中，记述他用硝石、硫黄和木炭混在一起，制成火药。

对症下药

病症	配方	功效
胃实积聚	承气汤：芒硝同大黄、枳实、厚朴	消食助消化
关格不通，大小便闭，鼓胀欲死	芒硝三两，泡在一升开水中，饮下，引起呕吐即通	润肠通便
小便不通	白花散：用芒硝三钱，茴香酒送下	润肠通便
眼睑红烂	芒硝一盏，用水二碗煎化，露一夜，过滤，早晚用清液洗眼。虽久患者亦能治	清热散风，退翳明目

滑石

▸上品 矿物篇

【原文】

滑石，味甘，寒。主身热泄澼，女子乳难，癃闭；利小便，荡胃中积聚寒热，益精气。久服轻身，耐饥长年。生山谷。

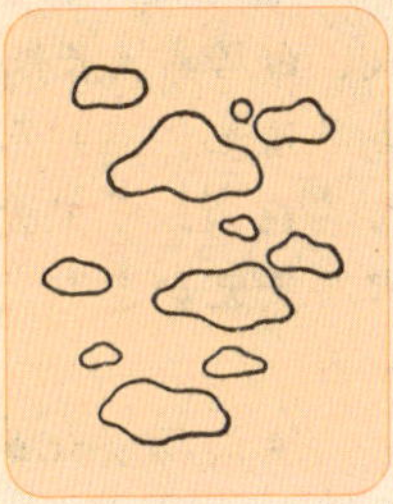

【译文】

滑石，味甘，性寒。主治身体发热、腹泻，女子下乳困难，小便闭塞；具有通利小便的作用；能够清除胃内积聚的寒热，使精液外溢。长期服用会使身体轻巧，减少饥饿感，延年益寿。产于山中的深谷处。

【集解】

苏恭说：此石很普遍。最先发现于岭南，白如凝脂，极软滑。掖县出产的，理粗、质青有黑点，可制器物，不可入药。

李时珍说：滑石，广西桂林各地以及瑶族居住地区的山洞皆有出产，这些地方即古代的始安。滑石有白黑两种，功效相似。山东蓬莱桂府村出产的品质最好，故处方上常写桂府滑石，与桂林出产的齐名。现在的人们用来刻图书，但不怎么坚牢。滑石之根为不灰木，滑石中有光明黄子的是石脑芝。

[修治] 雷敩说：凡用白滑石，

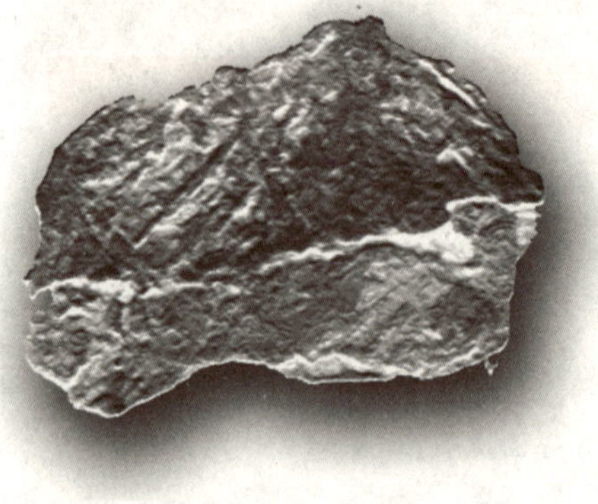

先用刀刮净研粉，以牡丹皮同煮一昼夜。然后去牡丹皮，取滑石，以东流水淘过，晒干用。

[性味]味甘，性寒，无毒。

《名医别录》载：大寒。

徐之才说：与石韦相使，恶曾青，制雄黄。

[功效] 能通利九窍六腑津液，去滞留、郁结，止渴，令人利中。(《名医别录》)

燥湿，分利水道而坚实大肠粪便，解饮食毒，行积滞，逐凝血，解燥渴，补益脾胃，降心火，为治疗石淋的要药。(朱震亨)

疗黄疸水肿脚气，吐血衄血，金疮出血及诸疮肿毒。(李时珍)

[发明]李时珍说：滑石能利窍，不独利小便。上能利毛发腠理之孔窍，下能利精、尿之孔窍。其味甘淡，先入于胃，渗走经络，游溢津气，上输于肺，下通膀胱。肺主皮毛，为水之上源。膀胱主司津液，经气化可利出。故滑石上能发表，下利水道，为荡热燥湿之药。发表是荡涤上中之热，利水道是荡涤中下之热；发表是燥上中之湿，利水道是燥中下之湿。热散则三焦安宁，表里调和，湿去则阑门通（大小肠交界处），阴阳平利。刘河间用益元散，通治上下诸病，就是此意，只是没有说明确而已。

【百草堂】

“四大美人”之一的杨贵妃，四川人氏，名玉环，是一位传奇式的古代美人，有“环肥燕瘦”“闭月羞花”的典故。杨玉环原是唐玄宗的儿媳，由高力士推荐入宫，唐玄宗因顾忌名分，不能直接将儿媳纳入宫中，于是以追荐太后为名，度她为女道士，住太真宫修道。天宝四年，玄宗正式将其册封为贵妃。杨玉环的魅力大半源自于自然娇嫩的肌肤，白居易《长恨歌》便有“春寒赐浴华清池，温泉水滑洗凝脂”之句。而其能“三千宠爱在一身”，使“六宫粉黛无颜色”，更与养颜有术不无关系。

传说杨贵妃的养颜秘方便是用滑石、杏仁、轻粉制成的杨太真红玉青。据说施之十日后，面色如红玉，是历代佳人美女美容的秘方之一，连后来的慈禧太后也天天使用。此方中杏仁滋肤，轻粉抑菌，滑石利窍，三药合用，具有去垢润肤、迫利毛窍的功效，是天然的美容佳品。

对症下药

病症	配方	功效
暑邪小便闭	滑石同甘草末	清热利湿，通利小便
湿热恶疮	滑石水飞	清湿热，解恶疮
女劳疸	滑石同石膏末、大麦汁服	滋补肾阴，化湿解表
霍乱	滑石同藿香、丁香末	清湿热，止吐泻

紫石英 ▸上品 矿物篇

【原文】

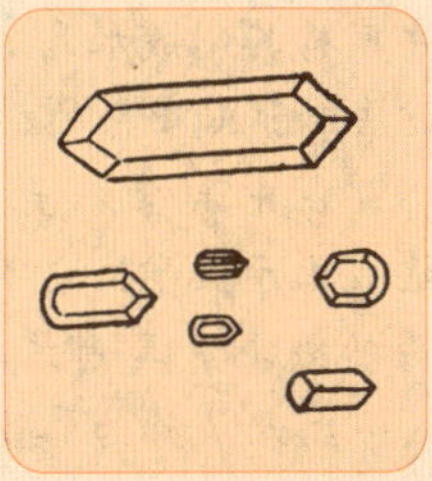

紫石英，味甘，温。主心腹咳逆邪气；补不足，女子风寒在子宫，绝孕十年无子。久服温中，轻身延年。生山谷。

【译文】

紫石英，味甘，性温。主治胸腹中咳逆郁气，能补虚养生，对女子血海空虚，长期宫寒不孕有奇效。长期服用能够使五脏温煦，身体轻巧，增长寿命。产于山中的深谷处。

【集解】

《名医别录》载：紫石英产于泰山山谷，随时可采。

掌禹锡说：它的颜色淡紫，质地莹澈，大小不一，呈五棱形，两头如箭镞。煮水饮用，暖而无毒，与白石英相比，效力倍增。

李时珍说：按《太平御览》所说，从大岘到泰山，都产紫石英。泰山产的，甚是奇物。平氏阳山县产

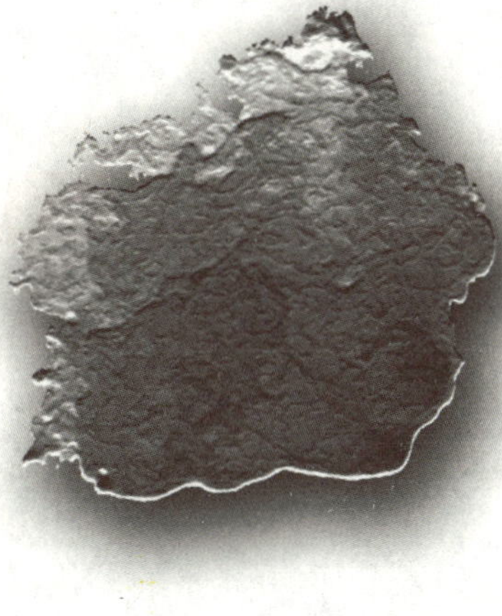

的，色深特别好。乌程县北垄土所出的，光明但小黑。东莞爆山所出产的，以前用来进贡。江夏矾山也产紫石英。永嘉固陶村小山所出的，芒角很好，但成色小而薄。

[修治] 李时珍说：凡入丸散，用火煅醋淬七次，碾成末用水飞过，晒干后入药。

[性味] 味甘，性温，无毒。

徐之才说：与长石相使。畏扁青、附子。恶鮀甲、黄连、麦句姜。得茯苓、人参，治疗心中结气。得天雄、菖蒲，治疗霍乱。

李时珍说：服食紫石英后，如乍寒乍热，饮酒良。

[功效] 治疗上气心腹痛、寒热邪气结气，补心气不足，定惊悸，安魂魄，填下焦，止消渴，除胃中久寒，散痈肿，令人悦泽。(《名医别录》)

养肺气，治惊痫，蚀脓。(甄权)

[发明] 王好古说：紫石英入手少阴、足厥阴经。

李时珍说：紫石英，是入于手少阴、足厥阴经的血分药。上能镇心，取重能去怯；下能益肝，取湿能去枯。心主血，肝藏血，其性暖而补，所以心神不安、肝血不足，以及女子血海虚寒不孕的病证适宜使用。《名医别录》说其补心气，甄权说其养肺，都没有分清气阳血阴营卫的区别。只有《神农本草经》中所说的各种病症，才是正确的。

【百草堂】

水晶中有白水晶和紫水晶之分，白石英为白水晶，那么紫石英就是人们常说的紫水晶了。在西方人眼中紫水晶常常被认为是有魔力的，巫婆和法师将其制成水晶球，据说具有通晓过去和预知未来的神奇功能。

在中国紫石英则在很早的时候就被用于医学，它不仅具有治病救人的功效，更具有“轻身延年”的功效，因此被称为养生的佳品。用紫石英、糯米、红糖制成的紫石英粥具有温暖子宫、治疗妇女宫冷不孕的疗效，同时也是日常养生中不可缺少的角色。

对症下药

病症	配方	功效
女子绝孕无子	紫石英同白薇、艾叶、白胶、归身、山茱萸、川芎、香附	降逆气，暖子宫
小儿惊症	紫石英同龙齿、牡蛎、甘草、北五味子、炮姜	镇心，安神

上品

动物篇

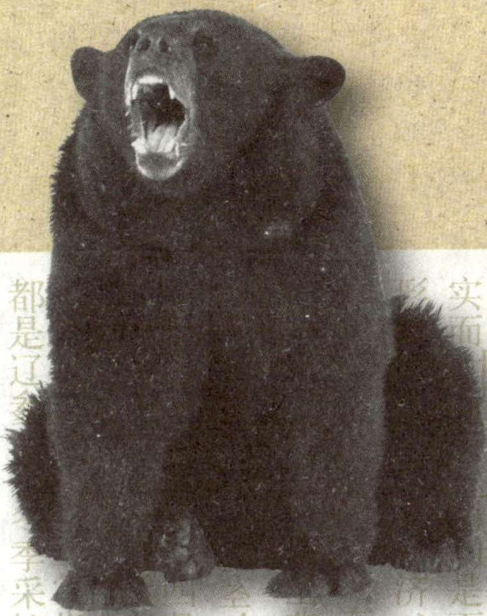

麝香 ▸上品 动物篇

【原文】

麝香，味辛，温。主辟恶气，杀鬼精物；去温疟、蛊毒、痫痓、三虫。久服除邪，不梦寤魇寐。生川谷。

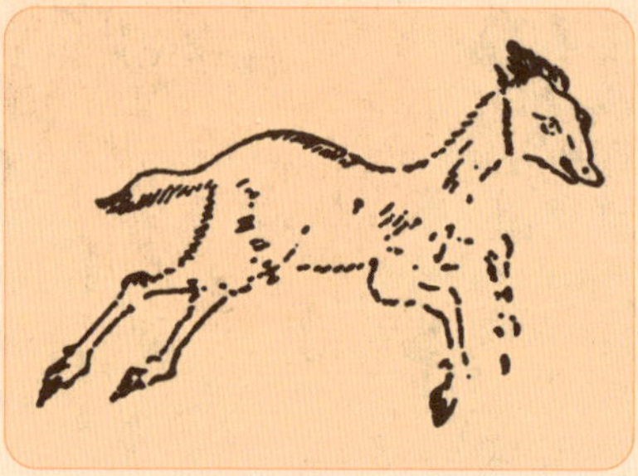

【译文】

麝香，味辛，性温。主要功效是辟除不正的恶气，杀灭鬼精，能治疗受暑热突发的疟疾，蛊毒，痉症，并能去除蛔、赤、蛲三虫。长期服用可以除邪安神，使精神正常，睡眠安稳。产于山川河谷地带。

【集解】

陶弘景说：麝的外形像獐但比獐小，为黑色。常吃柏树叶，也吃蛇。麝香长在阴茎前的皮下，并有膜袋裹着。五月时获得香，往往可以在麝香中看到蛇皮和骨。现在的人用蛇蜕皮裹麝香，说是会更香，这是两物相使的原因。麝在夏天捕食很多的蛇、虫，到寒冬时，则香已填满，入春后麝脐内急痛，便自己用爪子剔出香，还拉屎尿将香覆盖住。麝常在一个固定的地方剔香。曾有人遇到麝藏香之处，得香一斗五升，这样的香绝对超过杀取的。

苏颂说：现在陕西、益州、利州、河东等处的山中都有麝出没，而秦州、文州各少数民族地方尤其多。蕲州、光州有时也有，但香特别的小，一子才只有弹丸般大，不过往往是真的，因那儿的人不大会作假。麝香分三等：最好的是生香，名遗香，是麝自己剔出来的香，极难获得，价同明珠。这种香聚合处，远近的草木都不生长，或者变为焦黄。如有人带香走过园林，则园中的瓜果都不结果实。第二等是脐香，捕杀麝而获得的。第三等是心结香，这是麝遇到大兽追逐，惊恐失心，狂跑跌死。有人获得，剖开心看到血流出，滴在脾上，成干血块的就是，不堪入药用。

唐慎微说：《谈苑》载，商汝山中有很多麝，遗粪常在一个固定的地方，人以此而获得。麝天生对自己的脐很爱护，如果人追赶它过急，它即跳岩，

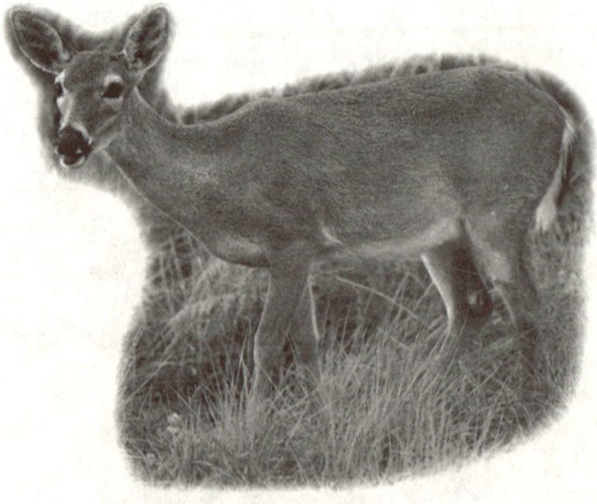

并举爪剔裂其香，死后仍拱起四足保护脐。所以李商隐有诗说："投岩麝退香。"许浑诗说："寻麝采生香。"

李时珍说：麝居住在山中，獐居住在沼泽之地，可以此来分辨它们。西北产的麝香结实，东南产的叫土麝，也可以用，只是药力次之。中南有灵猫囊，其香气如麝，人们常将它们混淆。

麝脐香

［性味］味辛，性温，无毒。

李鹏飞说：麝香不可接近鼻子，否则有白虫入脑，会得癞病。将麝香长期带在身上，香会穿透关节，让人生怪病。

［功效］疗各种凶邪鬼气，中恶，心腹暴痛，胀急痞满，风毒，能去面黑斑、目生翳膜，治妇人难产，可堕胎。(《日华子诸家本草》)

疗鼻窒，闻不到香臭。(王好古)

通诸窍，开经络，透肌骨，解酒毒，消瓜果食积，治中风、中气、中恶，痰厥，积聚癥瘕。(李时珍)

【百草堂】

传说很早以前，在深山里居住着一对以打猎为生的唐姓父子。一天，父子俩在深山打猎，儿子为追捕一只野鸡，不慎掉下山涧。

儿子虽倒在洞里动弹不得，却闻到缕缕奇香。这奇特的香气沁人心脾，闻了之后伤痛好像逐渐消散。

唐老汉找到儿子后，就按儿子的意思去寻找香味来源。之后在泥土中发现一个鸡蛋大小、长着细毛的香囊。儿子每天闻香囊，不久伤便不治而愈。后来，每遇到穷人跌打损伤，唐老汉就用香囊为其治疗。

此事被县太爷得知，便派衙役将香囊抢去，送给自己的小妾。小妾将香囊随身携带，哪知已怀孕三月的胎儿竟然流产了。

唐老汉失去香囊后，上山打猎时便加倍留意。终于，他发现雄性麝的腹部有一装着分泌物的囊袋，这个囊袋和原来的香囊一样，于是称之为"麝香"了。

龙骨 ▸上品 动物篇

【原文】

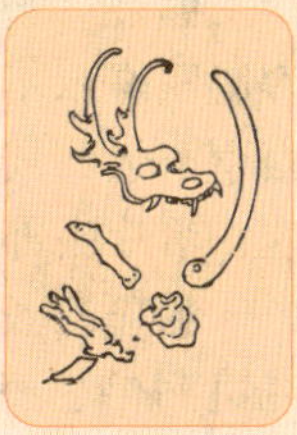

龙骨，味甘，平。主心腹鬼疰，精物老魅；咳逆；泻痢脓血；女子漏下；癥瘕坚结；小儿热气惊痫；龙齿，主小儿、大人惊痫，癫疾狂走；心下结气，不能喘息；诸痉；杀精物。久服轻身，通神明，延年。生山谷。

【译文】

龙骨，味甘，性平。主治心腹慢

性传染病，有谵语妄见等神志异常现象；咳嗽气喘、下痢脓血便，女子阴道出血及腹部肿块，小儿发热惊痫。龙齿，主治小孩、大人的惊痫以及疯狂奔走，胃脘部有邪气结聚，喘息困难；治疗各种痉症，杀灭各种不明由来的疾病。长期服用能使人身体轻巧，神清气爽，延年益寿。产于山中的深谷处。

【百草堂】

中药龙骨其实是古代动物的骨骼化石。龙骨的主要作用是镇静，敛汗涩精，固肠止泻。东汉时期医家张仲景则创制了桂枝龙骨牡蛎汤（由桂枝、龙骨、牡蛎、芍药、生姜、大枣、甘草组成），用以治疗心悸、神昏等神经衰弱的症状。

龙骨中还蕴涵着一个重大的发现。清代光绪年间，一个叫王懿荣的官员患了疟疾，也按医生的处方从药店中抓来了龙骨等药物。当查验药物时，他发现在这些龙骨上有刀痕，仔细一看，是一些像文字的符号，与殷商青铜器上的铭文竟然十分相似。原来这些甲骨是商代占卜所用的骨片，上面的文字即是甲骨文。于是，这些刻字的甲骨也身价倍增，成了研究历史的重要线索。

对症下药

病症	配方	功效
大人癫症、小儿惊痫	龙骨同牛黄、犀角、钩藤、丹砂、生地黄、茯神、琥珀、金箔、天竺黄、竹沥	镇惊
梦遗	龙骨同牡蛎、白芍、甘草、桂枝、生姜、大枣	敛汗涩精

熊脂 ▸上品 动物篇

【原文】

熊脂，味甘，微寒。主风痹不仁，筋急；五脏、腹中积聚寒热，羸瘦；头疡、白秃，面皯、疱。久服强志，不饥轻身。一名熊白。生山谷。

【译文】

熊脂，味甘，性微寒。主治风痹肌肤麻木不仁，筋脉拘挛，五脏及腹中寒热邪气积聚不散，身体虚弱羸瘦；治疗头部疮疡、白秃症，面色枯黑、粉刺。长期服用能增强记忆力，充饥耐饿、身轻体巧。又叫作熊白。

产于山中的深谷处。

【集解】

熊白。〔弘景曰〕脂即熊白，乃熊背上肪，色白如玉，味甚美，寒月则有，夏月则无。

［性味］甘，微寒，无毒。

［功效］风痹不仁筋急，五脏腹中积聚，寒热羸瘦，头疡白秃，面上皯疱。久服强志不饥，轻身长年。(《本经》)

治风，补虚损，杀劳虫，酒炼服之。(《日华子诸家本草》)

【百草堂】

熊脂又叫熊白、熊恤。以秋末冬初猎取者脂肪最为肥满。取出脂肪，熬炼去滓即得。熊油色白微黄，略似猪油，寒冷时凝结成膏，热则化为液状。气微香。以纯净无滓、气香者为佳。苏轼有诗云："陇肴有熊脂，秦烹惟羊羹。"

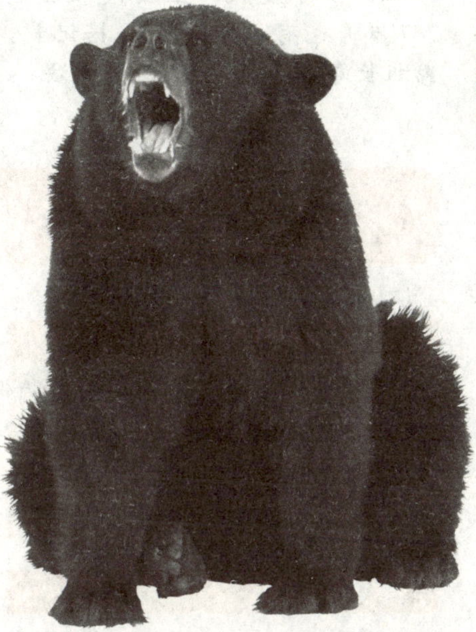

中医认为熊脂可美容养生，用熊脂、蔓荆子末，等份和匀，调醋洳搽，可令头发乌黑。

白胶 ▸上品 动物篇

【原文】

白胶，味甘，平。主伤中劳绝腰痛羸瘦，补中益气；妇人血闭；无子；止痛安胎。久服轻身延年。一名鹿角胶。

【译文】

白胶，味甘，性平。主治因操劳过度而造成的腰痛及身体虚弱羸瘦，能补益中气，治疗女子的经闭、不孕，具有止痛、安胎的功效。长期服用能使身体轻巧，延年益寿。又叫作鹿角胶。

【百草堂】

白胶原名鹿角胶，是用鹿角熬的胶。古代传说故事中有一人物叫彭祖，生于夏代，至殷代末已是767岁（也有说800岁）。据记载，彭祖长寿之秘有一个服“鹿角法”：用鹿角屑十两，生附三两，每服二钱，空心温酒下，令人少睡，益气力通神明。

阿胶 ▸上品 动物篇

【原文】

阿胶，味甘，平。主心腹内崩，劳极洒洒如疟状，腰腹痛，四肢酸疼；女子下血，安胎。久服轻身益气。一名傅致胶。

【译文】

阿胶，味甘，性平。主治心腹内的脏器虚损、劳累过度而造成的皮肤恶寒如发疟疾，能够消除腰腹疼痛、四肢酸痛的症状。还可治疗女子下部出血，具有安胎的作用。长期服用能使身体轻巧、增益气力。又叫作傅致胶。

【百草堂】

相传唐代时，阿城镇上住着一对年轻的夫妻，两人靠贩驴过日子。

妻子分娩后因气血损耗，身体很虚弱，吃了许多补气补血的良药，也不见好转。丈夫听说驴肉能补身，于是就叫伙计宰了一头小毛驴，把肉放在锅里煮。谁知煮肉的伙计嘴馋，其他伙计也跟着抢吃，驴肉很快被吃光了。煮肉的伙计无奈，只好把剩下的驴皮切碎放进锅里煮，希望能瞒天过海。熬了足有半天工夫才把皮熬化了，熬成了驴皮汤，汤冷后竟凝固成黏糊糊的胶块。谁知病人将驴皮胶吃完后竟然食欲大增，气血充沛，身体慢慢恢复了。

后来伙计向主人坦白了事情的经过，夫妻二人非但没有怪罪他，还让他负责收购驴皮熬胶出卖，生意果然十分兴隆。有些庄户，见熬驴皮胶有利可图，也相继熬胶出售。可只有阿城当地熬出的胶才有疗效，其他地区制作的没有滋补功能，引起纠纷。县令经过调查发现阿城镇水井与其他地方水井不同，比一般水井深，水味香甜，水的重量也沉重许多。原来驴胶

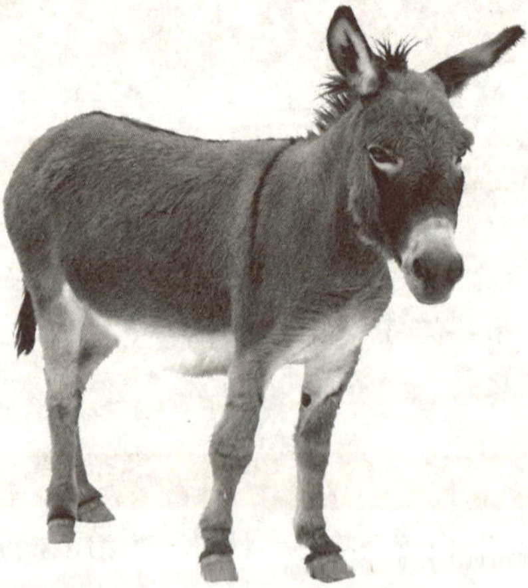

补气补血的作用还赖此得天独厚的井水。

县令于是下令只准阿城镇百姓熬胶，其他各地一律取缔，还将驴皮胶进贡唐王李世民。李世民赏给年迈体弱的大臣，吃后都夸此胶是上等补品。李世民大喜，差大将尉迟恭巡视阿城镇。尉迟恭来到阿城，赏给夫妻俩金锅银铲，将此驴胶命名为“阿胶”。

对症下药

病症	配方	功效
妇人胎漏下血	阿胶同白芍、炙甘草、麦门冬、生地黄、白胶、归身、枸杞子、杜仲、续断	和血滋阴，安胎
多年咳嗽	阿胶（炒）、人参各二两，同研末。每次取三钱，加豉汤一盏、葱白少许，煎服，一天三次	止咳化痰
肺风喘促	取透明阿胶切小，炒过，加紫苏、乌梅肉（焙研）等份，用水煎服	平喘清肺
老人虚秘	阿胶（炒）二钱、葱白三根，水煎化，加蜜两匙，温服	利小便、调大肠
月经不调	阿胶一钱，蛤粉炒成珠后研末，用热酒送服	滋阴补血、调经止痛

蜂子

▸上品 动物篇

【原文】

蜂子，味甘，平。主头风；除蛊毒；补虚羸伤中。久服令人光泽，好颜色，不老。大黄蜂子，主心腹胀满痛，轻身益气。土蜂子，主痈肿。一名蜚零，生山谷。

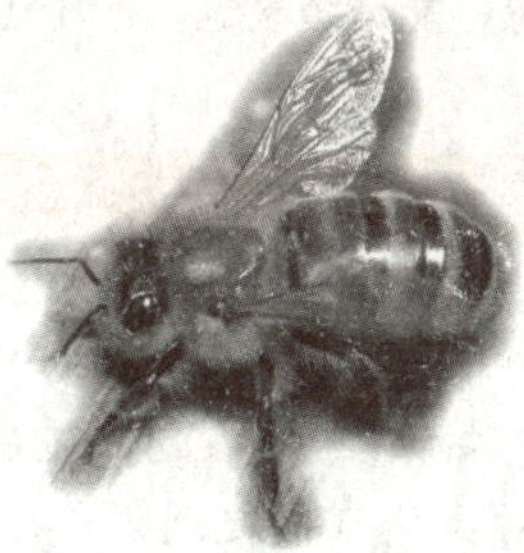

【译文】

蜂子，味甘，性平。主治受风侵袭而引起的头痛，能杀除蛊毒，修补身体虚损瘦弱而造成的内脏损伤。长期服用能使人肌肤光泽、面色美好，延缓衰老。大黄蜂子，主治心腹间胀满疼痛，使人身体轻巧、气力充沛。土蜂子，主治痈肿。又叫作蜚零，产于山中的深谷处。

【百草堂】

蜂子是蜜蜂的幼虫，治疗痈肿，丹毒，风疹。食谱当中的“油炸土蜂子”更是具有食疗的功效。将土蜂幼虫洗净，油锅烧至四成热，放入土蜂幼虫炸至金黄色，盛出装盘即成。油炸土蜂幼虫脆酥香甜，含丰富蛋白质、糖等营养成分，具有消肿、解毒、祛风的功效。对于治疗疮痈肿毒、风疹有一定疗效。

但蜂子本身有毒素，因此《日华子本草》中说：“有食之者，须以冬瓜及苦荬、生姜、紫苏以制其毒。”

蜜蜡 ▸上品 动物篇

【原文】

蜜蜡，味甘，微温。主下痢脓血，补中，续绝伤；金疮；益气，不饥，耐老。生山谷。

【译文】

蜜蜡，味甘，性微温。主治下痢脓血，能够补益内脏，续补损伤，治疗金属器械损伤，补益气血，服后没有饥饿感，能延缓衰老。产于山中的深谷处。

【百草堂】

蜜蜡是一种从蜂巢中提取的特殊物质，这种物质具有奇妙的功效，不仅可以用来美容保健，同时还是一种中药，对身体可以起到调养治疗的效果。

蜜蜡可以用于面部、身体肌肤，达到特殊的美容功效，甚至还可以用来制成首饰，也可以起到一定的保健作用。自古以来，蜜蜡深受世界各地之皇室、贵族、收藏家、百姓的钟爱，它不只被当作首饰等装饰品，更因为具有神秘的力量而获得赞扬推崇。蜜蜡被加温时，肌肤的温度也随之上升，此时血液及淋巴循环加速开始流动，有助于身体排毒。它是历代皇族所采用的饰物与宗教圣物，令佩戴者与珍藏家得到无比的幸运和财富。所以欧洲一直有“千年琥珀，万年蜜蜡”的说法。蜜蜡的质感和彩艳魅力，足以媲美钻石和翡翠，它的神秘力量和灵性，却是其他珠宝所不具备的，可谓最美丽和珍贵的珠宝。

牡蛎 ▸上品 动物篇

【原文】

牡蛎，味咸，平。主伤寒寒热；温疟洒洒；惊恚怒气；除拘缓；鼠瘘；女子带下赤白。久服强骨节，杀邪鬼；延年。一名蛎蛤。生池泽。

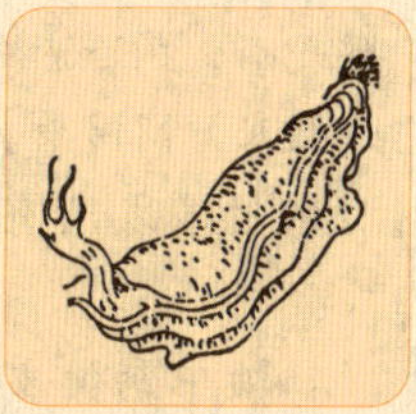

【译文】

牡蛎，味咸，性平。主治因感伤寒引起的恶寒发热，以及温疟之后体弱畏风，容易惊悸发怒，能驱除拘急驰缓，鼠瘘，女子的赤白带下。长期服用能够使筋骨强壮，镇静除邪，使人益寿延年。又叫作蛎蛤。产于湖泊和大海中。

【集解】

苏颂说：现在海边多有牡蛎，尤其以东海、南海为多。牡蛎都附石而生，像房子一样相连，称为蛎房。晋安人叫它蚝莆。刚生长时只有拳头大小，逐渐向四面生长，可长到一两丈长，漫布于岩石之上，像山一样，俗称蠔山。每一房内有肉一块，大房如马蹄，小房像人的手指头。涨潮的时候，每个房门都打开，若有小虫进入，则合上房门，以充饥。渔民得到它后，凿开蛎房，用烈火烧，挑出房中的肉食用，味适鲜美且益人，是很珍贵的海味。

李时珍说：南海人用蛎房砌墙，用煅烧的灰粉刷墙壁，吃牡蛎肉。他们叫牡蛎肉为蛎黄。

［性味］ 味咸，性平、微寒，无毒。

徐之才说：与贝母相使。与甘草、牛膝、远志、蛇床子配用为好。恶麻黄、辛夷、吴茱萸。

［功效］ 除留滞于骨节、荣卫之间的热邪，疗虚热、心中烦满疼痛气结。能止汗止渴，除瘀血，治泄精，涩大小肠，止大小便频繁。还能治喉痹、咳嗽、胸胁下痞热。(《名医别录》)

将其做成粉擦身，止大人、小孩盗汗。与麻黄根、蛇床子、干姜制成粉，可治阴虚盗汗。(陈藏器)

治男子虚劳，能补肾安神、去烦热，疗小儿惊痫。(李珣)

去胁下坚满，瘰疬，一切疮肿。(王好古)

能化痰软坚，清热除湿，止心脾气痛，下痢，白浊，治疝瘕积块，瘿疾。(李时珍)

牡蛎肉

［性味］ 味甘，性温，无毒。

［功效］ 煮食，治虚损，调中，解丹毒，疗妇人血气。用姜、醋拌来生吃，治丹毒，酒后烦热，能止渴。(陈藏器)

炙食味道很好，还可以美容。（苏颂）

【百草堂】

牡蛎，俗称蚝，别名蛎黄、蚝白、海蛎子。鲜牡蛎肉青白色，质地柔软细嫩。欧洲人称牡蛎是“海洋的玛娜”（即上帝赐予的珍贵之物），“海洋的牛奶”，古罗马人把它誉为“海上美味——圣鱼”，日本人则称其为“根之源”，因为它是当时环境下唯一能够生吃的贝类。

宋人苏颂《本草图经》中曾描述“（牡蛎）今海旁皆有之，而南海闽中及通泰间尤多。初生海边才如拳石，四面见长有一二丈者，崭岩如山，每一房内有蚝肉一块，肉之大小随房所生，大房如马蹄，小者如人指面，每潮来则诸房皆开，有小虫入，则合之以充饥。海人取之，皆凿房以烈火逼开之，挑取其肉”。

李时珍在《本草纲目》中也说牡蛎“肉治虚损，解酒后烦热……滑皮肤，牡蛎壳化痰软坚，清热除湿，止心脾气痛，痢下赤白浊，消疝积块”。它性微寒，同时兼具制酸作用，所以对胃酸过多或患有胃溃疡的人更有益处。

牡蛎中钙使皮肤滑润、铜使肤色好看，看起来特别有血色；钾可治疗皮肤干燥及粉刺；维生素也可以使皮肤光润，同时可以调节油脂的分泌。

对症下药

病症	配方	功效
梦泄	牡蛎同龙骨、桂枝、白芍、甘草、生姜、大枣	补肾安神
疟疾寒热	牡蛎粉、杜仲等份，研为末，加蜜做成梧子大的丸子，每次用温水送服五十丸	清热除湿，软坚散结
虚劳盗汗	牡蛎粉、麻黄根、黄芪等份，同研末。每次取二钱，加水一盏，煎成七分，温服，一天一次	平肝潜阳，收敛固涩

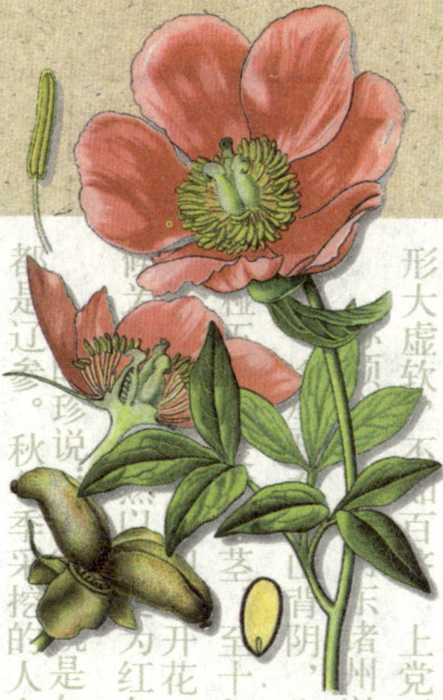

中品

植物篇

干姜

▸中品 植物篇

产地分布：主产四川、贵州。

成熟周期：冬季采挖。

形态特征：多叶2列，线状披针形，光滑无毛。花茎自根茎生出；穗状花序，卵形至椭圆形；苞片淡绿色，卵圆形；花冠黄绿色，裂片披针形；唇瓣中央裂片长圆状倒卵形，较花冠裂片短，有淡紫色条纹及淡黄色斑点；雄蕊微紫色。本品栽培时很少开花。

功　　效：温中散寒，回阳通脉，温肺化饮。

【原文】

干姜，味辛，温。主胸满，咳逆上气；温中止血；出汗，逐风湿痹；肠澼下痢。生者尤良。久服去臭气，通神明。生川谷。

【译文】

干姜，味辛，性温。主治胸中烦满，咳嗽气逆，具有温补中气、使流血停止的功效，并且能使人发汗，逐除风湿痹痛，治疗肠泻痢疾。生姜的疗效尤其好。长期服用能去除恶臭之气，使人神清气爽。产于山川河谷地带。

【集解】

苏颂说：干姜造法：采姜于长流水洗过，日晒为干姜。

李时珍说：干姜用母姜制成。在江西、襄都产，以白净结实的为好，以前人称其为白姜，又名均姜。凡入药都宜炮用。

［功效］治寒冷腹痛，中恶霍乱胀满，风邪诸毒，皮肤间结气，止唾血。（《名医别录》）

治腰肾中疼冷、冷气，能破血去风，通四肢关节，开五脏六腑，宣诸络脉，去风毒冷痹，疗夜多小便。（甄权）

消痰下气，治转筋吐泻，腹脏冷，反胃干呕，瘀血扑损，止鼻洪，解冷热毒，开胃，消宿食。（《日华子诸家本草》）

主心下寒痞，目睛久赤。（王好古）

［发明］张元素说：干姜功用有四：一通心助阳；二去脏腑沉寒痼冷；三发诸经之寒气；四治感寒腹痛。肾中无阳，脉气欲绝，以黑附子为引，水煎服，名姜附汤。也治中焦寒邪，寒淫所胜，以辛发散。干姜又能补下焦，所以四逆汤中也用它。干姜本辛，炮之稍苦，故止而不移，所以能治里寒，不像附子行而不止。理中汤中用干姜，因其能回阳。

李时珍说：干姜能引血药入血

分，气药人气分，又能去恶养新，有阳生阴长之意，所以血虚的人可以用；而吐血、衄血、下血，有阴无阳的人，也宜使用。那是热因热用，为从治之法。

【百草堂】

相传，我国在楚汉相争时期，汉高祖刘邦征战河南音山，身染瘟疫，久治不愈。当地百姓献方“生姜萝卜汤”，刘邦喝后病情大减，再喝一次即病除。

生姜不但治了帝王的瘟疫，也救过许多平民百姓。

唐朝时期，长安香积寺有个叫行端的和尚，夜间上南五台山砍柴，回寺后成了哑巴，人们相互议论不解其故。方丈急忙带领众僧在佛前做了八十一天道场，让佛祖为行端驱魔，可是无济于事，行端仍不能说话。

行端来到长安，拜见了名医刘韬。刘韬经察颜望诊号脉后说：“师傅先回，待我明日上山一观再行处方。”次日凌晨，刘韬来到山上，仔细观察后便胸有成竹地来到了香积寺，从药袋里取出一块生姜，对方丈说：“将此药煎服，三五日内定能药到病除。”时过两日，行端连服三剂姜汤，胸中郁积渐解，咽喉轻松爽利。又连服了三剂，竟能开口说话了，寺中众僧都惊讶不止。

方丈询问行端的病因，刘韬说：“此乃沙弥误食山中半夏所致，用生姜一解，自然药到病除。”众僧也除掉了心病，照旧上山砍柴。

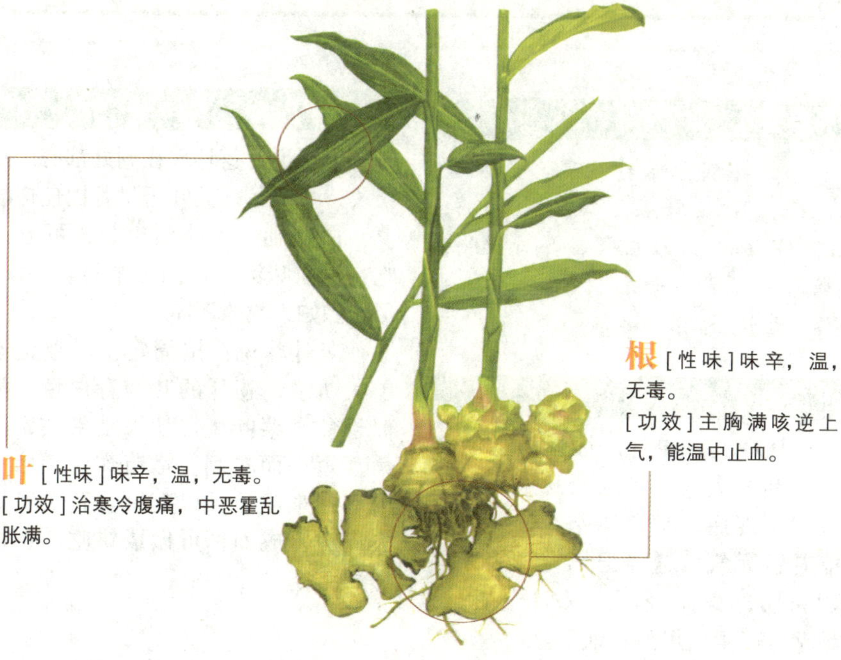

对症下药

病症	配方	功效
胃虚风热	取生姜汁半杯，生地黄汁少许，加密一匙、水三合，调匀服	益脾胃，散风寒
寒热痰嗽	初起时烧姜一块含咽	治嗽温中
湿热发黄	用生姜随时擦身，加茵陈蒿擦，效果更好	去热解毒

莫耳实

▶中品 植物篇

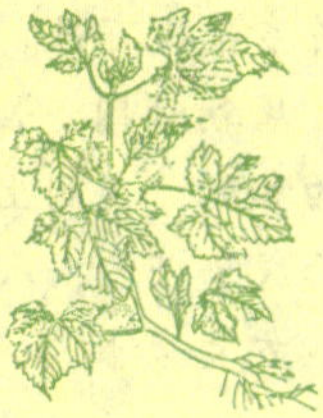

产地分布： 全国。

成熟周期： 花期5~6月，果期6~8月。

形态特征： 一年生草本，皮粗糙或被毛。叶互生，有长柄，叶片宽三角形，先端锐尖，基部心脏形，边缘有缺刻及不规则粗锯齿，上面深绿色，下面苍绿色，粗糙或被短白毛。

功　　效： 清热解毒，祛风杀虫。

【原文】

莫耳实，味甘，温。主风头寒痛；风湿周痹，四肢拘挛痛；恶肉死肌。久服益气，耳目聪明，强志，轻身。一名胡莫，一名地葵。生川谷。

【译文】

莫耳实，味甘，性温。主治伤风引起的头痛，风湿全身痹痛，四肢拘挛疼痛，肌肉坏死。长期服用能补益元气，增强记忆力，使人耳聪目明，身体轻巧。又叫作胡莫、地葵。产于山川河谷地带。

【集解】

苏颂说：苍耳现在到处都有。陆氏《诗义疏》载其叶了呈青白色像胡荽，白花细茎，蔓延生长，可煮来吃，滑溜味淡。在四月中旬长果实，形状像妇人戴的耳环。

李时珍说：按周定王《救荒本羊》所说，苍耳的叶为青白色，类似于黏糊菜叶。在秋天结果实，比桑葚短小而多刺。嫩苗炸熟，用水浸淘拌来吃，可以充饥。其果实炒去皮，研成面，可做成饼吃，也可熬油点灯。

苍耳实

[性味] 味甘，性温，有小毒。

苏恭说：忌猪肉、马肉、米泔，害人。

[功效] 清肝热，明目。（甄权）

治一切风气，填髓，暖腰脚，治瘰疬疥癣及瘙痒。（《日华子诸家本草》）

炒香浸酒服，能祛风补益。（李时珍）

【百草堂】

葈耳实又叫胡葈、常思、苍耳、卷耳、爵耳、猪耳、耳珰、地葵、进贤菜、喝起草、野茄、缣丝草。

陆机《诗疏》里说："其叶青白似胡荽，白华细茎，蔓生，可煮为茹，滑而少味。四月中生子，正如妇人耳珰，今或谓之耳珰草。"《博物志》说："洛中有人驱羊入蜀，胡葈子多刺，粘缀羊毛，遂至中土，故名羊负来。俗呼为道人头。"

《苏沈良方》中说："葈耳根、苗、叶、实，皆洗濯阴干，烧灰汤淋，取浓汁，泥连两灶炼之。灰汁耗，即旋取傍釜中热灰汤益之。一日夜不绝火，乃旋得霜，干瓷瓶收之。每天早晚酒服二钱，补暖去风驻颜，尤治皮肤风，令人肤革清净。每澡沐入少许尤佳。宜州文学昌从谏，服此十余年，至七八十，红润轻健，皆此药力也。"

《集简方》："五月五日采苍耳根叶数担，洗净晒萎细锉，以大锅五口，入水煮烂，以筛滤去粗滓，布绢再滤。复入净锅，武火煎滚，文火熬稠，搅成膏，以新罐贮封。每以敷贴，即愈。牙疼即敷牙上，喉痹敷舌上或噙化，二三次即效。每天用酒服一匙，极有效。"

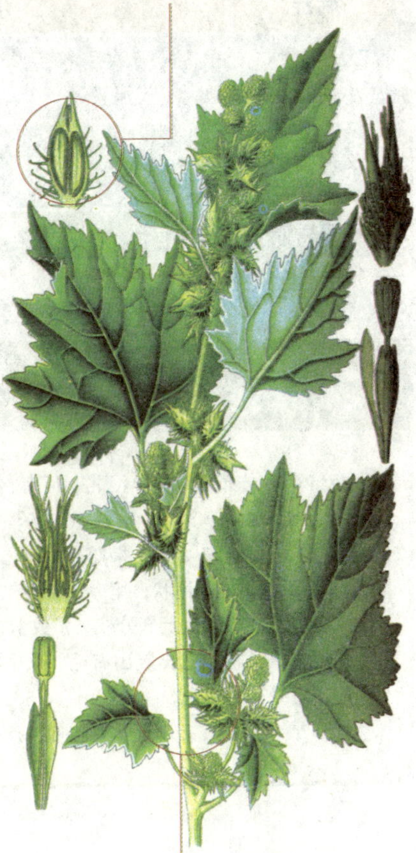

子 [功效] 利尿、发汗。
茎叶 [功效] 捣烂后涂敷，治疥癣，虫咬伤等。

对症下药

病症	配方	功效
大腹水肿小便不利	用苍耳子灰、葶苈末各等份，每服二钱，水送下，一天服两次	通便，消水肿
风湿挛痹	用苍耳子三两，炒为末，加水一升半，煎取七合，去滓咽下	祛风补益
眼目昏暗	用苍耳子一升，研细，加白米半升煮粥每天吃	清肝热，明目

葛根

▶中品 植物篇

产地分布：分布于辽宁、河北、河南、山东、安徽、江苏、浙江、福建等地。

成熟周期：花期 7~8 月，果期 8~10 月。

形态特征：块根圆柱状，肥厚，外皮灰黄色，内部粉质，富纤维。藤茎基部粗壮，上部分枝，长数米，植株全被黄褐色粗毛。叶互生，具长柄，三出复出有毛，顶生叶片菱状卵圆形，先端渐尖，边缘有时浅裂。

功　　效：解肌发表出汗，开腠理，疗金疮，止胁风痛。

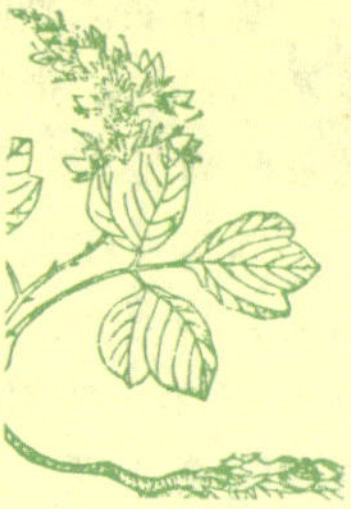

【原文】

葛根，味甘，平。主消渴；身大热，呕吐；诸痹；起阴气；解诸毒。葛谷，主下痢十岁已上。一名鸡齐根。生川谷。

【译文】

葛根，味甘，性平。主治消渴症，身体的严重发热，恶心呕吐，以及各种痹症，能使气、津液旺盛，解除各种毒素。葛的种子，主治长期下痢达十年以上者。又叫作鸡齐根。产于山川河谷地带。

【集解】

疗伤寒中风头痛，解肌发表出汗，开腠理，疗金疮，止胁风痛。《名医别录》

治天行上气呕逆，开胃下食，解酒毒。（甄权）

治胸膈烦热发狂，止血痢，通小肠，排脓破血。还可外敷治蛇虫咬伤，毒箭伤。《日华子诸家本草》

叶 [性味] 味辛，性平，无毒。
[功效] 主诸痹，起阴风，解诸毒。

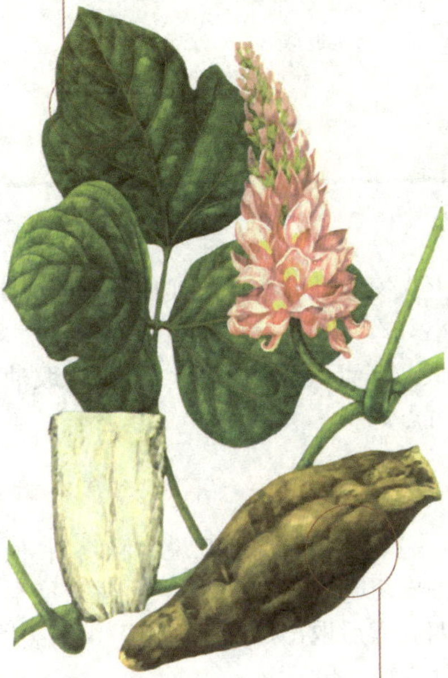

根 [性味] 味甘、辛，性平，无毒。
[功效] 主消渴，呕吐。

杀野葛、巴豆等百药毒。(徐之才)

生的：堕胎。蒸食：消酒毒。作粉吃更妙。(陈藏器)

作粉：止渴，利大小便，解酒，去烦热，压丹石，外敷治小儿热疮。捣汁饮，治小儿热痞。《开宝本草》

散郁火。(李时珍)

[发明] 陶弘景说：生葛捣汁饮，解温病发热。

朱震亨说：凡癍痘已见红点，不可用葛根升麻汤，恐表虚反增斑烂。

【百草堂】

葛根入药，常用于清热之配伍药。

如果解肌退热，用于风热感冒，配以桑叶、菊花等，亦可配麻黄、桂枝，用于风寒感冒有颈项强硬者。若止泻，可用于治疗热性的腹泻、痢疾，则配黄芩、黄连同用。葛根如煨用，可治脾虚泄泻。

葛根也可用于做菜，粤菜中就有葛根清肺汤，此汤具有清肺热、肠热，治疗肺炎、痧疹、百日咳的功效。

对症下药

病症	配方	功效
时气头痛，壮热	生葛根洗净，捣汁一大盏，加豉一合，煎成六分，去滓分次服，汗出即愈	解温病发热
酒醉不醒	取生葛根汁二升，服下	解酒毒

栝楼根

▶中品 植物篇

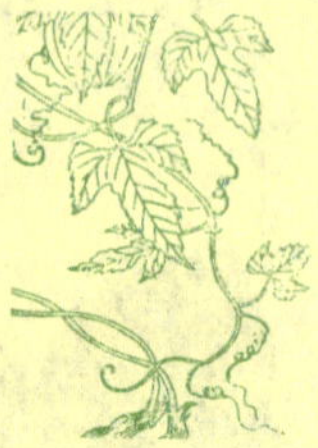

产地分布：分布于我国北部至长江流域各地。

成熟周期：花期 7~8 月，果熟期 9~10 月。

形态特征：块根肥大，圆柱形。茎多分枝，卷须细长。雌雄异株，花白色，雄花成总状花序；雌花单生于叶腋，果实近球形，成熟时金黄色。种子多数，扁长椭圆形。

功　　效：消渴身热，烦满大汗，补虚安中。

【原文】

栝楼根，味苦，寒。主消渴，身热，烦满大热；补虚安中，续绝伤。一名地楼，生川谷及山阴地。

【译文】

栝楼根，味苦，性寒。主治消渴症，身体发热，胸中烦满严重发热，具有补养虚损、安和内脏的作用。能接续筋骨折断伤。又叫作地楼。产于河谷地带或山阴之地。

【集解】

苏颂说：栝楼各地都有。三四月生苗，引藤蔓。叶像甜瓜叶而窄，作叉，有细毛。七月开花，像葫芦花，为浅黄色。结的实在花下，大小如拳，生时为青色，至九月成熟后为赤黄色。其形有的正圆，有的锐而长，功用都相同。根也叫白药，皮黄肉白。

李时珍说：栝楼根直下生，年久者长数尺。秋后挖的结实有粉，夏天挖的有筋无粉，不能用。它的果实圆长，青的时候像瓜，黄时如熟柿，山上人家小儿常食。果实内有扁子，大小如丝瓜子，壳色褐，仁色绿，多脂，有青气。炒干捣烂，水熬取油，可点灯。

栝楼根（天花粉）

[修治] 周定王说：秋冬采根，去皮切成寸许大，用水浸，逐日换水，四五天后取出。捣成泥状，用绢袋滤汁澄粉，晒干用。

李时珍说：味甘、微苦、酸，性微寒。

徐之才说：与枸杞相使，恶干姜，畏牛膝、干膝，反乌头。

[功效] 除肠胃中痼热，八疸身面黄，唇干口燥短气，止小便利，通月经。(《名医别录》)

治热狂时疾，通小肠，消肿毒，乳痈发背，痔瘘疮疖，排脓生肌长肉，跌打损伤瘀血。(《日华子诸家本草》)

[发明] 李时珍说：栝楼根味甘、微苦酸。其茎叶味酸。酸能生津，所以能止渴润枯。微苦降火，

○对症下药○

病症	配方	功效
小儿热病，壮热烦渴	用乳汁调服栝楼根末半钱	消渴身热
天泡湿疮	天花粉、滑石等份，研为末，用水调匀外搽	消肿毒

甘不伤胃。前人只说它苦寒，似乎没有深究。

【百草堂】

栝楼根就是现在人们所说的天花粉，栝楼皮清肺化痰，宽中利气；天花粉清热化痰，养胃生津，解毒消肿。二药伍用，药效倍增，荡热涤痰、生津润燥、开胸散结、润肺止咳甚效。

栝楼根的鲜品提取物用于中期妊娠引产、宫外孕、恶性葡萄胎、绒毛膜上皮癌。

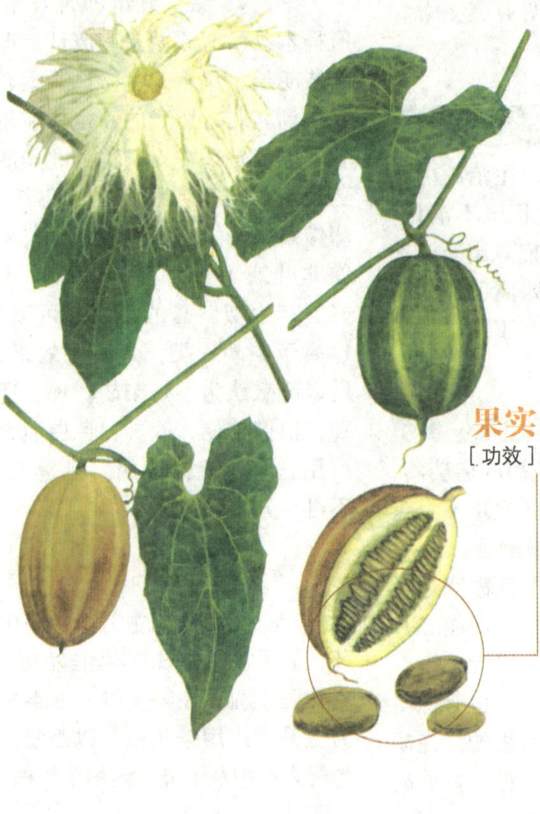

果实［性味］味苦，性寒，无毒。
［功效］治胸痹，能使人皮肤悦泽。

茈胡

▶中品 植物篇

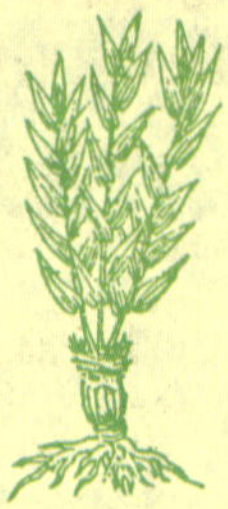

产地分布：主产吉林、辽宁、河北、山东、安徽、江苏、湖北、四川、甘肃、青海。

成熟周期：2月、8月采根晒干。

形态特征：茎青紫坚硬，微有细线；叶像竹叶而稍紧小，也有像斜蒿的。

功　　效：败毒抗癌、解热透邪、疏肝理郁。

【原文】

茈胡，味苦，平。主心腹肠胃中结气，饮食积聚，寒热邪气；推陈致新。久服轻身明目，益精。一名地薰。生山谷。

【译文】

茈胡，味苦，性平。主治腹内肠胃有气积聚不散，饮食积聚不消化，能驱除寒热邪气，并能推陈出新。长期服用能使身体轻巧、眼睛明亮，增益精气。又叫作地薰。产于山中的深谷处。

【集解】

《名医别录》载：茈胡叶名芸蒿，辛香可以食用，生长在弘农川谷及冤句一带，二月、八月采根晒干。

苏颂说：现在关陕、江湖间近道都有，以银州所产的最好。茈胡二月生苗，很香。它的茎青紫坚硬，微有细线；叶像竹叶而稍紧小，也有像斜蒿的，还有像麦门冬叶而短的。茈胡在七月开黄色花，根淡赤色，像前胡而强。

汪机说：解表宜用北柴胡，虚热宜用海阳产的软柴胡为好。

李时珍说：银州即现在的延安府神木县，五原城是其废址。那里产的柴胡长一尺多，色微白且柔软，不易得到。北方所产的，也像前胡而柔软，也就是现在人们称的北柴胡，入药也很好。南方所产的，不像前胡，却像蒿根，强硬不能入药。柴胡的苗像韭叶或者像竹叶，以像竹叶的为好。其中似斜蒿的最次，可以食用，也属于柴胡一类，入药用效果不好，所以苏敬认为不是柴胡。现在还有一种，根像桔梗、沙参，色白而大，药商用它来冒充银柴胡，只是无气味，不可不分辨。

柴胡根

李杲说：柴胡主升，是阴中之阳药，为手、足少阳厥阴四经的引经药。它在脏主血，在经主气。如果想要药力上升，则用柴胡根，以酒浸；如果想药力在中及下降，则用柴胡梢。

徐之才说：与半夏相使，恶皂荚，畏女菀、藜芦。

李时珍说：柴胡入手、足少阳经，须佐黄芩同用；入手、足厥阴经，则佐黄连同用。

叶［性味］味苦，性平，无毒。
［功效］润心肺，添精髓，治健忘。

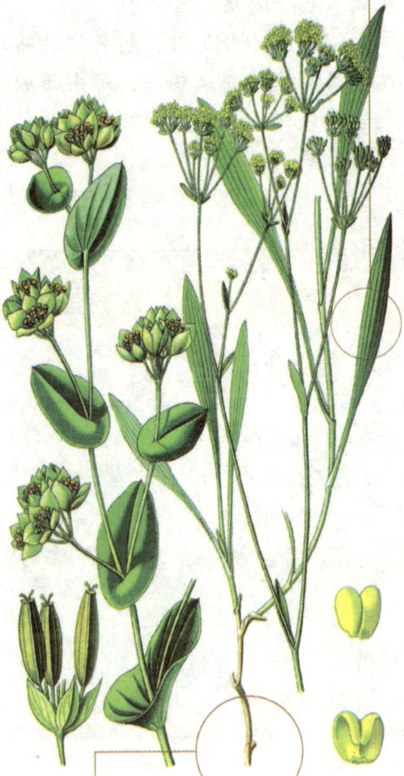

根［性味］味苦，性平，无毒。
［功效］主心腹疾病，祛胃肠中结气，及饮食积聚。

［功效］ 除伤寒心下烦热，各种痰热壅滞，胸中气逆，五脏间游气，大肠停积水胀及湿痹拘挛。也可煎汤洗浴。(《名医别录》)

治热痨骨节烦痛，热气肩背疼痛，劳乏羸瘦，还能下气消食，宣畅气血，治流行病的发热不退有效，单独煮服，效好。(甄权)

补五劳七伤，除烦止惊，益气力，消痰止咳，润心肺，添精髓，治健忘。(《日华子诸家本草》)

除虚劳，散表热，去早晨潮热，寒热往来，胆热口苦，妇人胎前产后各种发热，心下痞满，胸胁痛。(张元素)

治阳气下陷，平降肝胆、三焦、心包络的相火，及头痛眩晕，目昏赤痛障翳，耳鸣耳聋，各种疟疾及痞块寒热，妇人热入血室，月经不调，小儿痘疹余热，五疳羸热。(李时珍)

［发明］ 苏颂说：张仲景治伤寒，有大小柴胡及柴胡加龙骨、柴胡加芒硝等汤，所以后来的人治疗寒热，柴胡是最重要的药物。

李时珍说：劳有五劳，病在五脏。如果劳在肝、胆、心及心包有热，或少阳经寒热往来者，柴胡为手、足厥阴少阳必用之药。劳在脾胃有热或阳气下陷，则柴胡为引清气、退热的必用之药，只有劳在肺、肾的，不能用柴胡。然而李东垣说诸劳有热者宜加用柴胡，无热则不加。又说各经的疟疾，都以柴胡为君药。十二经疮疽，须用柴胡以散结聚。如此说来，则肺疟、肾疟，十二经疮疽及发热者都可用柴胡。但用药时必须认真分析疾病的原因，辨证施治，合理地加减用药。寇氏不分脏腑经络热无热，就说柴胡不治劳伤，一概否定，这是不合理的。

【百草堂】

茈胡又作柴胡。传说古时候有位胡进士，家中有个长工得了瘟病，身上时冷时热，胡进士见他病得不能干活了，又怕传染家里的人，就将他赶了出去。

长工无奈地离开胡家，由于浑身无力倒在一个水塘边。醒来后觉得又渴又饿，于是便用手挖水塘边的草根充饥。这样，一连吃了七天，周围的草根被吃完了，身体也变得有劲儿了。长工于是又回到胡进士家帮工。

刚巧胡进士的儿子也得了同样的瘟病，请了许多医生也治不好。胡进士见长工不治自愈，就问他吃了什么药。长工告诉他自己吃的是一种被当作柴火烧的草根。胡进士命长工采来草根，洗净煎汤，给儿子喝下。过了几天，儿子的病果然好了。

胡进士十分高兴，想给那种药草起个名字。他想来想去，那东西原来是当柴烧的，自己又姓胡，于是起名为“柴胡”。

对症下药

病症	配方	功效
积热下痢	柴胡、黄芩等份，半酒半水煎至七成，浸冷后空腹服下	引清气、退热、止痢
小儿骨热	柴胡四两、丹砂三两，共研为末，用猪胆汁拌匀，放在饭上蒸熟后做成绿豆大的药丸。每次服一丸，用桃仁、乌梅汤送下，一天三次	下气消食，宣畅气血
虚劳发热	柴胡、人参等份，每次取三钱，加生姜、大枣同水一起煎服	除虚劳，散表热
眼睛昏暗	柴胡六铢，决明子十八铢，共研为末，过筛，用人乳调匀，敷眼上	轻身、明目

苦参

▸中品 植物篇

产地分布：全国均产。
成熟周期：3月、8月、10月采根。
形态特征：单数羽状复叶，小叶披针形至线状披针形，顶端渐尖，背面有平贴柔毛。
功　　效：清热燥湿，杀虫，利尿。

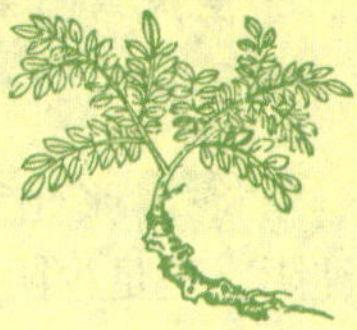

【原文】

苦参，味苦，寒。主心腹结气，癥瘕、积聚，黄疸，溺有余沥；逐水，除痈肿，补中明目止泪。一名水槐，一名苦识。生山谷及田野。

【译文】

苦参，味苦，性寒，主治心腹间有邪气郁结，癥瘕，能消除积聚，黄疸病，小便淋漓不尽，还能逐除水湿，消除痈肿，补益内脏，使眼睛明亮，治疗泪流不止。又叫作水槐、苦识。生长于山中深谷处及田野上。

【集解】

《名医别录》载：苦参生长在汝南山谷、田野，三月、八月、十月采根晒干。

陶弘景说：苦参的叶像槐叶，开黄色花，子作荚状，根的味道很苦。

苏颂说：苦参的根为黄色，长五至七寸，两指粗细；三至五茎并生，苗高三四尺；叶为碎青色，很像槐叶，春生冬凋。它的花是黄白色；七月结实像小豆子；五月、六月、八月、十月采根晒干。河北生长的没有花和子。

李时珍说：七八月结角像萝卜子，角内有子二三粒，像小豆而坚硬。

苦参根

［修治］雷敩说：采来苦参根，用糯米浓泔汁浸一夜。它的腥秽气都浮在水面上，须重重淘过，蒸后晒干切用。

徐之才说：与玄参相使，恶贝母、菟丝、漏芦，反藜芦。

李时珍说：伏汞，制雌黄、焰消。

［功效］养肝胆气，安五脏，平胃气，开胃轻身，定志益精，利九窍，除伏热肠澼，止渴醒酒，治小便黄赤，疗恶疮、阴部瘙痒。（《名医别录》）

用酒浸泡饮用，治疥疮杀虫。（陶弘景）

治恶虫、胫酸。（苏恭）

治热毒风，皮肌烦躁生疮，赤

癞眉脱，除大热嗜睡，治腹中冷痛，中恶腹痛。(甄权)

能杀疳虫。炒存性，用米汤送服，治肠风泻血及热痢。(《日华子诸家本草》)

[发明]张元素说：苦参味苦气沉纯阴，是足少阴肾经的君药。治本经须用，能逐湿。

苏颂说：古今方中苦参用来治风热疮疹最多。

李时珍说：子午乃少阴君火对化，所以苦参、黄柏之苦寒均能补肾，取其苦能燥湿、寒能除热。热生风，湿生虫，所以苦参又能治风杀虫。但只有肾水弱而相火胜者，用之合适。火衰精冷、真元不足及年老者，不可用。《素问》载，五味入胃，各归其所喜脏腑，久而增气。气增日久则令人夭折。所以，久服黄连、苦参反而生热。气增不已，则脏气有偏胜，偏胜则脏有偏绝，所以会突然夭折。这是因为药不具备四气五味，如果长期服用，虽暂时有效，但久了就会夭折。张从正也说，凡药皆毒。即使是甘草、苦参，也不能说不毒。长期服用则五味各归其脏，必有偏胜气增的祸患，各种药物都是如此。至于饮食也是同样的道理。

【百草堂】

苦参，又名苦识、水槐、地槐、菟槐、骄槐、白茎、虎麻、岑茎、禄白、陵郎(《名医别录》)、野槐(《本草纲目》)、山槐子、白萼。苦以味名，参以功名，故名苦参。

苦参配荆芥，祛风燥湿；配木香，行气止痛、清热燥湿；配黄柏，清热燥湿；配黄连，清热湿热；配茯苓，清热利尿。

苦参虽为良药，但因其性寒，因此脾胃虚寒者忌服。

对症下药

病症	配方	功效
热病发狂	苦参末加蜜调成丸子，如梧子大，每次用薄荷汤送服十丸。也可取苦参末二钱，水煎服	清热燥湿
小儿身热	用苦参煎汤洗浴	清热湿热
热毒脚肿	用苦参煮酒泡脚	清热解毒
肺热生疮	用苦参末、粟米饭团成梧子大的丸子，每次空腹服五十丸，用米汤送服	清肺养肝，清热解毒

芎䓖

▶中品 植物篇

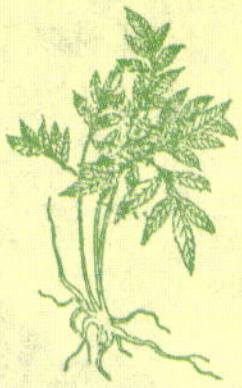

产地分布：主产于山川河谷地带。

成熟周期：腰腿软弱，半身不遂。

形态特征：七八月开碎白花，像蛇床子花；根瘦而坚硬，为黄黑色。

功　　效：长肉排脓，消瘀血，温中散寒。

【原文】

芎䓖，味辛，温。主中风入脑头痛，寒痹筋挛缓急，金疮，妇人血闭无子。生川谷。

【译文】

芎䓖，味辛，性温。又名川穹，主治中风进入脑部而引发的头痛，寒痹造成的筋脉结聚拘挛，能舒缓挛急的症状，治疗金属创伤，妇人闭经、不孕不育。产于山川河谷地带。

【集解】

《名医别录》载：芎䓖叶名蘼芜。

苏颂说：关陕、川蜀、江东山中多有生长，而以川蜀生长的最好。芎䓖四五月生叶，像水芹、胡荽、蛇床子，成丛生长而茎细。它的叶非常香，江东、蜀人因此采其叶当茶泡水喝。芎䓖七八月开碎白花，像蛇床子花；根瘦而坚硬，为黄黑色。

李时珍说：蜀地气候温和，人工多栽培芎䓖，深秋时节茎叶也不枯萎。清明后，上年的根长出新苗，将枝分出后横埋入土，则节节生根。八月的时候根下开始结芎䓖，便可挖取蒸后晒干备用。《救荒本草》上说：芎䓖叶像芹菜叶但略微细窄些，有丫杈；也像白芷叶，叶细；又像胡荽叶而微壮；还有一种像蛇床叶但比它粗些。芎䓖的嫩叶可以食用。

寇宗奭说：凡用芎䓖，以产自四川，块大，里色白，无油脂，嚼之味微辛甘者为佳。其他的芎䓖不入内服药用，只可研成末煎汤沐浴。

张元素说：性温，味辛、苦，气厚味薄，浮而升，属阳。芎䓖为少阳本经引经药，入手、足厥阴经气分。

徐之才说：与白芷相使，畏黄连，伏雌黄。配细辛用，可止痛疗金疮。配牡蛎用，治头风吐逆。

［功效］除脑中冷痛，面上游风，泪出多涕，疗各种寒冷气，胸腹胁肋胀痛，能温中散寒。（《名医别录》）

治腰腿软弱，半身不遂，胞衣不下。（甄权）

治一切风证、气分病、劳损及血分病。补五劳，壮筋骨，调血脉，破症结宿血，养新血，止吐血、鼻

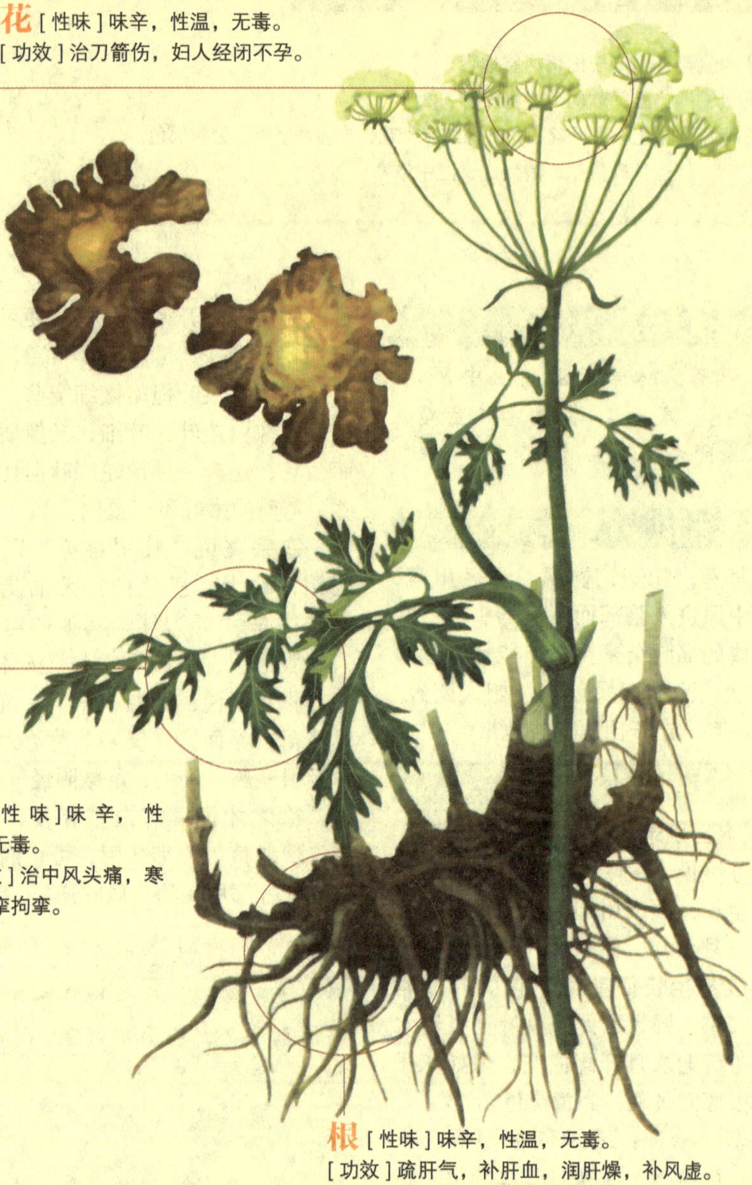

花 [性味] 味辛，性温，无毒。
[功效] 治刀箭伤，妇人经闭不孕。

叶 [性 味] 味 辛， 性温，无毒。
[功效] 治中风头痛，寒痹痉挛拘挛。

根 [性味] 味辛，性温，无毒。
[功效] 疏肝气，补肝血，润肝燥，补风虚。

出血、尿血，治脑痈发背，瘰疬瘿赘，痔瘘疮疥，能长肉排脓，消瘀血。(《日华子诸家本草》)

疏肝气，补肝血，润肝燥，补风虚。(王好古)

燥湿，止泻痢，行气开郁。(李时珍)

用蜂蜜拌和做丸，晚上服，治疗风痰有很好的疗功。(苏颂)

治齿根出血，含服。(陶弘景)

[发明]张元素说：芎䓖上行头目，下行血海，所以清神及四物汤中都有用它。它能散肝经之风，治少阳厥阴经头痛，是血虚头痛的圣药。芎䓖的功用有四，一是少阳经引经药；二治各经头痛；三助清阳之气；四去湿气在头。

李杲说：头痛必用芎䓖。如果头痛仍未愈，则用芎䓖加各引经药：太阳经加羌活；阳明经加白芷；少阳经加柴胡；太阴经加苍术；厥阴经加吴茱萸；少阴经加细辛。

李时珍说：芎䓖为血中气药。如果肝苦急，辛味药可补，所以血虚者适宜使用。因辛能散气，所以气郁结者也适宜。

【百草堂】

关于芎䓖《吴普本草》中说："芎䓖，叶香细青黑，文赤如藁本，冬夏丛生，五月华赤，七月实黑，茎端两叶，三月采，根有节，似马衔状。"《名医别录》中说："一名胡䓖，一名香果，其叶名蘼芜，生武功斜谷西岭，三月四月，采根暴干。"《说文》中说："营，营䓖，香草也，芎，司马相如说或从弓。"郭璞说："芎䓖一名江蓠，今历称呼为江离。"

对症下药

病症	配方	功效
气虚头痛	取芎䓖研末，每取二钱，用蜡茶调服，效果明显	疏肝气，补肝血
风热头痛	取芎䓖一钱，茶叶二钱，水一盅，煎至五分，饭前热服	祛风清热
崩漏下血	用芎䓖一两，清酒一大盏，煎至五分，慢慢服下	调血脉，壮筋骨
诸疮肿痛	将芎䓖煅后研末，加入适量轻粉，用麻油调涂患处	排脓止痛

当归

▶中品 植物篇

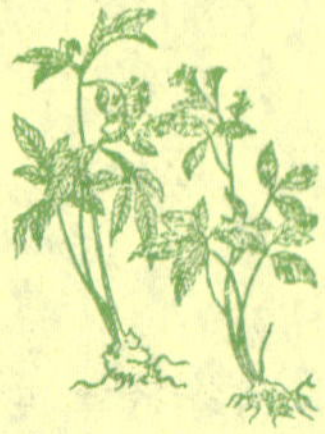

产地分布：主产甘肃、云南、四川。

成熟周期：花果期 7~9 月。

形态特征：茎带紫色。基生叶及茎下部叶卵形，密生细柔毛。双悬果椭圆形，侧棱有翅。

功　　效：泻肺降气，下痰止嗽。

【原文】

当归，味甘，温。主咳逆上气，温疟寒热洗洗在皮肤中，妇人漏下绝子，诸恶疮疡、金疮。煮饮之。一名乾归。生川谷。

【译文】

当归，味甘，性温。主治咳嗽气逆，温疟引起的发冷发热、皮肤内凉痛，妇女非经期阴道出血、不孕症，长期不愈的恶疮、金属创伤。煎煮服用。又叫作乾归。产于山川河谷地带。

【集解】

《名医别录》载：当归生长在陕西的川谷中，二月、八月采根阴干用。

苏颂说：现在川蜀、陕西各郡及江宁府、滁州都产当归，以川蜀出产的最佳。当归春天生苗，绿叶有三瓣。七八月份开浅紫色花，花像莳萝，根呈黑黄色，以肉厚而不干枯的为好。

李时珍说：当归以秦州陇西产的头圆尾多，色紫气香肥润的，质量最佳，名马尾归。头大尾粗色白坚枯的，是镵头归，只适合入发散药中使用。韩懋说四川产的当归力刚而善攻，秦州产的当归力柔而善补，正是如此。

当归根

[修治] 张元素说：当归头止血，归尾破血，归身和血，全用则一破一止。先用水将当归洗净。治上用酒浸，治外用酒洗过，用火焙干或晒干，入药。

李时珍说：治上部疾患宜用当归头；疗中部疾患宜用当归身；治下部病证主选当归尾；通治一身疾病就用全当归。当归晒干趁热用纸封好，密闭收藏在瓮中，可防虫蛀。

徐之才说：当归恶蔄茹、湿面，畏菖蒲、海藻、牡蒙、生姜，制雄黄。

[功效] 能温中止痛，除客血内塞，中风汗不出，湿痹中恶，客气虚冷，还可补五脏，生肌肉。(《名医别录》)

能止呕逆，治虚劳寒热，下痢，腹痛，齿痛，女人沥血腰痛及崩漏，可补各种虚损。(甄权)

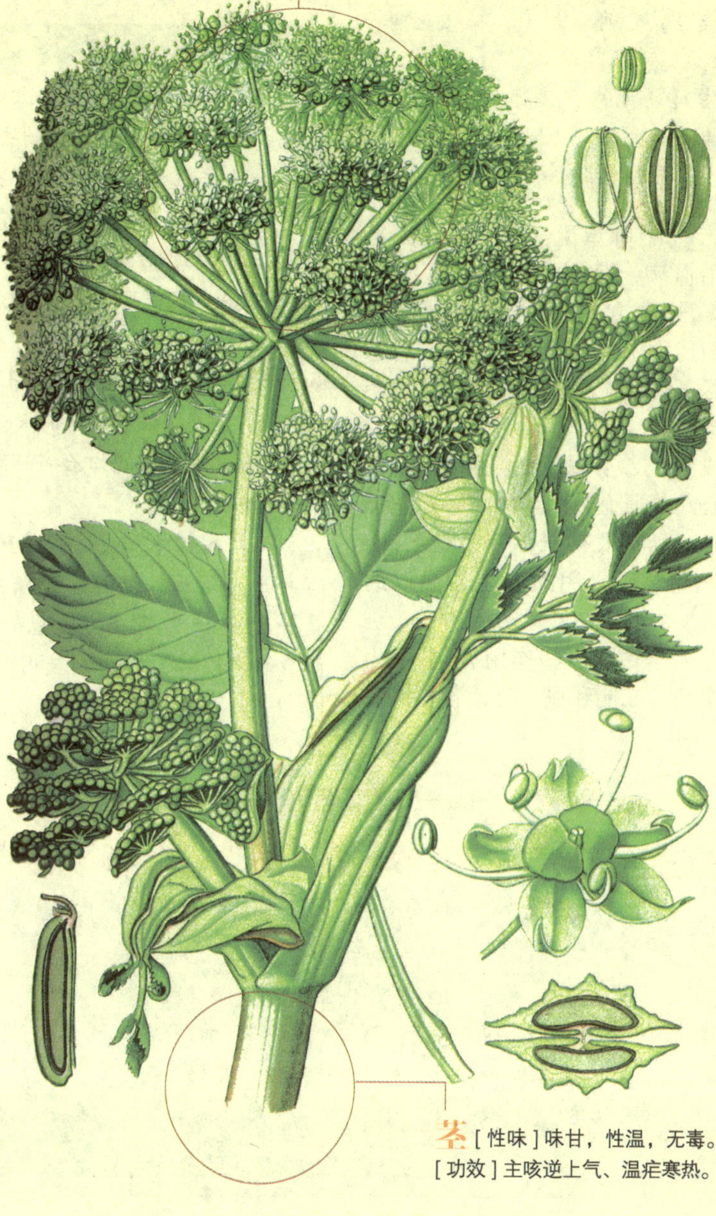

花 [性味] 味甘，性温，无毒。
[功效] 治妇人漏下、不孕不育。

茎 [性味] 味甘，性温，无毒。
[功效] 主咳逆上气、温疟寒热。

治一切风寒，补一切血虚、劳损。能破恶血，生新血，还可治症癖，肠胃冷。(《日华子诸家本草》)

治头痛，心腹诸痛，能润肠胃筋骨皮肤，还可治痈疽，排脓止痛，和血补血。(李时珍)

主痿弱无力、嗜卧，足下热而痛。治冲脉为病，气逆里急。疗带脉为病，腹痛，腰部冷痛。(王好古)

[发明] 陈承说：世人多认为当归只治血病，而《金匮要略》《外台秘要》《千金方》中都以当归为大补虚损的药物。古方中用当归治产后恶露不尽、气血逆乱者疗效显著，为产后必备用药。

成无已说：脉为血之府，诸血都属心。凡通血脉的药物，必定先补益心血。所以张仲景治疗手足厥冷、脉细欲绝之证，用当归之苦温以助心血。

张元素说：当归作用有三，一为心经本药，二能和血，三治各种疾病夜晚加重的。凡是血分有病，必须用。血壅不流则痛，当归之甘温能和血，辛温能散内寒，苦温能助心散寒，使气血各有所归。

【百草堂】

相传有个新婚青年要上山采药，对妻子说三年回来，谁知一去，一年无信，二年无音，三年仍不见回来。媳妇因思念丈夫而忧郁悲伤，得了气血亏损的妇女病，后来只好改嫁。谁知后来她的丈夫又回来了。她对丈夫哭诉道：“三年当归你不归，片纸只字也不回，如今我已错嫁人，心如刀剜恨又悔！”丈夫也懊悔自己没有按时回来，遂把采集的草药根拿去给媳妇治病，竟然治好了她的妇女病。

从此人们才知道这种草药根，具有补血、活血、调经、止痛的功效，是一种妇科良药。为汲取“当归不归，娇妻改嫁”的悲剧教训，便把它叫“当归”。

对症下药

病症	配方	功效
久痢	用当归二两，吴茱萸一两同炒，去吴茱萸研为末，制蜜丸	止痢，补益心血
血虚发热	当归补血汤：当归身二钱（酒洗），绵黄芪一两（蜜炙），加水二盏，煎至一盏，作一次空腹温服，一天两次	补血
经水不调	调经丸：同白芍、川芎等份，香附加三倍制成丸	调经止痛

芍药

▶中品 植物篇

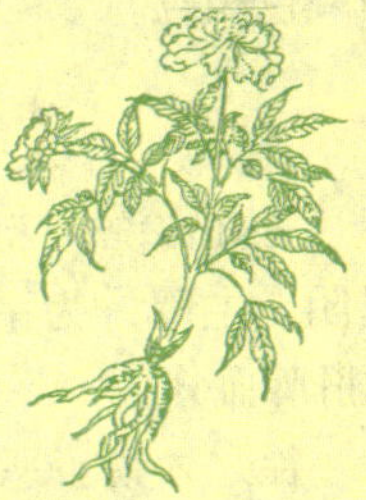

产地分布：四川、贵州、湖南、江西、浙江、安徽、东北。

成熟周期：2月、8月采根。

形态特征：具纺锤形的块根，初出叶红色，茎基部常有鳞片状变形叶，中部复叶二回三出，小叶矩形或披针形，枝梢的渐小或成单叶。花瓣白、粉、红、紫或红色。

功　　效：治时疾骨蒸潮热，妇人经闭。能蚀脓。

【原文】

芍药，味苦，平。主邪气腹痛；除血痹，破坚积，寒热；疝瘕；止痛；利小便；益气。生川谷及丘陵。

【译文】

芍药，味苦，性平。主治邪气郁结引起的腹中疼痛，消除血管痹阻，破除体内肿块积聚，治疗身体的发寒发热，具有止痛，通利小便，补益元气的功效。产于山川河谷地带或丘陵。

【集解】

《名医别录》载：芍药生长在中岳川谷及丘陵，二月、八月采根晒干。

马志说：芍药有赤、白两种，其花也有赤、白两种颜色。

李时珍说：古人言洛阳牡丹、扬州芍药甲天下。如今药方中所用的，也绝大多数取扬州所产的芍药。芍药十月生芽，到春天才长，三月开花。其品种多达三十多种，有千叶、单

对症下药

病症	配方	功效
产后虚热	芍药同归身、生地黄、牛膝、炮姜、续断、麦门冬、五味子	通利血脉，缓中，散恶血
脾湿腹痛	芍药同白术、白茯苓、猪苓、陈皮	泻肝火，安脾肺，止痛，益气
月经不停	白芍、香附子、熟艾叶各一钱半，水煎服	调经止痛

叶、楼子等不同。入药宜用单叶的根，气味全厚。根的颜色与花的赤、白颜色相应。

芍药根

王好古说：味酸而苦，气薄味厚，属阴，主降，为手足太阴经行经药，入肝脾血分。

徐之才说：恶石斛、芒硝，畏消石、鳖甲、小蓟，反黎芦。

李时珍说：与白术同用，补脾；与川芎同用，泻肝；与人参同用，补气；与当归同用，补血；用酒炒，补阴；与甘草同用，止腹痛；与黄连同用，止泻痢；与防风同用，发痘疹；与生姜、大枣同用，温经散湿。

[功效] 可通利血脉，缓中，散恶血，逐贼血，去水气，利膀胱大小肠，消痈肿，治感受时行病邪之恶寒发热，中恶腹痛腰痛。(《名医别录》)

治脏腑壅滞，能强五脏，补肾气，治时疾骨蒸潮热，妇人经闭，能蚀脓。(甄权)

主女人一切病，胎前产后诸疾，治风补劳，退热除烦益气，惊狂头痛，目赤明目，肠风泻血痔瘘，发背疮疥。(《日华子诸家本草》)

能泻肝火，安脾肺，降胃气，止泻利，固腠理，和血脉，收阴气，敛逆气。(张元素)

理中气，治脾虚中满，心下痞，胁下痛，善噫，肺急胀逆喘咳，太阳鼻衄目涩，肝血不足，阳维病的寒热，带脉病的腹痛满，腰冷。(王好古)

止下痢腹痛，里急后重。(李时珍)

花 [性味] 味苦，性平，无毒。

[功效] 可通利血脉，缓中，散恶血，逐贼血。

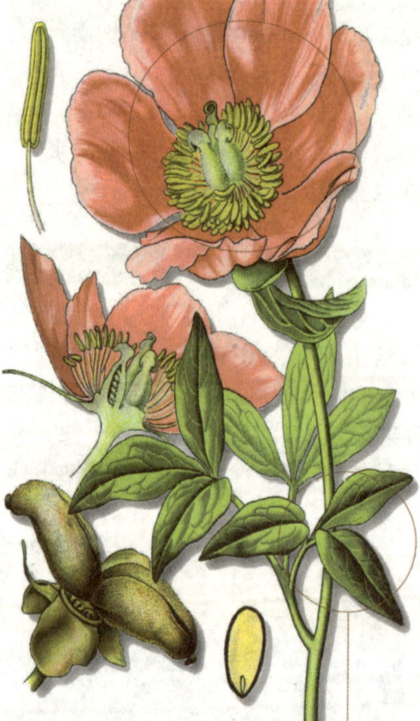

叶 [性味] 味苦，性平，无毒。

[功效] 主邪气腹痛，除血痹，破坚积。

[发明] 马志说：赤芍利小便下气，白芍止痛散血。

成无己说：白芍补益而赤芍泻利，白芍收敛而赤芍发散。酸以收敛，甘以缓和，所以酸甘合用以补阴血，降逆气，润肺燥。又说：芍药味酸，能敛津液而益营血，收阴气而泄邪热。

张元素说：白芍补而赤芍散，能泻肝补脾胃。芍药用酒浸后，止中部腹痛；与姜同用，能温经散湿通塞，利腹中痛，胃气不通。白芍入脾经补中焦，是下利必用的药物。因泻利都属太阴病，所以不可缺少它。芍药得炙甘草相佐，治腹中痛，夏天用时加少量黄芩，如果恶寒则加肉桂，这是仲景神方。芍药的功用有六：一安脾经；二治腹痛；三收胃气；四止泻痢；五和血脉；六固腠理。

朱震亨说：芍药泻脾火，性味酸寒，冬天使用必须用酒炒过。凡是腹痛多是因血脉凝涩所致，也必须用酒炒过后用。然而芍药只能治血虚腹痛，其他的并不治。那是因其酸寒收敛，没有温散的作用。下痢腹痛必须炒过用，后重者不炒。产后不能用芍药，因芍药的酸寒会克制生发之气。

【百草堂】

相传三国名医华佗的房前屋后种满了花木药草。一次，有人送他一棵芍药，他就把它种在了屋前。华佗尝了这棵芍药的叶、茎、花，觉得没有什么药性，于是就没有用它来治病。

一天深夜，华佗正在灯下看书，突然听到有女子哭声。他抬起头，只见窗外蒙蒙月色中有一美貌女子，似有委屈，在那里啼哭。华佗颇感纳闷，推门走出去，却不见有半个人影，只见那女子站立的地方，长着那棵芍药。华佗心里一动：难道它就是刚才那个女子？于是他对芍药说："你全身上下无奇特之处，怎能让你入药？"转身又回屋读书去了。谁知刚刚坐下，又听见那女子的啼哭声，出去看时，还是那棵芍药。一连反复几次，都是如此。

华佗将此事告知妻子，妻子认为是芍药看到园中所植花木皆已入药，只有自己被冷落，而感到委屈了。华佗却说自己已经尝过了它的花、叶、茎，确实不能入药，并没有委屈它。妻子觉得华佗应该将芍药根也尝一尝，华佗却没有理会。时隔几日，妻子月信来潮，血涌如注，小腹绞痛。她想起了那棵芍药，于是瞒着丈夫，挖起芍药根煎水喝了。不过半日，腹痛渐止，流血也正常了。她把此事告诉了丈夫。华佗才知道他确实委屈了芍药，并感谢妻子让他得知芍药的确是一味止血止痛的良药。

蠡实

▶中品 植物篇

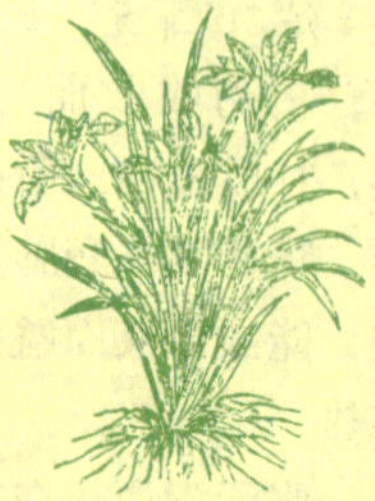

产地分布：原产我国，中亚细亚、朝鲜亦有分布。

成熟周期：花期5月，果期9月。

形态特征：鸢尾科多年生宿根草本植物，丛密；根茎粗壮，须根细长而坚韧；叶基生，狭线形，花莛光滑，与叶近等高；花浅蓝色至蓝紫色；蒴果长椭圆状柱形，顶端有短喙。

功　　效：清热解毒，散瘀止血，消积。

【原文】

蠡实，味甘，平。主皮肤寒热，胃中热气，风寒湿痹；坚筋骨，令人嗜食。久服轻身。花、叶，去白虫。一名剧草，一名三坚，一名豕首。生川谷。

【译文】

蠡实，味甘，性平。主治皮肤的恶寒发热，胃部有热邪之气，消除风湿痹痛，具有强壮筋骨、增加食欲的功效。长期服用能使身体轻巧。它的花和叶，可以杀灭白虫。又叫作剧草、三坚、豕首。产于山川河谷地带。

【集解】

《名医别录》载：蠡实生于河东川谷，五月采实，阴干。

苏颂说：今陕西各郡及鼎州、澧州也有，靠近汴州最多。它的叶似薤而长厚，三月开紫碧花，五月结果实，如麻大胆为红色有棱角，根细长，通黄色，人们取来作为刷。

李时珍说：蠡草生于荒野中，就地丛生，一本二三十茎，苗高三四尺，叶中抽茎，开花结实。

实

［修治］李时珍说：凡入药，炒过后用，治疝则用醋拌炒。

［功效］止心烦，利大小便，令肌肤肥健。(《名医别录》)

治金疮内出血，痈肿。(苏恭)

治疗妇女血气烦闷，产后血运，崩中带下。消一切疮疖，止鼻出血吐血，通小肠，消酒毒，治黄疸，杀蕈毒，敷蛇虫咬伤。(《日华子诸家本草》)

治小腹疝痛，腹内冷积，水痢等病。(李时珍)

花、茎、根、叶

［功效］治咽喉肿痛，多服会使人泄稀薄的大便。(《名医别录》)

主治痈疽恶疮。(李时珍)

［发明］李时珍说：按叶盛《水

东日记》中说：北方田野人患胸腹饱胀者，取马楝花擂后用凉水服下，泄数次后病就好了。据此则多服令人泄的说法有根据，而蠡实是马蔺也就更无疑了。

【百草堂】

蠡实在古代医书中有荔实、马蔺子、马楝子、马薤、马帚、铁扫帚、剧草、旱蒲、豕首、三坚等多种称谓。

蠡实具有“久服轻身”的功效，《列仙传》中就有“寇先生宋人，好种荔，食其葩实”的记载。

瞿麦

▶中品 植物篇

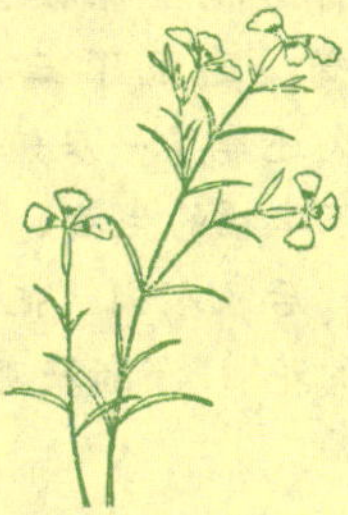

产地分布：主产于河北、四川、湖北、湖南、浙江、江苏。

成熟周期：夏、秋季花果期采割。

形态特征：茎丛生，直立，上部2歧分枝，节膨大。叶对生，线形至线状披针形，顶端渐尖，基部成短鞘状抱茎，全缘，两面粉绿色。种子扁平，黑色，边缘有宽于种子的翅。

功　　效：利尿通淋，破血通经。

【原文】

瞿麦，味苦，寒。主关格，诸癃结，小便不通；出刺，决痈肿，明目去翳，破胎堕子，闭血。一名巨句麦。生川谷。

【译文】

瞿麦，味苦，性寒。主治关格癃闭结、膀胱热结而造成的小便不通，可使肉中之刺自出，消除痈肿，具有使眼睛明亮、去除翳膜的作用，还可破胎使之堕下，治疗妇女闭经。又叫作巨句麦。产于山川河谷地带。

【百草堂】

瞿麦又叫石竹花，现代人称之为康乃馨。

传说在很早以前，东北的一座大山中住着一户姓石的普通人家。夫妻俩有个儿子名叫石竹。家里穷，全靠石老汉进山挖药为生。可是在石竹很小的时候，石老汉就在一次进山挖药时摔死了。从此，母子二人相依为命，日子过得更艰难。石竹妈妈一人挑起了抚养儿子的重担。石竹很懂事，可是由于从小吃苦受穷，身体十分瘦弱，而且得了尿炕的病。

石竹妈妈为了治儿子的病，也为了多攒点儿钱给儿子娶媳妇，就开始学着石老汉挖起了草药。可是采了几年的药，却始终没有找到一味可以治儿子病的。一次，石竹妈又进山采药，结果走远了，年纪大腿脚不灵便，天色晚了不能回家照顾儿子。她越想越急越伤心，禁不住老泪纵横，两串热滚滚的泪珠一直落到山石缝里。没想到奇迹发生了，山缝忽然长出一株花儿来。石竹妈妈将这花全棵拔去，回家煎水给儿子喝，连服了三日，病居然好了。不久还娶了一房媳妇，一家人从此过上了幸福的生活。

后来人们就把这种花叫作“石竹妈的花”，渐渐演变成了“石竹花”。

穗［性味］味苦，性寒，无毒。［功效］主关格、各种癃闭及小便不通。

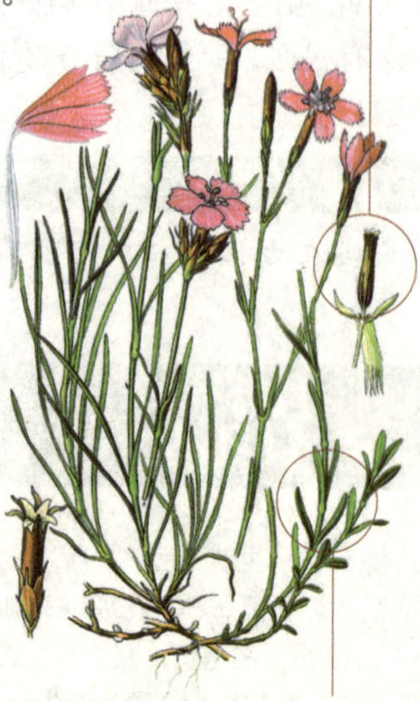

叶［功效］主痔瘘并泻血，做成汤粥食用。

元参 ▸中品 植物篇

产地分布： 主产于浙江、四川、湖北等地。

成熟周期： 花期 7~8 月，果期 8~9 月。

形态特征： 多年生草本。根长圆柱形或纺锤形。茎具四棱，有沟纹。下部叶对生，上部叶有的互生，卵形至披针形。聚伞圆锥花序大而疏散，轴上有腺毛。蒴果卵形。

功　　效： 清热凉血，养阴清热，泻火解毒，软坚散结。

【原文】

元参，味苦，性微寒。主腹中寒热，积聚，女子产乳馀疾；补肾气，令人目明。一名重台。生川谷。

【译文】

元参，味苦，性微寒。主治腹中的发寒发热，有积聚不散，女子生育时所遗留下各种疾病，具有补益肾气，使人眼睛明亮。又叫作重台。产于山川河谷地带。

【百草堂】

元参又叫作鬼藏、正马、重台、鹿腹、鹿肠、端、元台。

用玄参、麦门冬、生甘草、花粉、天门冬、冬瓜子、竹叶、灯心草制成的元参解毒饮，适用于瘟疫，内毒化火，阴津被灼，舌如镜面，光赤无苔，口干心烦，身体瘦弱，脉象细数，邪毒人心者。

此外，元参还是降血压的良剂，并能消除炎症。粤菜中有元参红枣汤，将元参两钱、红枣二十粒，洗净做汤。此汤可长期代茶饮用。

秦艽

▸中品 植物篇

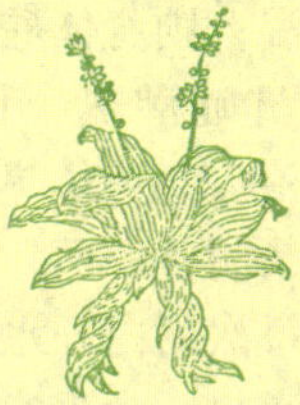

产地分布：主产东北、华北、西北等地。

成熟周期：播种后2~3年，即可采收。

形态特征：呈类圆柱形，上粗下细，扭曲不直，长10~30cm，直径1~3cm。

功　　效：祛风湿，清湿热，止痹痛。

【原文】

秦艽，味苦，平。主寒热邪气，寒湿风痹，肢节痛；下水，利小便。生山谷。

【译文】

秦艽，味苦，性平。主治体内的恶寒邪热之气；寒湿风痹、四肢关节疼痛，具有下水气、利小便的功效。产于山中的深谷处。

【集解】

《名医别录》载：秦艽生长在飞乌山谷，二月、八月采根晒干。

陶弘景说：秦艽现在出自甘松、龙洞、蚕陵一带，以根呈螺纹相交且长大、色黄白的为好。其中间多含土，使用时须破开，将泥去掉。

苏颂说：现在河陕郡州大多都有秦艽。它的根为土黄色而相互交纠，长一尺多，粗细不等。枝干高五六寸，叶婆娑，连茎梗均是青色，如莴苣叶。秦艽在六月中旬开紫色花，似葛花，当月结子，于每年的春、秋季采根阴干。

秦艽根

［功效］疗新久风邪，筋脉拘挛。（《名医别录》）

治肺痨骨蒸、疳证及流行疾病。（《日华子诸家本草》）

加牛奶冲服，利大小便，又可

疗酒黄、黄疸，解酒毒，祛头风。（甄权）

除阳明风湿，及手足不遂，治口噤牙痛口疮，肠风泻血，能养血荣筋。（张元素）

泄热，益胆气。（王好古）

治胃热虚劳发热。（李时珍）

[发明] 李时珍说：秦艽是手、足阳明经主药，兼入肝胆二经，所以手足活动不利，黄疸烦渴之类的病证须用，取其祛阳明湿热的作用。阳明经有湿，则身体酸疼烦热；有热，则出现日晡潮热、骨蒸。所以《圣惠方》治疗急劳烦热，身体酸疼，用秦艽、柴胡各一两，甘草五钱，共研为末，每次用白开水调服三钱。治小儿骨蒸潮热，食少瘦弱，用秦艽、炙甘草各一两，每用一至二钱，水煎服。钱乙治此证时加薄荷叶五钱。

【百草堂】

秦艽又作秦艽，别名秦胶、秦纠、秦瓜、大艽、左秦艽、左宇根。为龙胆科植物秦艽、麻花秦艽、粗茎秦艽或小秦艽的干燥根。四种都为中国药典一部规定的正品秦艽。前三种按性状不同分别习称“秦艽”和“麻秦艽”，后一种习称“小秦艽”。

主要有效成分为秦艽碱甲、秦艽碱乙等。主要功能为祛风除湿、活血舒筋、清热利尿。对于治疗风湿痹痛、湿热黄疸、小儿疳疾、骨蒸劳热、寒热邪气、筋骨拘挛、小便不利等都有很好的疗效。

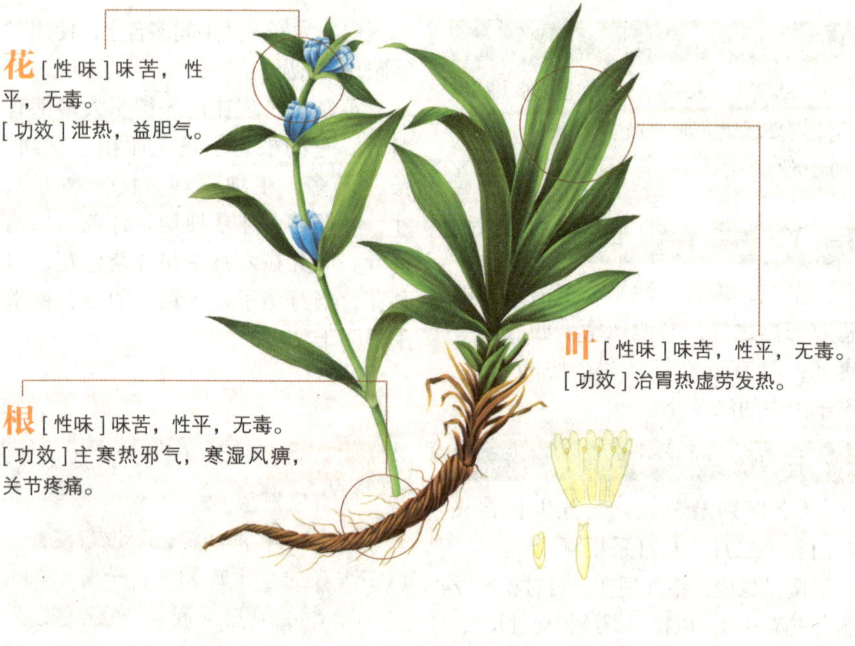

对症下药

病症	配方	功效
小便艰难，腹满疼痛急证	秦艽一两，水一盏，煎至七分，分作两次服	利小便，止痛
胎动不安	秦艽、炙甘草、炒鹿角胶各半两，共研末。每次用三钱，加水一大盏、糯米五十粒，煎服	安胎
伤寒烦热口渴	秦艽一两，牛乳一大盏，煎至六分，分作两次服	消烦止渴

百合

▸中品 植物篇

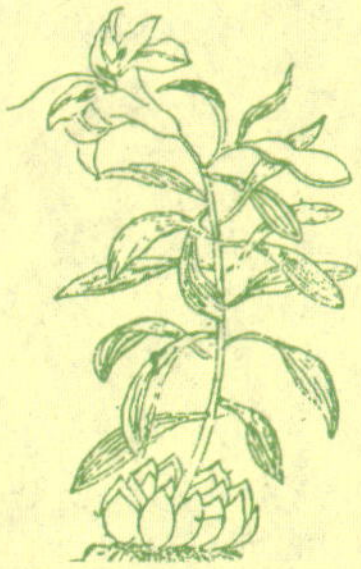

产地分布：全国各地均产，以湖南、浙江产者为多。

成熟周期：秋季采挖。

形态特征：多年生球根草本花卉。茎直立，茎秆基部带红色或紫褐色斑点。无叶柄，直接包生于茎秆上，叶脉平行。花着生于茎秆顶端，簇生或单生，呈漏斗形喇叭状，花色，多为黄色、白色、粉红、橙红，有的具紫色或黑色斑点。花落结长椭圆形蒴果。

功　　效：养阴润肺，清心安神。

【原文】

百合，味甘，平。主邪气腹胀心痛，利大小便，补中益气。生川谷。

【译文】

百合，味甘，性平。主治邪气阻滞导致的腹部胃部胀痛，能通利大小便，补养内脏、增益气血。产于山川河谷地带。

【百草堂】

传说古时东海上有一伙海盗，经常到海边打劫渔民，强抢妇女儿童，将其运到海中一座孤岛。

一天，海盗们驶离海岛外出抢劫。结果狂风大作，雨如瓢泼，海盗们全都葬身鱼腹。海盗们死后被抢来的妇女都十分高兴，可是孤岛上远离陆地，她们无法回到家乡。岛上的粮食很快就被吃光了，那些妇女只好将岛上的鸟蛋、野果、被潮水冲上岸的死鱼拿来充饥。

一次，有位妇女挖来一种像大蒜头一样的野菜根，煮熟后发现味道很香甜，于是大伙便开始纷纷挖起这种野菜根。几天下来，她们发现这种东西不但可以解饿，而且身体瘦弱、痨伤咳血的病人吃后也都恢复健康了。

一年后，有一条采药船偶然来到孤岛，发现岛上的人没有粮食吃却个个健康、白嫩，询问缘由，才知道是因为吃了“大蒜头”。

采药人猜想它可能具有药性，在把妇女儿童救上岸的同时，带回了这种“大蒜头”。经过栽种、试验，果然发现这东西有润肺止咳、清心安神的作用。又因为在岛上遇难的妇女和孩子，合起来一共百人，就把它叫作“百合”了。

花［性味］性微寒平，味甘微苦；入肺经。
［功效］治咳嗽、眩晕、夜寐不安、天疱湿疮。

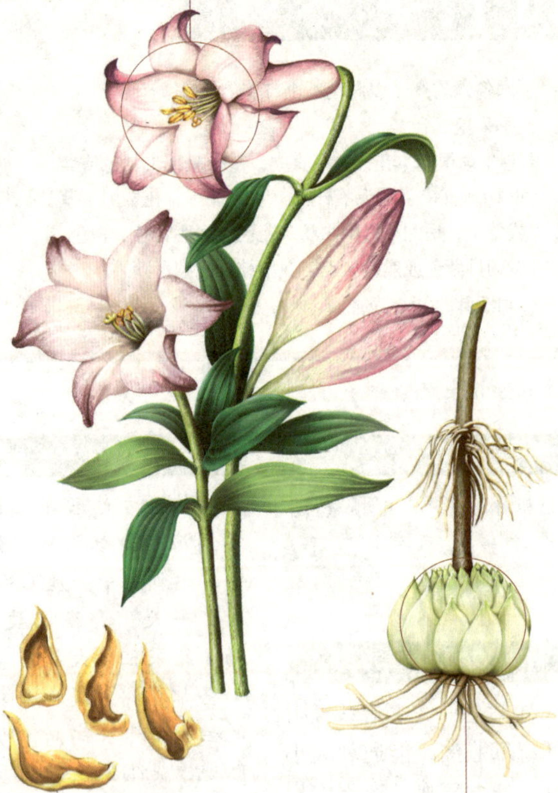

鳞茎［性味］性甘、微寒，归肺、心经。
［功效］主肺热咳嗽、劳嗽咯血、虚烦惊悸、失眠多梦。

对症下药

病症	配方	功效
大小便难下	百合同麦门冬、白芍、甘草、木通	利大小便
寒热邪气、通身疼痛	百合同知母、柴胡、竹叶	止痛安神
内热、咽喉肿痛、肝热目赤	干百合2朵，菊花3朵，绿茶、金银花、薄荷少许，所有原料混合后用沸水冲泡5分钟。代茶饮，每天一剂	清肝明目、利咽消肿

知母

▸中品 植物篇

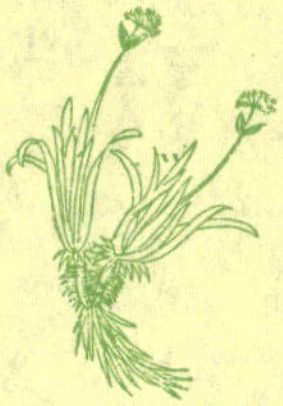

产地分布：山西、河北、东北。

成熟周期：春秋二季采根。

形态特征：呈长条状，微弯曲，一端有浅黄色的茎叶残痕。表面黄棕色至棕色，断面黄白色。

功　　效：清热泻火，生津润燥。

【原文】

知母，味苦，寒。主消渴热中，除邪气；肢体浮肿，下水；补不足、益气。一名蚳母，一名连母，一名野蓼，一名地参，一名水参，一名水浚，一名货母，一名蝭母。生川谷。

【译文】

知母，味苦，性寒。主治消渴症、体内发热，能驱除热邪之气，治疗身体四肢浮肿，能使体内水气下泄，补益身体虚损不足、增益气血。又叫作蚳母、连母、野蓼、地参、水参、水浚、货母、蝭母。产于山川河谷地带。

【集解】

《名医别录》载：知母生长在河内川谷，二月、八月采根晒干用。

陶弘景说：现在出于彭城。形似菖蒲而柔润，极易成活，掘出随生，要根须枯燥才不生长。

苏颂说：现在的黄河沿岸怀、卫、彰德各郡以及解州、滁州都有。四月开青色的花，如韭花，八月结实。

知母根

[修治] 雷敩说：使用本品时，先在槐砧上锉细，焙干，用木臼捣碎，不要用铁器。

李时珍说：拣肥润里白的使用为好，去毛切片。如需引经上行，则用酒浸焙干，引经下行则用盐水润焙。

[功效] 疗伤寒久疟烦热、胁下邪气，膈中恶，及恶风汗出、内疸。多服令人腹泻。(《名医别录》)

治心烦躁闷、骨蒸潮热、产后发热，肾气劳，憎寒虚烦。(甄权)

治骨蒸痨瘵，通小肠，消痰止咳，润心肺，安心神，止惊悸。(《日华子诸家本草》)

清心除热，治阳明火热，泻膀胱、肾经之火。疗热厥头痛，下痢腰痛，喉中腥臭。(张元素)

泻肺火，滋肾水，治命门相火有余。(王好古)

安胎，止妊娠心烦，辟射工、溪毒。(李时珍)

[发明] 甄权说：知母治各种热劳，凡病人体虚而口干的，加用知母。

李杲说：知母入足阳明、手太阴经，其功效有四：一泻无根之肾火；二疗有汗的骨蒸；三退虚劳发热；四滋肾阴。

李时珍说：肾苦燥，宜食辛味药以滋润，肺苦气逆，宜用苦味药以泻下，知母辛苦寒凉，下润肾燥而滋阴，上清肺金而泻火，为二经气分药。黄檗是肾经血分药，所以二药必须相配用。

【百草堂】

从前有个老太婆，无儿无女，年轻时靠挖药为生。由于她不图钱财，常把药草送给生病的穷人，所以毫无积蓄。到年老体衰不能爬山采药时，她只好沿乡讨饭。她想将自己的识药本领找一个可靠的人传下去，于是她逢人便说谁为自己养老就教谁识药。

开始有位贵公子想要以此来巴结官宦，就把老太婆请进府中奉养，可是过了十几天，不见老太婆提起药草之事，就将老太婆赶了出来。后来一

对症下药

病症	配方	功效
脾虚胃热	同桂枝、白芍、甘草、饴糖	养脾胃，益气血
手足牵引夜卧不安	同牛膝、生地黄、白芍、甘草、桂枝、桑枝	安心神，止惊悸
久咳气急	知母五钱（去毛切片，隔纸炒），杏仁五钱（姜水泡后去皮尖，焙干），加水一盅半，煎取一盅，饭后温服	消痰止咳，润心肺

个商人知道了，想要以此发财，就将老太婆接到家中，可是过了一段时间，老太婆还是没有将识药本领传给他，于是商人也把老太婆赶走了。

老太婆依旧沿街乞讨，一年冬天，老太婆病倒了。被一位樵夫救到了家中。樵夫夫妇对老人家照顾得十分周到，几年如一日地侍奉着。

一年夏天，年近八旬的老太婆要樵夫背她上山，来到山上后，她让樵夫将一丛线形叶子、开雪白带紫色条纹花朵的野草挖出来，樵夫走进去扒开土，挖出一截儿黄褐色的根。老太婆告诉樵夫这是一种药草，它的根可以治肺热咳嗽、虚劳发热之类的病。自己之所以现在才教他识药是因为想找个老实厚道的人，自己寻找多年才找到他这样一个懂得自己心思的人，于是就把这新挖出的草药命名为“知母”了。

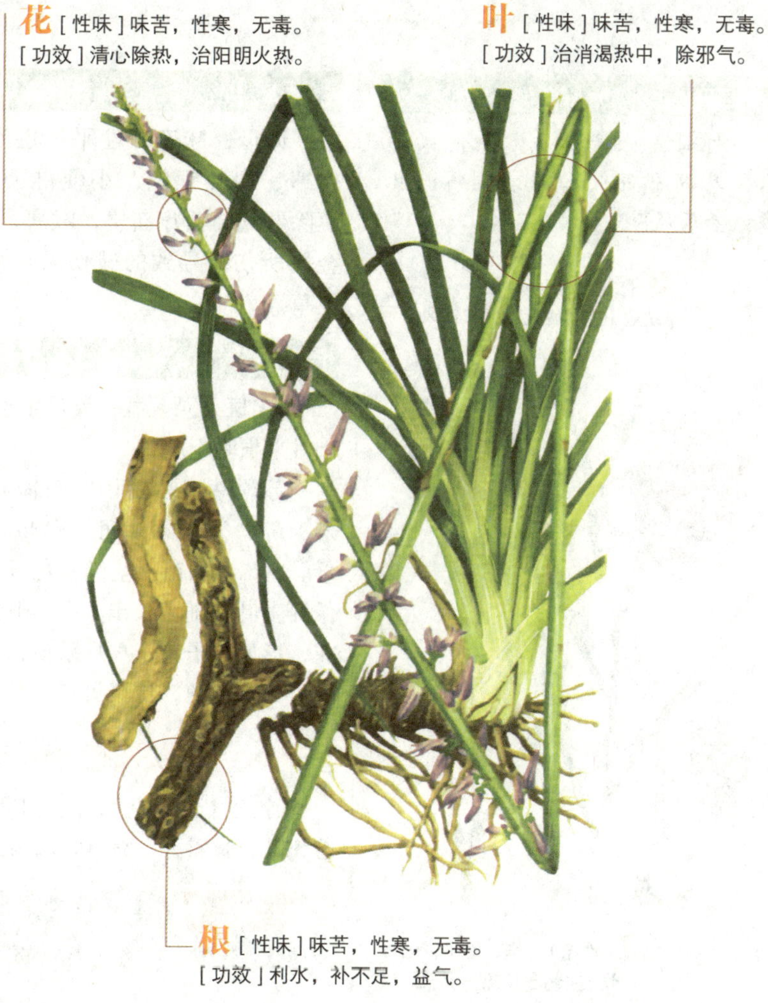
花 [性味] 味苦，性寒，无毒。
[功效] 清心除热，治阳明火热。
叶 [性味] 味苦，性寒，无毒。
[功效] 治消渴热中，除邪气。
根 [性味] 味苦，性寒，无毒。
[功效] 利水，补不足，益气。

贝母

▸中品 植物篇

产地分布：主产四川、青海、甘肃。
成熟周期：花期 6 月，果期 8 月。
形态特征：鳞茎圆锥形或心脏形。表面类白色，较光滑。外层两枚鳞叶大小悬殊，大鳞叶紧裹小鳞叶，小鳞叶露出部分呈新月形，习称“怀中抱月”。
功　　效：清热润肺，化痰止咳。

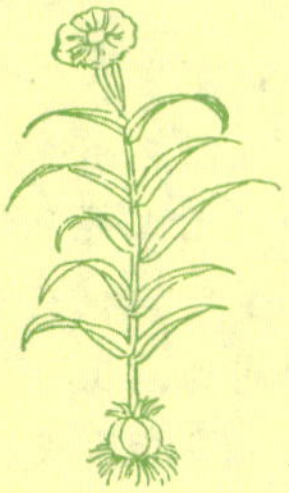

【原文】

贝母，味辛，平。主伤寒烦热；淋沥邪气；疝瘕；喉痹；乳难；金疮风痉。一名空草。

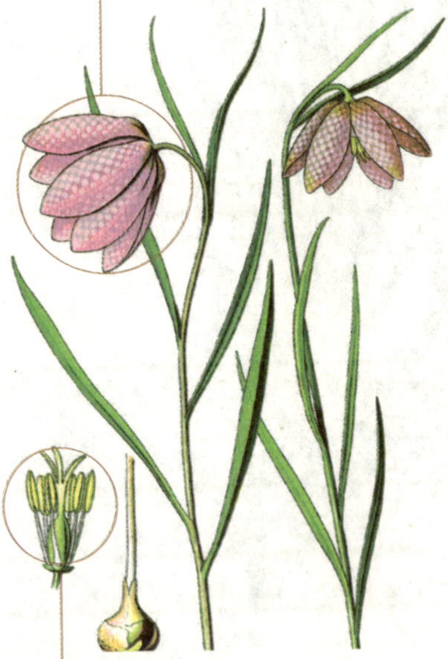
花 [性味] 味辛，性平，无毒。
[功效] 主喉痹乳难，破伤风。
根 [性味] 味辛，性平，无毒。
[功效] 主伤寒烦热，邪气疝瘕。

【译文】

贝母，味辛，性平。主治外感伤寒、内热烦闷，小便淋沥不止、驱除邪气，治疗疝瘕，喉痹，难产，金属所伤而导致的破伤风。又叫作空草。

【集解】

《名医别录》载：贝母生于晋地，十月采根晒干。

苏颂说：现在河中、江陵府、郢、寿、随、郑、蔡、润、滁州都有贝母。它二月长苗，茎细，色青。叶青像荞麦叶，随苗长出。七月开碧绿色花，形如鼓子花。八月采根，根有瓣子，为黄白色，像聚贝子。

贝母根

徐之才说：屯厚朴、白微相使，恶桃花，畏秦艽、莽草，反乌头。

[功效] 疗腹中结实，心下满，洗邪恶风寒，目眩项直，咳嗽，能

止烦热渴，发汗，安五脏，利骨髓。(《名医别录》)

能消痰，润心肺。将其研末与砂糖做成丸，含服，能止咳。烧灰用油调敷，疗人畜恶疮，有敛疮口的作用。(《日华子诸家本草》)

主胸胁逆气，时疾黄疸。研成末用来点眼，可去翳障。用七枚贝母研末用酒送服，治难产及胞衣不出。与连翘同服，主项下瘤瘿。(甄权)

[发明] 陈承说：贝母能散心胸郁结之气。

王好古说：贝母是肺经气分之药。张仲景治疗寒实结胸，外无热证的病人，用三物小陷胸汤，也可以用泻白散，因其方中有贝母。成无己说过，辛味散而苦味泄，桔梗、贝母都有苦辛之味，用来下气。

【百草堂】

从前有一个得了“肺痨病”的孕妇，因为身体虚弱，孩子刚生下来就晕过去了，当她苏醒时孩子已经死了。连生两胎都是这样，公婆和丈夫都十分烦恼。

这时，有个医生从门口经过，看孕妇面色灰沉铁青，断定她肺脏有邪，气力不足，加上生产使力过猛，生下胎儿不能长寿。肝脏缺血，供血不足，产妇晕倒。

医生教丈夫认识了一味草药，让他每天采来给媳妇煎药吃，连续吃三个月，病就能好。三个月后，媳妇果然怀孕，十月临盆，生下一个大胖小子。产妇没有发晕，小孩平安无事，一家人十分高兴。一家人到医生家道谢，并询问这草药的名字，当时这味草药并无名称。医生看到母子平安，便将其命名为“贝母”。

“贝母”这个名字就这样流传下来了。

对症下药

病症	配方	功效
久咳不愈 胃食积聚	贝母去心一两，姜制厚朴半两，蜜调做成如梧子大的丸子，每次用白开水送服五十丸	化痰降气，止咳解郁，消食除胀
鼻出血不止	贝母炮后研为末，用温浆水送服二钱	止血
伤寒烦热	同知母、前胡、麦冬、葛根、甘草	止烦热渴，发汗，安五脏

地榆

▶中品 植物篇

产地分布：主产江苏、浙江。

成熟周期：花果期 7~9 月。

形态特征：叶子对分长出，呈锯齿状，青色。花像椹子，为紫黑色。根外黑里红，像柳根。

功　效：凉血止血，清热解毒。

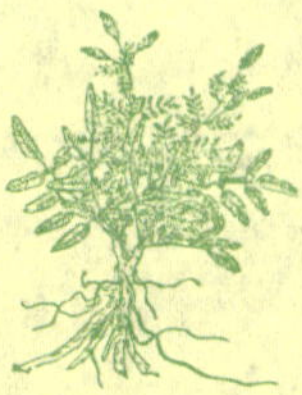

【原文】

地榆，味苦，微寒。主妇人乳痓痛，七伤，带下病；止痛；除恶肉；止汗；疗金疮。生山谷。

【译文】

地榆，味苦，性微寒。主治妇人生产时痉挛抽痛，各种虚损性疾病，带下病，具有止痛，去除腐肉，止汗，治疗金属创伤的功效。产于山中的深谷处。

【集解】

《名医别录》载：地榆生长在桐柏及冤句的山谷中，二月、八月采根晒干用。

苏颂说：现在各处的平原川泽都有地榆。它的老根在三月里长苗，初生时铺在地面，独茎直上，高三四尺，叶子对分长出，像榆叶但窄而细长，呈锯齿状，青色。七月开花像椹子，为紫黑色。它的根外黑里红，像柳根。

陶弘景说：可用来酿酒。山里人在没有茶叶时，采它的叶泡水喝，也很好。叶还能炸着吃。把它的根烧成灰，能够烂石，故煮石方里经常使用它。

地榆根

徐之才说：恶麦门冬，伏丹砂、雄黄、硫黄。

［功效］止脓血，治诸瘘恶疮热疮，补绝伤，疗产后内塞，可制成膏药用疗刀箭创伤。能解酒，除渴，明目。（《名医别录》）

治冷热痢疾、疳积，有很好的效果。（《开宝本草》）

止吐血、鼻出血、便血、月经不止、崩漏及胎前产后各种血证，并治水泻。（《日华子诸家本草》）

治胆气不足。（李杲）

地榆汁酿的酒，可治风痹，且能补脑。将地榆捣汁外涂，用于虎、犬、蛇虫咬伤。（李时珍）

酸赭：味酸。治内伤出血。（《名医别录》）

［发明］李时珍说：地榆除下焦血热，治大小便出血。如果用来止血，取上半截切片炒用。它的末梢能行血，不可不知。杨士瀛曾说："治疗各种疮，

叶［性味］味苦，性微寒，无毒。
［功效］作饮代茶，甚解热。

花［性味］味苦，性微寒，无毒。
［功效］止吐血、鼻出血、便血、月经不止。

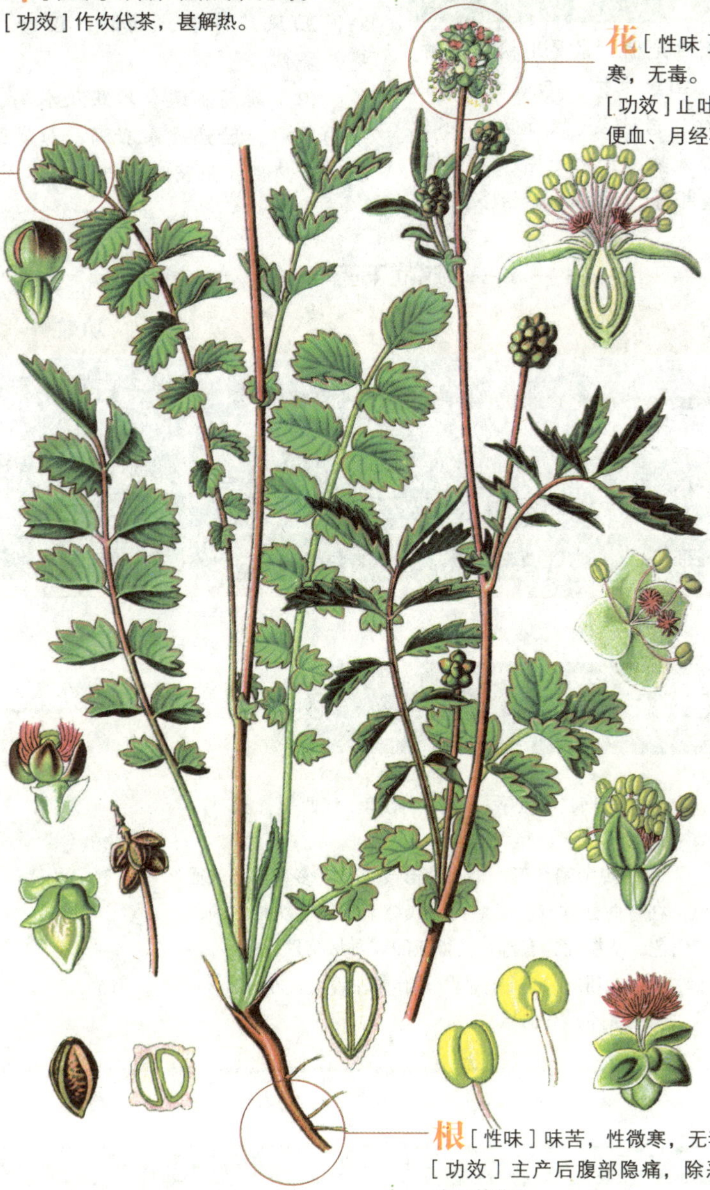

根［性味］味苦，性微寒，无毒。
［功效］主产后腹部隐痛，除恶肉，疗刀箭伤。

疼痛的加用地榆，伴瘙痒的加黄芩。”

【百草堂】

地榆有白地榆、鼠尾地榆、地榆、马连鞍薯、山红枣根、赤地榆、紫地榆、枣儿红、岩地芨、红地榆、水橄榄根、花椒地输、线形地榆、水槟榔、山枣参、黄根子、蕨苗参等诸多别称。

地榆具有凉血止血，清热解毒的功效。可治疗吐血，衄血，血痢，崩漏，肠风，痔漏，痈肿，湿疹，金疮，烧伤。

但是此药不适合虚寒及水泻、白痢的人群，胎产虚寒泄泻、血崩脾虚泄泻者禁用，用药时忌与麦门冬同服。

对症下药

病症	配方	功效
血痢不止	地榆煮汁饮服，每次服三合	凉血上血，清热解毒
赤白下痢	地榆一斤，水三升，煮取一升半，去渣后熬成膏，每次空腹服三合，一天两次	止血止痢，清热解毒
小儿湿疮	用地榆煎成浓汁，每天外洗二次	散湿热、去疮毒

防己

中品 植物篇

产地分布：主产于浙江、安徽、湖北、湖南、江西等省。

成熟周期：花期5~6月，果期7~9月。

形态特征：呈不规则圆柱形，半圆柱形或块状，多弯曲。表面淡灰黄色，在弯曲处常有深陷横沟而成结节状的瘤块样。断面平坦，灰白色，富粉性，有排列较稀疏的放射状纹理。

功　　效：利水消肿，祛风止痛。用于水肿脚气，小便不利，湿疹疮毒，风湿痹痛；高血压。

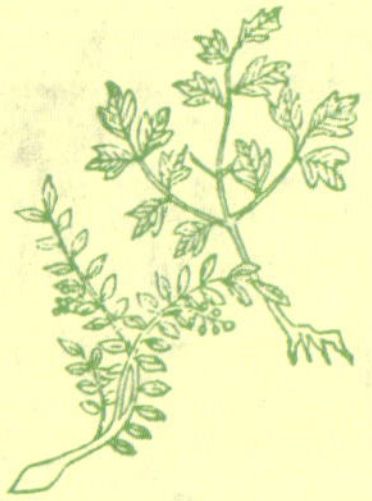

【原文】

防己，味辛，平。主风寒温疟，热气诸痫；除邪，利大小便。一名解离。生川谷。

【译文】

防己，味辛，性平。主治外感风寒、温疟，身体发热，各种痫症，能祛除热邪，使人小便通利。又叫作解离。

产于河流的谷地处。

【百草堂】

防己自古以来分为汉防己和木防己两大类，汉防己主水气，木防己主风气。

防己用于风湿痹痛，多配伍薏苡仁、滑石、蚕砂等清热除湿之品。对寒湿痹痛，须用温经止痛的肉桂、附子等药同用。用于水肿、小便不利等症，可与椒目、葶苈子、大枣等配伍同用。若属虚证，常与黄芪、茯苓、白术等配伍。

牡丹

▸中品 植物篇

产地分布：产于河南洛阳、陕西西安、山东菏泽以及四川彭州等地。

成熟周期：花期 4~5 月。

形态特征：根系肉质强大，少分枝和须根。株高 1~3m，花单生茎顶，花径 10~30cm，花色有白、黄、粉、红、紫及复色，有单瓣、复瓣、重瓣和台阁性花。

功　　效：利关节，通血脉，散扑损瘀血，续筋骨，除风痹。

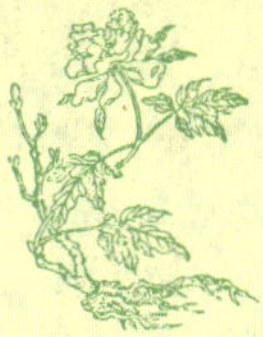

【原文】

牡丹，味辛，寒。主寒热；中风瘈疭、痉、惊、痫邪气；除症坚，瘀血留舍肠胃；安五脏；疗痈疮。一名鹿韭，一名鼠姑。生山谷。

【译文】

牡丹，味辛，性寒。主治身体的恶寒发热，中风抽搐痉挛，惊恐癫痫等邪气，具有消散瘀血，治疗肠胃留滞不通，安宁五脏，消除痈疮的功效。又叫作鹿韭、鼠姑。产于山中的深谷处。

【集解】

《名医别录》载：牡丹生长在巴郡山谷中及汉中，二月、八月采根阴干。

寇宗奭说：牡丹只以山中单叶花红的根皮入药最好，市面上多用桔梗皮来冒充。

李时珍说：牡丹只取红白单瓣的入药。那些千叶异品，都是人巧所致，气味不纯，不可入药用。《花谱》上载，丹州、延州以西及褒斜道中最多，与荆棘无异，当地人取来当作薪。它的根入药最好。凡栽种牡丹的人，都在根下入白敛末避虫，坑内点硫黄杀虫。

牡丹根及皮

[修治] 雷敩说：采根晒干，用铜刀劈破去骨，锉成大豆大小，用清酒拌蒸，从巳时至未时，晒干收用。

王好古说：性寒，味苦、辛，阴

中微阳，入手厥阴、足少阴经。

徐之才说：畏贝母、大黄、菟丝子。

《日华子诸家本草》载：忌蒜、胡荽，伏砒霜。

[功效] 除时气头痛，邪热五劳，劳气头腰痛，风噤癫疾。(《名医别录》)

久服可轻身长寿。《吴普本草》

治冷气，散各种痛症，疗女子经脉不通，月经淋漓腰痛。(甄权)

能利关节，通血脉，散扑损瘀血，续筋骨，除风痹，落胎下胞，疗产后一切冷热血气。(《日华子诸家本草》)

治神志不足，无汗骨蒸，鼻出血、吐血。(张元素)

有和血、生血、凉血的作用，治血中伏火，除烦热。(李时珍)

[发明] 张元素说：牡丹为天地之精，群花之首。叶为阳，主发生。花为阴，主成实，丹为赤色，属火，所以能泻胞宫之火。四物汤加用它，治妇人骨蒸。

李时珍说：牡丹皮治手足少阴、厥阴四经血分伏火（即相火），古方唯以丹皮治相火，故张仲景肾气丸中用本品。后人专用黄檗治相火，而不知丹皮的功效更胜。这是千载的奥秘，而人们并不知道，今提出以供参考。牡丹中红花主通利，白花善补益，这也较少有人知道，须注意区分。

【百草堂】

李时珍说："以色丹者为上，虽结子而根上生苗，故谓之牡丹。"

"天香国色擅名久，艳艳妩媚更可怜。自与洛神魂共附，无人笔下不牡丹。"相传，武则天称帝后，为贺太平盛世，显示帝威浩大，在正值严冬之时，乃令百花齐放，百花不敢违旨，唯有牡丹以为不合时宜，抗旨不从，武则天怒斥它胆大妄为，便将它从长安贬到洛阳，与可怜的洛神为伍。牡丹谪居洛阳并不气馁，仍然奋发有为，开得更好，终成天下第一。

从此，每到谷雨时节，洛阳就有牡丹盛会。宋代大文豪欧阳修为此盛会写诗作志。其诗曰："洛阳地脉花最宜，牡丹尤为天下奇。"其志曰："时值牡丹盛会，士庶竞为遨游。"

对症下药

病症	配方	功效
疝气，觉气胀不能动	牡丹皮、防风等份，研为末，每次用酒送服二钱	治冷气，散各种痛症
伤损瘀血	牡丹皮二两，虻虫二十一枚，熬后共捣末，每天早晨用温酒服方寸匕	利关节，通血脉，散扑损瘀血
下部生疮已破溃	取牡丹末用开水送服方寸匕，一天三次	通血脉，散扑损瘀血，续筋骨

花 [性味] 味辛，性寒，无毒。
[功效] 神志不足，无汗骨蒸，鼻出血，吐血。

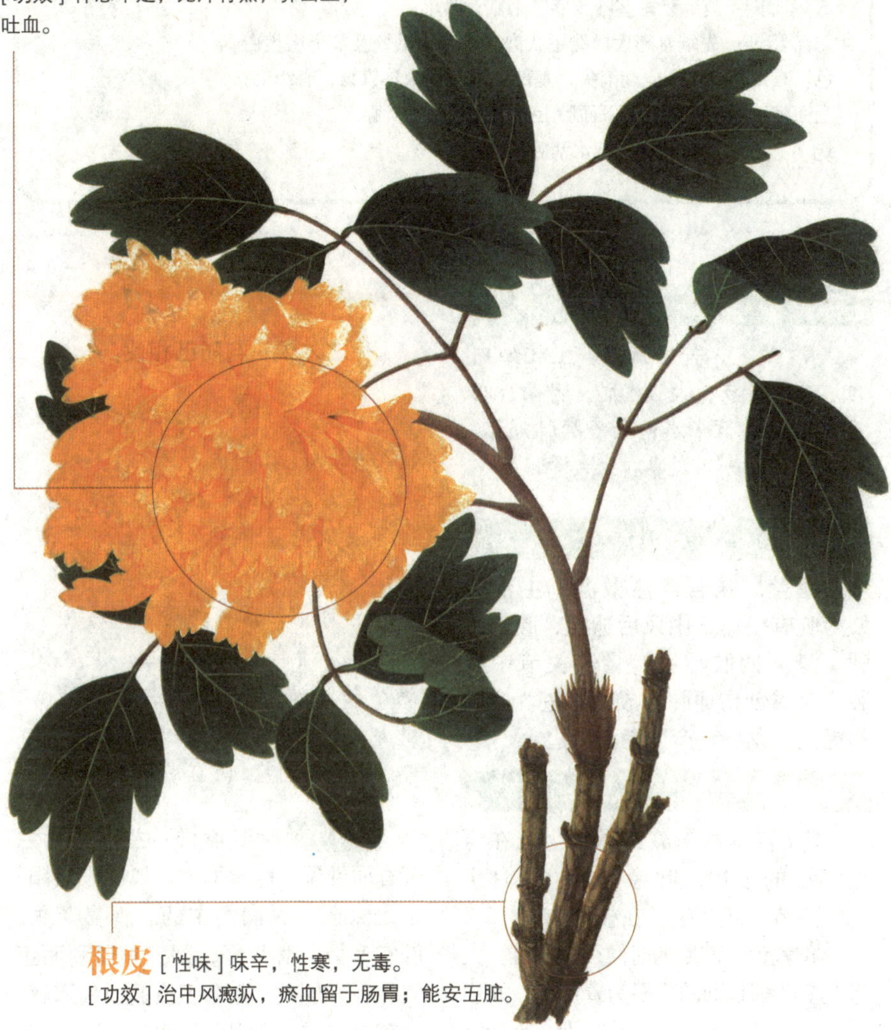

根皮 [性味] 味辛，性寒，无毒。
[功效] 治中风瘛疭，瘀血留于肠胃；能安五脏。

泽兰

▶中品 植物篇

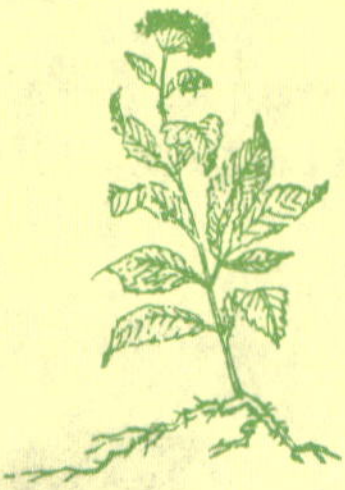

产地分布：主产于江苏、浙江、安徽。

成熟周期：夏、秋季茎叶茂盛时采割，晒干。

形态特征：先端常膨大成纺锤状肉质块茎。沿棱及节上密生白色。有短柄或玩柄先端渐尖，基部楔形，边缘具锐锯，有缘毛，上面密被刚毛状硬毛，下面脉上被刚毛状硬毛及腺点。

功　　效：活血化瘀，行水消肿。

【原文】

泽兰，味苦，微温。主乳妇内衄、中风馀疾；大腹水肿，身面、四肢浮肿，骨节中水；金疮痈肿疮脓。一名虎兰，一名龙枣。生大泽傍。

【译文】

泽兰，味苦，性微温。主治产妇内脏有瘀血，中风后遗症，腹部水肿，身面四肢浮肿，骨骼关节中水肿，金属创伤痈肿形成的脓疮。又叫作虎兰、龙枣。产于湖泊岸边。

【集解】

《吴普本草》载：泽兰生长在低洼潮湿的水边，叶像兰草，二月生苗，赤节，四叶生长在枝节间。

雷敩说：使用的时候须辨雌雄。大泽兰茎叶都是圆的，根为青黄色，能生血调气。它与小泽兰迥然有别。小泽兰叶上有斑，根头尖，能破血，通久积。

李时珍说：《吴普本草》说的是真泽兰，雷敩所说的大泽兰是兰草，小泽兰才是泽兰。

泽兰叶

徐之才说：与防己相使。

［功效］治产后、外伤瘀血症。（《名医别录》）

治产后腹痛、生育过多所致气血不足成虚劳消瘦，妇人血淋腰痛。（甄权）

治产前产后各种病，能通九窍，利关节，养气血，破瘀血，消癥瘕，通小肠，长肌肉，散跌打损伤瘀血，此刻鼻出血、吐血，头风目痛，妇人劳瘦、男子面黄。（《日华子诸家本草》）

［发明］李时珍说：兰草、泽兰气香而性温，味辛而散，属阴中之阳，是足太阴、厥阴经主药。脾喜芳香，肝宜辛散。脾气舒，则三焦通利而正气和；肝郁散，则营卫流通而病邪解。兰草走气道，所以能利水道，除痰积，杀蛊辟恶，为消渴良药。泽兰走血分，所以能治水肿，涂痈毒，破瘀血，消癥瘕，为妇科重要的药物。两药虽属同一类但功用有别，正如赤、白茯苓，

赤、白芍药，有补泻的不同。

【百草堂】

泽兰是一味妇科良药，同时对中风、水肿、痈肿都有很好的疗效。

泽兰名字的由来，传说与它生长的环境和自身形态有关。泽兰通常生长在沼泽、湿地附近，又因其叶如兰花，所以被称为泽兰。泽兰的叶子有淡淡的香气，陶弘景称其叶能用来煎油，但人们更多地是将它煮作浴汤洗澡，据说对身体大有裨益。

对症下药

病症	配方	功效
产后水肿，血虚浮肿	泽兰、防己等份，研为末，每次用醋汤送服二钱	消肿胀，养气血
小儿褥疮	将泽兰嚼烂，贴敷于疮上，效果好	破瘀血，消癥瘕
疮肿初起，损伤瘀肿	用泽兰捣烂外敷患处，有效	活血化瘀

紫葳

▶中品 植物篇

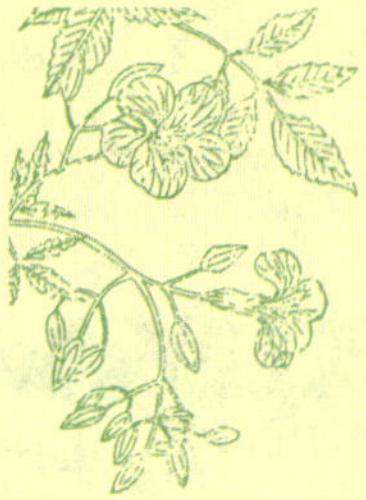

产地分布：广东、福建南部有产。

成熟周期：花期6~9月。

形态特征：株高约20m。树皮灰褐色，呈细条状纵裂。叶对生，奇数羽状复叶，小叶7~9枚。顶生聚伞花序或圆锥花序，花大型，漏斗状，外橘黄，内鲜红色。

功　　效：行血去瘀，凉血祛风。

【原文】

紫葳，味酸，微寒。主妇人产乳余疾，崩中，癥瘕血闭，寒热羸瘦；养胎。生川谷。

【译文】

紫葳，味酸，性微寒。主治女子产后的各种后遗症，崩中下血，癥瘕、闭经，身体发寒发热，羸弱消瘦，具有养胎的作用。产于河流的谷地之处。

【百草堂】

紫葳别名女藏花、凌霄、凌霄花。

凌霄花为多年生木质藤本，有硬骨凌霄和凌霄之分。凌霄花适应性较强，不择土，枝丫间生有气生根，以此攀缘于山石、墙面或树干向上生长，多植于墙根、树旁、竹篱边。

凌霄花是一种中草药。传说古时有个叫凌霄的姑娘，她和家丁柳明全情投意合、私订终生。怎奈其父亲嫌贫爱富，劝说不成，竟活活将柳明全打死埋葬野外。柳明全死后化作河畔的垂柳，远望就像一串串泪珠在随风飘扬。凌霄得知也殉情而死，变为一株凌霄花攀缘在柳枝上，两人终于可以相偎相依，常相厮守了。

猪苓

▶中品 植物篇

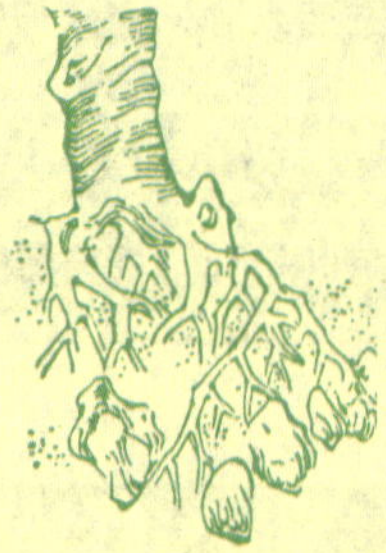

产地分布：陕西、云南、内蒙古、吉林、黑龙江、河北、山西等地。

成熟周期：南方全年皆采，北方以夏、秋两季为多。

形态特征：菌核体呈块状或不规则形状。整个菌核体由多数白色菌丝交织而成；菌丝中空，极细而短。子实体生于菌核上，伞形或伞状半圆形，常多数合生，表面深褐色，中部凹陷，呈放射状，孔口微细，近圆形；担孢子广卵圆形至卵圆形。

功　　效：利尿渗湿。

【原文】

猪苓，味甘，平。主痎疟；解毒；蛊疰不祥；利水道。久服轻身耐老。一名猳猪屎。生山谷。

【译文】

猪苓，味甘，性平。主治痎疟，能解毒，可消除蛊毒、鬼疰等秽浊之气，可使水道通利。长期服用能使身体轻巧、延缓衰老。又叫作猳猪屎。产于山中的深谷处。

【百草堂】

猪苓又名野猪苓、野猪粪、猪屎苓、鸡屎苓、地乌桃。为多孔菌科真菌猪苓的菌核。

猪苓具有利水渗湿的功效，用于小便不利、水肿胀满、泄泻、淋浊、带下。

白棘 ▸中品 植物篇

产地分布：产于河流的谷地之处。
主　　治：心腹部疼痛，痈肿破溃流脓。
成熟周期：4 月采实。
功　　效：消肿排脓止痛。

【原文】

白棘，味辛，寒。主心腹痛，痈肿溃脓；止痛。一名棘针。生川谷。

【译文】

白棘，味辛，性寒。主治心腹部疼痛，痈肿破溃流脓，具有止痛的功效。又叫作棘针。产于河流的谷地之处。

【百草堂】

白棘是酸枣树的针刺，《说文解字》中说："棘，小枣丛生者。"白棘对于痈肿溃脓有很好的疗效。据说小便尿血，可用白棘煮后服用，效果很好；小儿丹肿和痈前痔漏，则用水煮白棘根汁来洗搽；痈肿有脓，用白棘烧灰服用，一夜之间，肿即可出头。

龙眼 ▸中品 植物篇

产地分布：主要分布于广西、广东、福建和台湾等地。
成熟周期：花期 3~4 月，果期 7~8 月。
形态特征：树体高大。多为偶数羽状复叶，小叶对生或互生；圆锥花序顶生或腋生；果球形，种子黑色，有光泽。
功　　效：壮阳益气，补益心脾，养血安神，润肤美容。

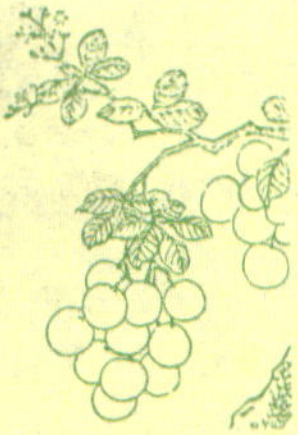

【原文】

龙眼，味甘，平。主五脏邪气；安志，厌食。久服强魂聪明，轻身不老，通神明。一名益智。生山谷。

【译文】

龙眼，味甘，性平。主治五脏之中的邪气，具有使精神安定，治疗厌食症的功效。长期服用能使人精神焕发、耳聪目明，身体轻巧、延缓衰老，神志清醒。又叫作益智。产于山中的深谷处。

【集解】

苏颂说：今闽、广、蜀地出荔枝的地方都有龙眼。龙眼树高二三丈，像荔枝而枝叶微小，冬季不凋。春末夏初，开细白花。七月果实成熟，壳为青黄色，有鳞甲样的纹理，圆形，大如弹丸，核像木梡子但不坚，肉薄于荔枝，白而有浆，甘甜如蜜。龙眼树结果实非常多，每枝结二三十颗，成穗状像葡萄。

李时珍说：龙眼为正圆形。龙眼树性畏寒，白露后才可采摘，果实可晒焙成龙眼干。

果实

［性味］味甘，性平，无毒。

苏恭说：味甘、酸，性温。

李鹏飞说：生龙眼用开水淘过食，不动脾。

［功效］除蛊毒，去三虫。（《蜀本草》）

能开胃健脾，补虚长智。（李时珍）

［发明］李时珍说：食品以荔枝为贵，而补益则以龙眼为良。因为荔枝性热，而龙眼性平和。严用和《济生方》治思虑过度伤心脾有归脾汤。

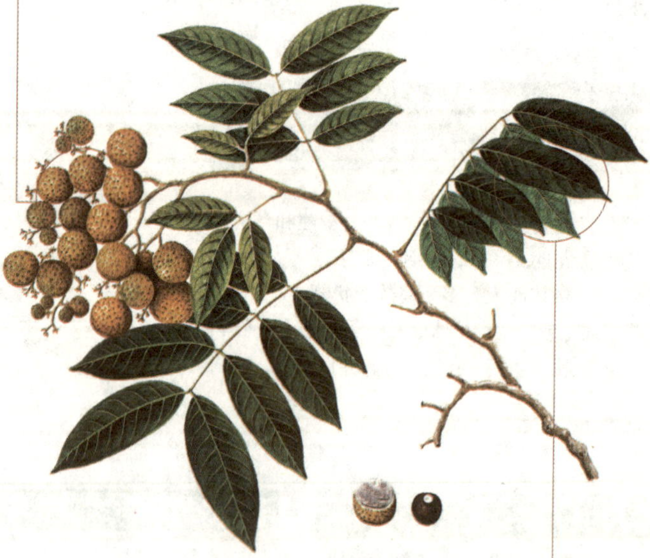
果实［性味］味甘，性平，无毒。
［功效］主五脏邪气，能安志，治厌食。
叶［性味］性平，味甘，无毒。
［功效］能开胃健脾，补虚长智。

【百草堂】

传说古代江南某地有一个钱员外，连取三房妻室，年过半百才得一子。因晚年得子，全家都对这个宝贝儿子十分溺爱。

儿子因为娇生惯养又挑食偏食，长得又瘦又矮，十岁的时候看上去仍像四五岁。钱员外看在眼里急在心中。这时来了位远房亲戚，告诉钱员外吃龙眼可使孩子健壮起来，而且讲了龙眼的来历。

哪吒打死了东海龙王的三太子，并将龙眼挖出。这时正好有个叫海子的穷孩子生病，哪吒便把龙眼让他吃了。海子吃了龙眼之后病好了，长成彪形大汉，活了一百多岁。海子死后，他的坟上长出一棵树，树上结满了像龙眼一样的果子。

从此东海边家家种植龙眼树，人人皆食龙眼肉。

钱员外立即派人去东海边采摘龙眼，并加工制作成龙眼肉，蒸给儿子吃。儿子吃后果然身强体壮起来。

木兰

▸中品 植物篇

产地分布：原产我国中部，现在各省区均有栽培。

成熟周期：花期 4~5 月，果期 9~10 月。

形态特征：落叶小乔木，木质有香气，小枝紫褐色，芽有细毛。单叶，互生，倒卵状椭圆形；有托叶痕。花两性，单生，顶生，外面紫红色，内面近白色；雌雄蕊多数，雌蕊群无柄。果实矩圆形。根肉质。

功　　效：软坚散结。

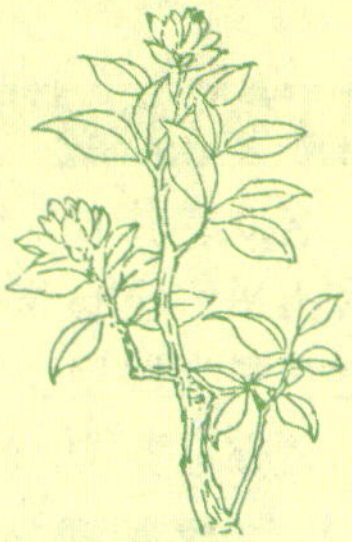

【原文】

木兰，味苦，寒。主身大热在皮肤中，去面热赤皰；酒皶，恶风，癫疾，阴下痒湿；明耳目。一名林兰。生川谷。

【译文】

木兰，味苦，性寒。主治皮肤严重发热，能去除面部积热引起的红疙瘩，治疗酒糟鼻，恶风，癫疾，阴部湿痒，能使人耳聪目明。又叫作林兰。产于河流的谷地之处。

【百草堂】

木兰治酒疸，酒皶面疱，阴下湿痒，癫病，重舌，痈疽，水肿。内服，研末；外用，煎水洗或醋浸含漱。

对于治疗酒疸，心懊痛，小便黄，用黄芪二两，木兰一两，碾成末，用酒服下，每天三次有很好的效果。

合欢

▶中品 植物篇

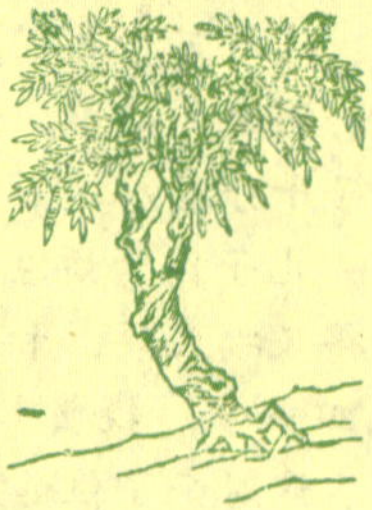

产地分布：产于我国黄河流域及以南各地。

成熟周期：花期6月，果期9~11月。

形态特征：落叶乔木，高4~15m。羽片4~12对，小叶10~30对，长圆形至线形，两侧极偏斜。花序头状，多数，伞房状排列，腋生或顶生；花淡红色。荚果线形，扁平，幼时有毛。

功　　效：安神、活血、止痛。

【原文】

合欢，味甘，平。主安五脏，利心志，令人欢乐无忧。久服轻身，明目，得所欲。生山谷。

【译文】

合欢，味甘，性平。主要功效是安和五脏，宁心养志，使人快乐而无忧愁。长期服用能使身体轻巧，增强视力，心想事成。产于山中的深谷处。

【百草堂】

相传很久以前泰山脚下有个村子，村里有位何员外。何员外晚年生得一女，女儿生得聪明貌美，夫妻俩视其如掌上明珠。

一年清明，何姑娘去南山烧香，回来便得了一种精神恍惚病，整日茶饭不思，吃了很多药，都不见效。何员外悬赏千金为女儿治病。一位精通医术的穷秀才正因进京赶考没有盘缠而苦恼，听说此事后就决定试一试。原来小姐得的是相思病，这位秀才正是她清明节在南山见到的让自己心动的白面书生，今日一见，不治也好了大半。

秀才不知小姐心事，诊脉后告知员外小姐的病是心思不遂，忧思成疾，情志郁结所致。又说南山上有一棵树，人称“有情树”，昼开夜合，其花如丝，可以清心解郁，定志安神，煎水饮服，可治小姐疾病。何员外赶快派人找来药给小姐服用了，小姐的病果然好了起来。一来二往，秀才也对小姐有了情意。不久，秀才进京应试，金榜高中，回来便和小姐结成了夫妻。后来，人们便把这种树叫作合欢树，这花也就叫合欢花了。

梅实

▶中品 植物篇

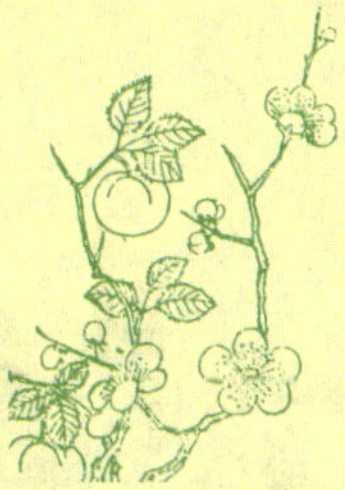

产地分布：全国各地都有栽培。

成熟周期：花期 3 月，果期 5~6 月。

形态特征：小枝绿色，无毛。叶片宽卵形或卵形，顶端长渐尖，基部宽楔形或近圆形，边缘有细密锯齿，背面色较浅。花白色或淡红色，芳香；核果近球形，两边扁，有纵沟，绿色至黄色，有短柔毛。

功　　效：能止渴调中，去痰，治疟瘴，止吐逆霍乱，除冷热下痢。

【原文】

梅实，味酸，平。主下气，除热烦满，安心；肢体痛；偏枯不仁死肌；去青黑痣、恶肉。生川谷。

【译文】

梅实，味酸，性平。主要功效是下气，消除发热和胸中烦满，具有安心养神，消除肢体疼痛，治疗偏枯半身不遂，肌肉麻木不仁的功效，并能去除面部青黑痣及腐恶肉。产于河流的谷地之处。

【集解】

李时珍说：按陆玑《诗义疏》所载，梅属于杏类，树、叶都有些像杏。梅叶有长尖，比其他树先开花。它的果实味酸，晒干成脯，可加到汤羹、肉羹中，也可含在嘴里吃，能香口。采半黄的梅子用烟熏制后为乌梅；青梅用盐腌后晒干，为白梅。也可将梅蜜煎，或用糖腌后制成果脯食用。取熟梅榨汁晒后成梅酱。只有乌梅、白梅可以入药。梅酱夏季可用来调水喝，能解暑渴。

《日华子诸家本草》载：多食损齿伤筋，蚀脾胃，使人发膈上痰热。服黄精的人忌食。吃梅后牙酸痛，嚼胡桃肉可解。

李时珍说：梅，花开于冬季而果实成熟于夏季，得木之全气，故其味最酸。

【百草堂】

梅花是一种蔷薇科樱桃属植物，在我国已有三千多年的栽培历史，早在《诗经》中就有关于梅花的记载。人们把松、竹、梅称作“岁寒三友”，尊梅、兰、竹、菊为“四君子”。

梅花，冰中育蕾，雪中开花，凌霜傲雪，独步早春。赶在东风之前，向人们传递着春的消息，被誉为“东风第一枝”，历来被人们当作崇高品

果实［性味］味酸，性平，无毒。

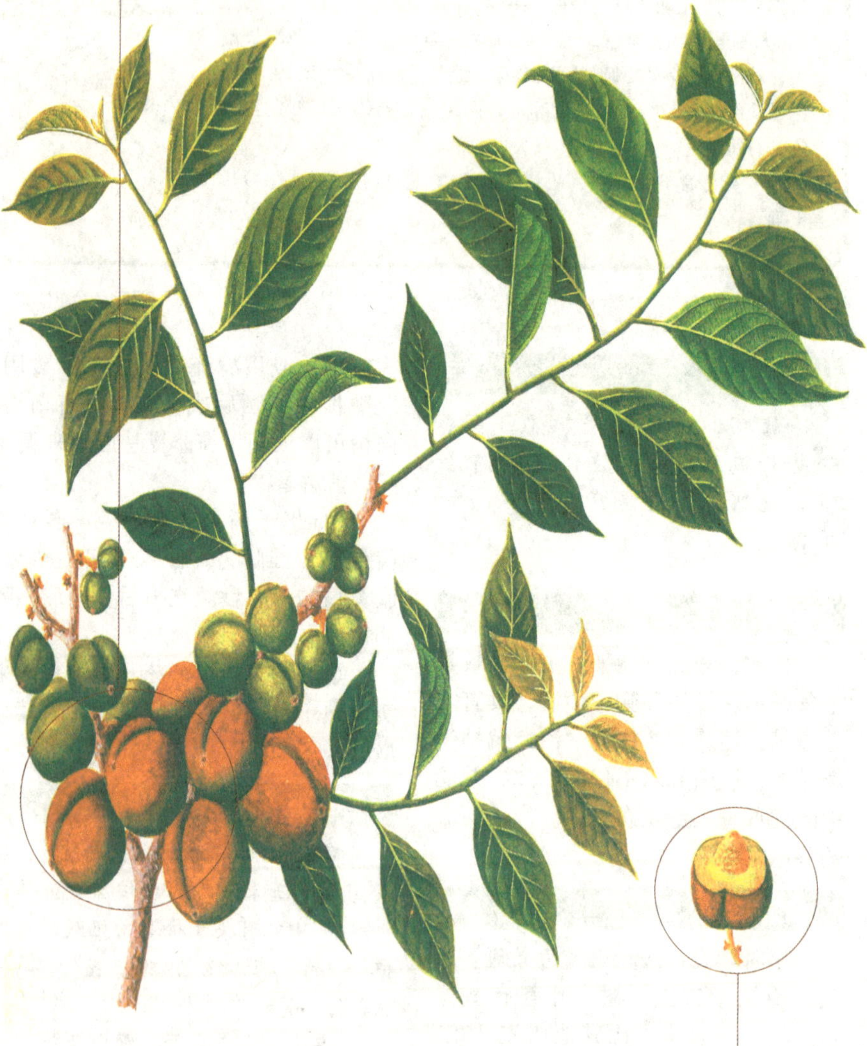

核仁［性味］味酸，性平，无毒。
［功效］明目，益气，不饥。

格和高洁气质的象征，因此，梅花深受人们的喜爱，文人墨客也喜欢赏梅。咏梅诗句更是不绝于耳，“遥知不是雪，为有暗香来”“零落成泥碾作尘，只有香如故”“百花敢向雪中出，一树独先天下春”“一朵忽先变，百花皆后香，欲传春消息，不怕雪埋藏”。

梅除作观赏外，其花、果实还可以入药。梅花具有舒肝除烦、和胃化痰之功效，主治肝胃气痛，郁闷心烦，瘰疬等症；梅实具有下气、除热、安心之功，治疗肢体疼痛麻木。

五加皮

▶中品 植物篇

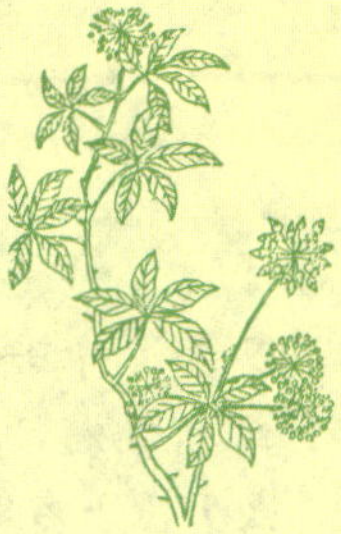

产地分布： 华东、华中、华南及西南。

成熟周期： 果10月成熟。

形态特征： 灌木，枝无刺或在叶柄基部有刺，掌状复叶在长枝上互生，在短枝上簇生；伞形花序单生于叶腋或短枝的顶端，花瓣5，黄绿色；花柱2或3，分离至基部。果近于圆球形，熟时紫黑色。

功　　效： 补虚劳、治脚气、散风湿。

【原文】

五加皮，味辛，温。主心腹疝，气腹痛；益气疗躄；小儿不能行；疽疮；阴蚀。一名豺漆。

【译文】

五加皮，味辛，性温。主治胸腹痛，能增益气血，治疗下肢痿弱，小儿不能行走，还可以治疗疽疮、阴蚀等症。又叫作豺漆。

【百草堂】

传说很久以前，海龙王的五公主下凡来到人间，与凡人相爱结为夫妻。因凡人家境贫寒，为生活驱使，五公主提出要酿造一种能健身治病的酒，凡人不知如何酿制，五公主便唱了一首歌：“一味当归补心血，去瘀化湿用妄黄。甘松醒脾能除恶，散滞和胃广木香。薄荷性凉清头目，木瓜舒络精神爽。独活山楂镇湿邪，风寒顽痹屈能张。五加树皮有奇香，滋补肝肾筋骨壮，调和诸药添甘草，佛手玉竹不能忘。凑足地支十二数，增增减减皆妙方。”歌中道出十二种中草药材的名称。凡人照此制作，终于酿成五加皮酒。酒面世后，庶民百姓、达官显贵，闻香品饮，甘醇味美，身心舒畅、祛疾健体，声誉四海，千百年来，名传遐迩。

卫矛

▶中品 植物篇

产地分布：长江下游各省至吉林都有分布。

成熟周期：花期 4~6 月，果熟期 9~10 月。

形态特征：灌木。小枝四棱形。叶对生，叶片倒卵形至椭圆形，两头尖，很少钝圆，边缘有细尖锯齿；早春初发时及初秋霜后变紫红色。花黄绿色，常 3 朵集成聚伞花序。蒴果棕紫色，种子褐色，有橘红色的假种皮。

功　　效：破血，止痛，通经，泻下，杀虫。

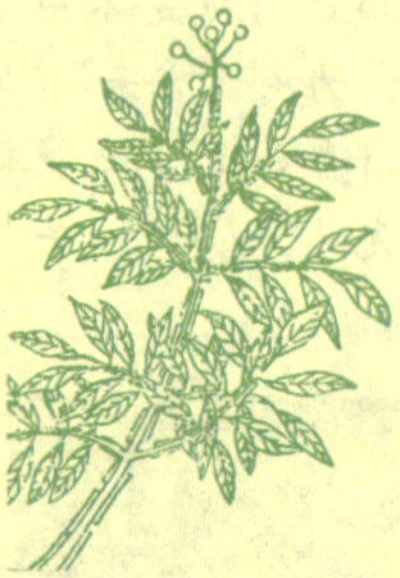

【原文】

卫矛，味苦，寒。主女子崩中下血，腹满汗出；除邪，杀鬼毒、蛊疰。一名鬼箭。生山谷。

【译文】

卫矛，味苦，性寒。主治女子子宫崩漏出血，腹部胀满，出虚汗，具有除邪解毒，治疗蛊毒、鬼疰的功效。又叫作鬼箭。产于山中的深谷处。

【百草堂】

卫矛枝翅奇特，秋叶红艳耀目，枝翅如箭羽，果实成熟裂开后也非常红，看上去十分美观，堪称观赏佳木。

作为中药卫矛治疗产后败血有非常好的效果，选用当归、卫矛、红蓝花等量用酒煎至七成，饭前温服，疗效十分显著。

中品

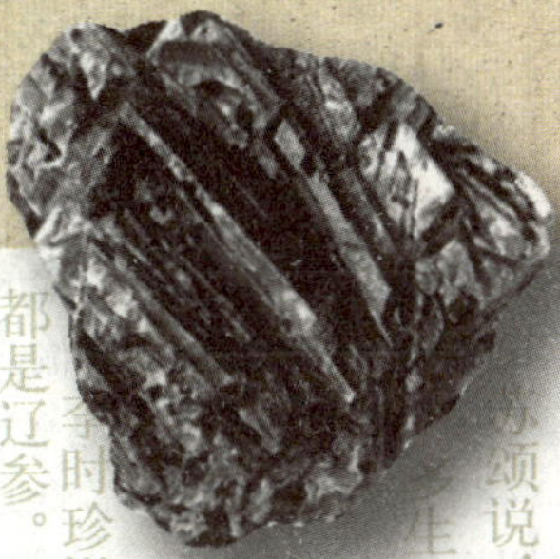

矿物篇

雄黄

▸中品 矿物篇

【原文】

雄黄，味苦，平。主寒热鼠瘘、恶疮，疽、痔死肌；杀精物恶鬼邪气；百虫毒；胜五兵。炼食之，轻身神仙。一名黄金石。生山谷。

【译文】

雄黄，味苦，性平。主治伤寒发热、鼠瘘，恶疮，疽、痔有肌肤麻木坏死；治疗精神失常症，驱除邪气，杀灭虫毒，功效胜于五种兵器。炼制后服用，可使人身体轻巧，精神爽利。又叫作黄金石。产于山中的深谷处。

【集解】

《名医别录》载：雄黄生于武都山谷，敦煌山脉的向阳面。随时可采。

李时珍说：武都水窟所产的雄黄，北人拿来充丹砂，但研细末后色呈黄。据《丹房镜源》说：雄黄千年可化为黄金。武都所产的质量最佳，西北各地稍次。磁铁色的质量好，鸡冠色的质量稍次。

雷敩说：凡用雄黄，勿用臭黄，气臭。黑鸡黄，颜色如乌鸡头；夹腻黄，一重黄，一重石，并不能用。真雄黄，似鹧鸪鸟肝色的质量好。

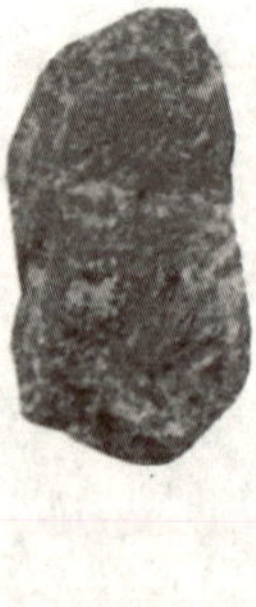

[修治] 孙思邈说：凡服用武都雄黄，必须用油煎九日九夜，才可入药，否则有毒。一定要谨慎使用，不要生用。

李时珍说：另有一法，用米醋加入萝卜汁煮干，效果也好。

[性味] 味苦，性平、寒，有毒。

土宿真君说：南星、地黄、莴苣、五加皮、紫河车、地榆、五叶藤、黄芩、白芷、当归、地锦、鹅肠草、鸡肠草、苦参、鹅不食草、圆桑、猬脂，都可制雄黄。

[功效] 疗疥虫䘌疮、目痛、鼻中息肉以及绝筋破骨。治全身关节疼痛，积聚癖气，中恶、腹痛、鬼疰，解诸蛇、虺毒及藜芦毒，使人颜面润泽。(《名医别录》)

主疥癣风邪，祛山岚瘴气，治疗癫痫及一切虫兽伤。(《日华诸家本草》)

能搜肝气，泻肝风，消涎积。(王好古)

治疗寒热疟疾、伏暑泻痢、酒饮成癖、惊痫、头风眩晕，化腹中瘀血，驱杀痨虫疳虫。(李时珍)

[发明]《抱朴子》中说：将雄黄带在身上进入山林，就不畏惧蛇。如被蛇咬伤，用少许雄黄敷伤口，很快就会好。吴楚之地，暑湿之气郁蒸，

多毒虫及射工、砂虱之类毒物，只需要用雄黄、大蒜等份共捣烂做一丸佩戴，若已被毒物刺中，涂擦也有良效。

寇宗奭说：将雄黄焚烧，蛇嗅气都远远离去。

李时珍说：雄黄是治疮解毒的要药，入肝经气分，故肝风、肝气、惊痫痰涎、头痛眩晕、暑疟泻痢积聚等病症，用它有良效。还能化血为水。但是方士炼制雄黄服食，并夸大它的作用，因此中雄黄毒的人也很多。

【百草堂】

农历五月五日为端午节，又称端节、端五、端阳、重午、蒲节、天中节。

端午节的习俗是，家家门口要插艾，吃粽子和鸡蛋，有些地方还喝雄黄酒。

民间有这样一首歌谣："今日端午节，蝎子你听着，只许墙上爬，不许把人蜇。"之所以喝雄黄酒就是因为雄黄能解百虫之毒，还具有"杀精物恶鬼邪气"的神奇功效。儿童不喝酒，便在耳朵和鼻孔里抹上一点儿。妇女也喜欢用雄黄涂抹耳鼻，意在驱邪防病。

雌黄 ▸中品 矿物篇

【原文】

雌黄，味辛，平。主恶疮，头秃，痂疥；杀毒虫虱，身痒，邪气诸毒。炼之久服轻身，增年不老。生山谷。

【译文】

雌黄，味辛，性平。主治恶疮、头秃疮、痂疥疮，具有杀灭毒虫、虱子，治疗身体瘙痒，祛邪气、解除各种毒性的功效。炼制后长期服用，能够使人身体轻巧，延年益寿。产于山中的深谷处。

【集解】

李时珍说：按照独孤滔的《丹房镜源》所载，山的背阳面所产的是雌黄。黑色，质轻干，如烧焦的锡块。或者臭黄，质硬而无外衣。检验的方法：只放在指甲上摩擦，使指甲上色的为好。另法，以其划烧后的熨斗底面，有一道红黄线的好。外来品中，以血色的质量上等，湖南南部的稍次

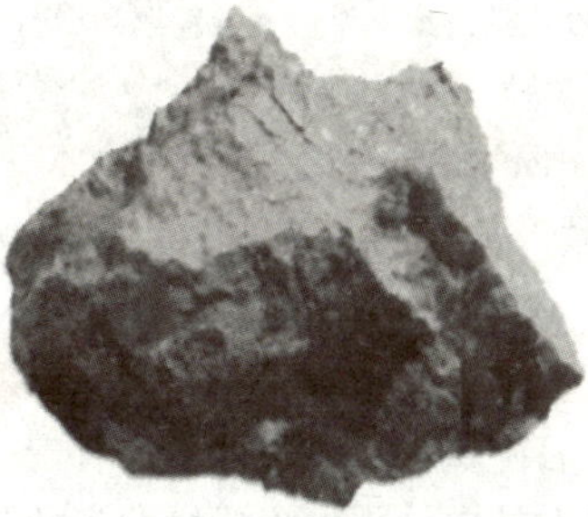

一些，青色的尤好。状如叶子的为上品。炼制黄金没有雌黄不得，它还能熔冶五金、干汞，转化硫黄，制炼粉霜。

[性味] 味辛，性平，有毒。

《名医别录》说：大寒，不入汤用。

土宿真君说：芎䓖、地黄、独帚、益母草、羊不食草、地榆、五加皮、瓦松、冬瓜汁，都可制伏雌黄的毒性。另外，雌黄遇铅及胡粉则变为黑色。

[功效] 腐蚀鼻中息肉，治阴部䘌疮、身面白驳，散皮肤死肌，去恍惚邪气，解蜂蛇毒。长久服用使人脑胀满。(《名医别录》)

治冷痰劳嗽、血气虫积、心腹疼痛、癫痫、解毒。(李时珍)

[发明] 韩保昇说：雌黄法于土，故色黄而主脾。

李时珍说：雌黄、雄黄同产于一山。只是以向阳背阳，所感受之气不同而区别。所以炼服的人重雄黄，取其得纯阳之精，雌黄则兼有阴气。如用来治病，雌黄、雄黄的功效相差无几。主要取它们能温中，疏肝杀虫，解毒祛邪。

【百草堂】

雌黄即鸡冠石，黄色矿物，雌黄除药用之外，还可用作颜料。

古人用黄纸写字，写错了，用雌黄涂抹后改写。所以便有了“信口雌黄”这句成语，比喻不顾事实，随口乱说。晋代孙盛《晋阳秋》：“王衍，字夷甫，能言，于意有不安者，辄更易之，时号口中雌黄。”

石硫黄 ▸中品 矿物篇

【原文】

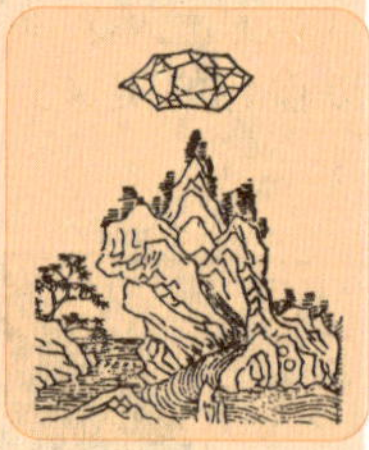

石硫黄，味酸，温，有毒。主妇人阴蚀；疽；痔；恶血；坚筋骨；除头秃；能化金、银、铜、铁奇物。生山谷。

【译文】

石硫黄，味酸，性温，有毒。主治妇女的内外阴瘙痒溃烂发炎的阴蚀症、阴性脓肿、痔疮、瘀血症；具有强筋壮骨，治疗头秃的功效。其能够化解金、银、铜、铁等奇硬之物。产于山中的深谷处。

【百草堂】

石硫黄又称石留黄、硫黄、昆仑黄、黄牙、黄硇砂。

石硫黄有毒，临床多为外用，与皮肤接触后变为硫化氢与五硫黄酸，具有杀菌及杀灭皮肤寄生虫之效。若将其与豆腐同煮，至豆腐出现黑绿色，煮制后的硫黄再用水漂，取出阴干，毒性则大减而可供内服。豆腐含有极为丰富的蛋白质，为两性化合物，既可与碱性物质生成沉淀，又能溶解部分酸性有害物质，又因其表面积大，空隙多，具有良好的吸收作用，使硫黄毒性减少。

水银

▸中品 矿物篇

【原文】

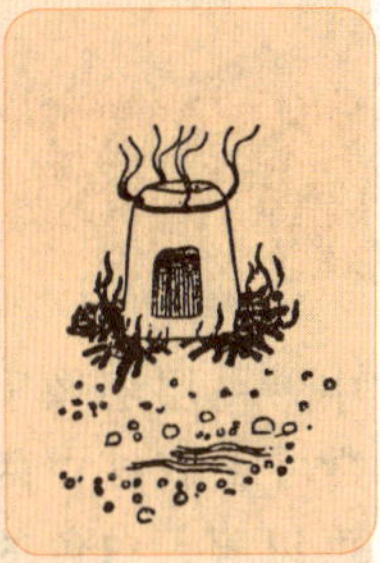

水银，味辛，寒。主疥瘘痂疡；白秃；杀皮肤中虱；堕胎；除热；杀金、银、铜、锡毒；熔化还复为丹，久服神仙不死。生平土。

【译文】

水银，味辛，性寒。主治疥疮及形成的瘘疮、痂结疮疡，白秃病，能够杀死皮肤中的虱虫，堕胎，去除热毒。还可以杀灭金、银、铜、锡等有毒物质，熔化后能还原为丹药。长期服用能使人长命百岁。产于平地的土壤中。

【集解】

《名医别录》载：水银产于符陵的平原地带，是从丹砂中提炼出来的。

苏恭说：水银出于朱砂，皆因热气，没有听说过有朱砂腹中自出水银的。南人以蒸法取，得水银虽少，而朱砂不损，只是颜色轻微变黑。

李时珍说：从朱砂中提炼出来的是真汞。

［性味］味辛，性寒，有毒。

甄权说：有大毒。《日华子诸家本草》说：无毒。徐之才说：畏磁石、砒霜。

寇宗奭说：水银得铅则凝，遇硫则结，与枣肉共研则散，另外方法煅为腻粉、粉霜，铜遇见它则明，尸体灌了它则后腐，金银铜铁能浮于其上，得紫河车则伏，遇川椒则收。

土宿真君说：荷叶、松叶、松脂、谷精草、萱草、金星草、瓦松、夏枯草、忍冬、莨菪子、雁来红、马蹄香、独脚莲、水慈姑，皆能制伏汞。

［功效］敷男子阴部，治疗各种阴部疾病。(《名医别录》)

利小便，去热毒。(陈藏器)

治天行热疾，除风，安神镇心，治恶疮瘑疥，杀虫，催盐，下死胎。(《日华子诸家本草》)

治小儿惊热涎潮。(寇宗奭)

能镇坠痰逆，呕吐反胃。(李时珍)

【百草堂】

中国人和印度人很早就知道汞了。在公元前1500年的埃及墓中也找到了汞。古希腊人将它用在墨水中，古罗马人将它加入化妆品。《本草衍义》中也有“水银，得铅则凝，得硫黄则结，并枣肉研之则散。别法煅为腻粉、粉霜。唾研毙虱。”

相传秦始皇的骊山陵墓内所有的山川、湖泊都是用水银浇灌而成，《史记》中就有“以水银为百川、江河、大海”的记载。

水银并不像《神农本草经》中所说的那样“久服神仙不死”，相反的，水银为大毒之品，不宜内服，孕妇尤忌。《本经逢原》说：“水银，阴毒重着，不可入人腹。今有误食水银，腹中重坠，用猪脂二斤，切作小块焙熟，入生蜜拌食得下，亦一法也。”

石膏 ▸中品 矿物篇

【原文】

石膏，味辛，微寒。主中风寒热，心下逆气，惊，喘，口干舌焦不能息，腹中坚痛；除邪鬼；产乳；主金疮。生山谷。

【译文】

石膏，味辛，性微寒。主治中风引起的身体恶寒发热，心腹间内气逆行，心惊、气喘，口干舌燥而呼吸困难，腹部坚硬疼痛，可以驱除邪气恶鬼，具有催乳的功效，治疗金属器械造成的创伤。产于山中的深谷处。

【集解】

《名医别录》载：石膏产于齐山山谷及齐卢山、鲁蒙山，随时可采。纹理细密色白润泽的质地优良，黄色的服后会让人得淋病。

李时珍说：石膏有软、硬二种。软石膏体积大，成很大的块生于石中，一层层像压扁的米糕，每层厚数寸，有红白两种颜色，红色的不可以服，白色的洁净，纹理短密像束针，正如凝固的白蜡，松软易碎，煅后白烂如粉。还有一种明洁，色略呈微青，纹理长细如白丝的，叫理石。与软石膏是一物二种。捣碎以后形状颜色和前一种一样，不好分辨。硬石膏成块状，纹理直、起棱，像马齿一样坚硬、雪白，敲击后一段段横向分开，光亮如云母、白石英，烧后裂散但不能成粉状。其中似硬石膏成块状，敲击时一块块分解的，为方解石，烧之也散且不烂。它与硬石膏是同类二种，敲碎后形、色一样，不好辨别。自陶弘景、苏敬、大明、雷敩、苏颂、阎孝忠都以硬的为石膏，软的为寒水石，到朱震亨才开始断定软的为石膏，且后人使用后也得以验证，长时间的疑惑才弄明白，那就是：前人所称的寒水石，即软石膏，所称的硬石膏，为长石。石膏、理石、长石、方解石四种，性气都寒，都能去大热气结，不同的是石膏又能解肌发汗。理石即石膏之类，长石即方解石之类，都可代用。现在人们用石膏点制豆腐，这是前人所不知道的。

［修治］李时珍说：古法修治只是将石膏打碎如豆大，用绢包好，放入汤中煮。近人考虑到石膏性寒，阻碍脾胃，因此火煅过后使用，或者用糖拌炒后用，则不碍脾胃。

［性味］味辛，性微寒，无毒。

王好古说：入足阳明、手太阴、少阳经气分。

徐之才说：与鸡子相使。恶莽草、巴豆、马目毒公。畏铁。

［功效］除时气头痛身热，三焦大热，皮肤热，肠胃中结气，解肌发汗，止消渴烦逆，腹胀暴气，喘息咽热，也可煎汤洗浴。(《名医别录》)

治伤寒头痛如裂，高热不退，皮肤如火烤。与葱同煎代茶饮，去头痛。(甄权)

治疗流行性热狂头，头风眩晕，下乳汁。用它揩齿，有益牙齿。(《日华子诸家本草》)

除胃热肺热，消散阴邪，缓脾益气。(李杲)

止阳明经头痛，发热恶寒、午后潮热、大渴引饮、中暑潮热、牙痛。(张元素)

［发明］成无己说：风属阳邪，寒属阴邪。风喜伤阳，寒喜伤阴，营卫阴阳，为风寒所伤，则不是单单轻剂所能发散的，必须轻剂重剂合用而散邪，才使阴阳之邪俱祛，营卫之气调和。所以用大青龙汤，汤中以石膏为使药。石膏是重剂，而又专达肌表。又说：热淫所胜，佐以苦甘。知母、石膏之苦甘，可以散热。

【百草堂】

《本草纲目》称："(石膏)文理细密，故名细理石，其性大寒如水，故名寒水石，与凝水石同名异物。""石膏有软硬二种：软石膏大块，生于石中作层，如压扁米糕形，每层厚数寸，有红白二色，红者不可服，白者洁净，细文短密如束针，正如凝成白蜡状，松软易碎，烧之即白烂如粉，其中明洁，色微带青。而文长细如白丝者，名理石也。与软石膏乃一物二种，碎之则形色如一，不可辨矣。硬石膏作块而生直理，起棱如马齿，坚白，击之则段段横解，光亮如云母、白石英，有墙壁，烧之亦易散，仍硬不作粉。""今人以石膏收豆腐，乃昔人所不知。"

石膏与不同的药材配伍有不同的功效：配桑叶，清宣肺热；配桂枝，表里双解；配白芷，清热泻火、消肿止痛；配知母，清热除烦；配半夏，肺胃双清、降逆化痰；配甘草，清肺止咳；配竹叶，清热除烦。

对症下药

病症	配方	功效
伤寒发狂	鹊石散：取石膏二钱、黄连一钱，共研细。甘草煎汤，待药汁冷后送服	去恶寒，止烦逆
胃火牙痛	用好软石膏一两，火煅，淡酒淬过，加防风、荆芥、细辛、白芷各五分，共研细。天天擦牙，有效	散热止痛
流鼻血，头痛，心烦	用石膏、牡蛎各一两，研细。每服二钱，新汲水送下。同时用水调少量药滴鼻内	养心神，止血止痛
风热所致的筋骨疼痛	用石膏三钱、面粉七钱，研细，加水调匀，入锅里煅红。冷定后化在滚酒中，趁热服下，盖被发汗。连服药三天，病愈	去热止痛

磁石

▸中品 矿物篇

【原文】

磁石，味辛，寒。主周痹风湿，肢节中痛，不可持物，洗洗酸消，除大热烦满及耳聋。一名玄石。生山谷。

【译文】

磁石，味辛，性寒。主治全身麻痹、风湿阻滞所造成的四肢关节疼痛，无法拿起物品，肌肉寒冷酸痛，能够消除严重的发热、胸中烦闷胀满以及耳聋的症状。又叫作玄石。产于山中的深谷处。

【集解】

苏颂说：今磁州、徐州以及南海傍的山中都有，磁州产的最好，能吸铁虚连十数针或一二斤刀器，回转不落的，特别好，随时可采。其石中有孔，孔中黄赤色，其上有细毛的，功用更强。

雷敩说：使用磁石，不要误用玄石以及中麻石。这两种石都像磁石，只是不能吸铁。如果误服了，会令人生恶疮，不能治。

[修治] 寇宗奭说：磁石入药须火烧醋淬过，研末水飞后用。或者用醋煮三天三夜。

[性味] 味辛，性寒，无毒。

甄权说：咸，有小毒。

徐之才说：与柴胡相使，可除铁毒，消金，恶牡丹、芥草，畏黄石脂。

独孤滔说：伏丹砂，养汞，可去铜晕。

[功效] 养肾脏，强骨气，益精除烦，通关节，消痈肿鼠瘘，颈核喉痛，小儿惊痫，煎水饮用。也可治疗不孕症。(《名医别录》)

补男子肾虚风虚、身体强直，腰中不利。(甄权)

治筋骨羸弱，补五劳七伤，治眼昏花，除烦躁。小儿误吞针铁等，立刻研细末，将筋肉不切断，与末同吞服，即可出。(《日华子诸家本草》)

明目聪耳，止金疮血。(李时珍)

[发明] 寇宗奭说：养肾气，填精髓，肾虚耳聋目昏的都可以用。

陈藏器说：质重可以去怯，如磁石、铁粉。

李时珍认为：磁石水性，色黑入肾，所以能治疗肾脏各种病症而使耳通、目明。

【百草堂】

磁石入药，需在开采后，除去杂石。选择吸铁能力强者（称活磁石或灵磁石）入药，磁石采集后放置日久，发生氧化，其磁性便会减退，乃至失去吸铁能力（称死磁石或呆磁石），影响药效，故应经常用铁屑或泥土包埋之，以保持其磁性，如已失去磁性，则可与活磁石放在一起，磁性可逐渐恢复。

对症下药

病症	配方	功效
阳痿	用磁石五斤，研细，用清酒浸泡半月，每次服三合，白天服三次，临睡前服一次	补男子肾虚风虚
刀伤后出血不止	用磁石粉敷上	止痛止血
两眼昏障，眼前现空花，视物成两体	用磁朱丸：取磁石（火煅、醋淬七次）二两、丹砂一两、生神曲三两，共研为末。另用神曲末一两煮成糊，加蜜做成如梧子大的丸子。每服二十丸，空腹用米汤送下	明目聪耳
各种肿毒	用磁石三钱、金银藤四两，铅丹八两、香油一斤，熬成药膏，摊厚纸上贴患处	解毒消肿

凝水石

▶中品 矿物篇

【原文】

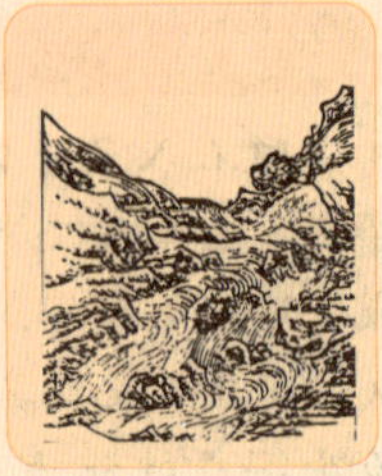

凝水石，味辛，寒。主身热，腹中积聚邪气，皮中如火烧，烦满，水饮之。久服不饥。一名白水石。生山谷。

【译文】

凝水石，味辛，性寒。主治身体发热，腹中有邪气聚积，皮肤中如火烧般炽热，胸中烦闷胀满。用水冲饮服用。长期服用没有饥饿感。又叫作白水石。产于山中的深谷处。

【集解】

李时珍说：凝水也就是盐精石，一名泥精，过去的人叫它盐枕，现在的人叫它盐根。生长在卤地积盐的下面，精华之液渗入土中，天长日久凝结成石，大块有齿棱，如同马牙消，清莹如水晶，也有带青黑色的，到了暑季就都会回潮，在水中浸久即溶化。陶氏注释戎盐，说盐池泥中自然有凝盐，如同石片，打破后都呈方形，且颜色青黑的，就是这种。苏颂注释玄精石，说解池有盐精石，味更咸苦，是玄精之类。又注解食盐，说盐枕制成的精块，有孔窍，像蜂巢，可以用绳封好作为礼品拜见尊长的，都是这种东西。唐宋时的各医家不识此石，而用石膏、方解石来注释是错误的，现在更正于下。

［正误］李时珍说：寒水石有两种，一种是软石膏，一种是凝水石。只有陶弘景注释的是可以凝水的寒水石，与本文相符。苏恭、苏颂、寇宗奭、阎孝忠四人所说的，都是软石膏。王隐君所说的则是方解石。各家不了解本文的盐精，于是就以石膏、方解石为寒水石。唐宋以来相承其误，通以二石为用，可是盐精的寒水石，绝对不知道怎么用，这是千年来的错误。石膏的错误近千年，由朱震亨开始纠正，而凝水之误，如不是时珍深察，恐怕也不会得到纠正。

［修治］雷敩说：凡是使用，须用生姜汁煮干研粉用。每十两凝水石，用姜汁一两。

徐之才说：能解巴豆毒，畏地榆。

独孤滔说：制丹砂，伏玄精。

［功效］除时气热盛，五脏伏热，胃中热，止渴，消水肿，小腹痹。(《名医别录》)

压丹石毒风，解伤寒劳复。(甄权)

治小便白、内痹，凉血降火，止牙疼，坚牙明目。(李时珍)

［发明］李时珍说：凝水石秉承积阴之气而成，其气大寒，其味辛咸，入肾经，有活血除热的功效，与各种盐相同。古代方药中所用的寒水

石就是此石。唐宋时各种方药中所用的寒水石是石膏，近代方药中用的寒水石，则是长石、方解石，注释都附在各条文之下，使用时要详细了解。

【百草堂】

凝水石又名卤盐、寒石、石碱。从碱地掘取，用作硝皮。

用凝水石二两、滑石一两、葵子一合，共研为末，加水一斗，煮成五升，每次服一升，此方主治男女转脬，小便困难。

用凝水石粉三两、丹砂二钱，甘草、樟脑各少许，共研为末，干敷，治疗牙龈出血，牙齿有洞。

用凝水石烧过，研细，敷伤处。治疗汤火灼伤。

扁青

▸中品 矿物篇

【原文】

扁青，味甘，平。主目痛明目，折跌，痈肿，金疮不瘳；破积聚；解毒气；利精神。久服轻身不老。生山谷。

【译文】

扁青，味甘，性平。主治眼睛疼痛、能使人视物清晰，治疗跌打损伤，痈肿，金属创伤不能愈合，能破除体内积聚，解毒，调养精神。长期服用能使人身轻体矫、延缓衰老。产于山中的深谷处。

【百草堂】

扁青又叫作白青、碧青、石青、大青。

《唐本草》："此扁青，即陶谓绿青是也。朱崖、巴南及林邑、扶南舶上来者，形块大如拳，其色又青，腹中亦时有空者。武昌者片块小而色更佳。简州、梓州者形扁作片而色浅也。""陶所云白青，今空青圆如铁珠，色白而腹不空者是也。研之色白如碧，亦谓之碧青，不入画用，无空青时亦用之，名鱼目青，以形似鱼目故也，今出简州、梓州者好。"

《本草纲目》："扁青，苏恭言即绿青者，非也，今之石青是矣。绘画家用之，其色青翠不渝，俗呼为大青，楚、蜀诸处亦有之。而今货石青者，有天青、大青、西方回回青、佛头青，种种不同，而回青尤贵。《本草》所载扁青、层青、碧青、白青，皆其类耳。""白青即石青之属，色深者为石青，淡者为碧青也。今绘彩家亦用。《范子计然》云，白青出弘农、豫章、新淦，青色者善。《淮南万毕术》云，白青得铁，即化为铜也。"

肤青 ▸中品 矿物篇

【原文】

肤青，味辛，平。主虫毒及蛇、菜、肉诸毒，恶疮。生川谷。

【译文】

肤青，味辛，性平。主要功效是解除虫毒以及蛇毒和菜肉当中的各种虫毒，还可治疗恶疮。产于山川河谷地带。

【百草堂】

肤青又叫作推青、推石。民间的药方及其他典籍中并不多见，因此肤青究竟为何物如今并不是十分明了。

中品

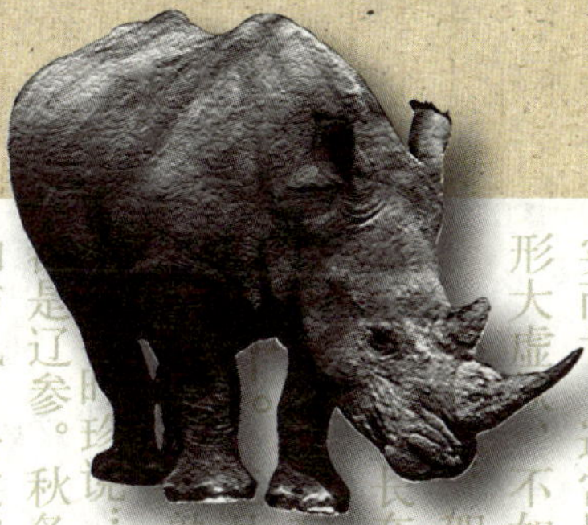

动物篇

发髲 ▸中品 动物篇

【原文】

发髲，味苦，温。主五癃，关格不通，利小便水道；疗小儿痫，大人痓，仍自还神化。

【译文】

发髲，味苦，性温。主治五种淋症，关格不通，具有利水道，通小便，治疗小儿痫症，大人痓症，还原为原有的生理功能。

【集解】

李时珍说：头上的叫发，属足少阴、足阳明经；耳前的叫鬓，属手、足少阳经；眼睛上面的叫眉，属手、足阳明经；唇上的叫髭，属手阳明经；颏下的叫须，属足少阴、足阳明经；两颊的叫髯，属足少阳经。

各经的气血旺盛，毛发则美而长；气多血少，则毛发美而短；气少血多，则毛发少而恶；气血俱少，则毛发不生。

气血俱热，则毛发黄而赤；气血俱衰，则毛发白而脱落。

《素问》中说：肾之华在发。王冰注解说：肾主髓，脑为髓之海，发为脑之华，如脑力减退，则发变白。

没寿注说：水出高原，所以肾华在发。

发是血之余，血是水一类。如今的医家称发为血余，大概本于此义。

［性味］味苦，性微温，无毒。

［功效］主咳嗽，五淋，大小便不通，小儿惊痫，止血。鼻出血，将乱发烧成灰吹鼻可止。（《名医别录》）

将乱发烧灰，可以治转胞，小便不通，赤白痢，哽噎，痈肿，狐尿刺，尸疰，疗肿骨疽杂疮。（苏恭）

消瘀血，补阴效果迅速。（朱震亨）

［发明］李时珍说：发为血之余，所以能治疗血病，补阴，疗惊痫，去心窍之血。

白马茎 ▸中品 动物篇

【原文】

白马茎，味咸，平。主伤中脉绝；阴不足；强志益气；长肌肉，肥健生子。

【译文】

白马茎，味咸，性平。主治内脏损伤、脉搏间断，阳痿不起，能增强记忆力，补益元气，促进肌肉增长，提高生育能力。

【百草堂】

白马茎即白马阴茎。《雷公炮炙论》中说："白马茎要马无病，嫩身如银，春收者最妙。"《本草拾遗》曰："凡收白马茎，当以游牝时力势正强者，生取得力良。"

白马茎主治内脏损伤、脉搏间断，阳痿不起，在用时一般用铜刀劈破成七片，拌入生羊血蒸半日，然后取出晒干，再研成细末使用。

鹿茸 ▸中品 动物篇

【原文】

鹿茸，味甘，温。主漏下恶血；寒热；惊痫；益气强志；生齿；不老。角，主恶疮、痈肿；逐邪恶气，留血在阴中。

【译文】

鹿茸，味甘，性温。主治女子漏下恶血，身体恶寒发热，惊痫，具有补益元气，增强记忆力，助牙齿生长，延缓衰老的功效。鹿角，主治恶

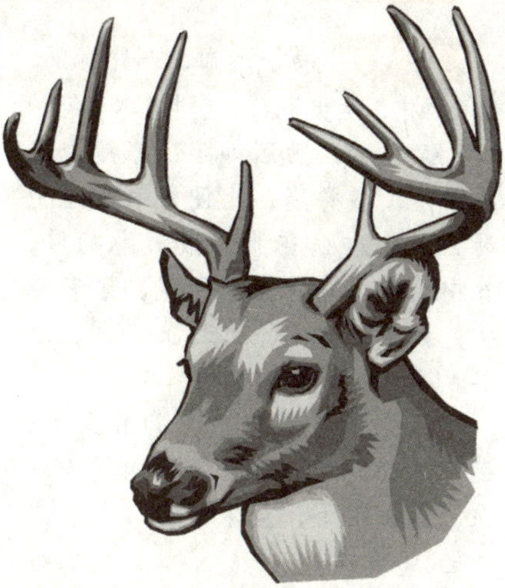

对症下药

病症	配方	功效
腰痛阴痿	鹿茸同牛膝、杜仲、地黄、山茱萸、补骨脂、巴戟天、山药、苁蓉、菟丝子	补肾壮阳
腰痛不能转侧	鹿茸同菟丝、小茴、羊肾丸	补精髓，助肾阳，强筋健骨
眩晕，眼常黑花，见物为二	鹿茸，每服半两，用无灰酒三盏，煎至一盏，去滓，入麝香少许服	补气血，益精髓，益气强志

疮，痈肿，能逐除邪恶污秽之气，消散阴道中的瘀血。

【集解】

李时珍说：鹿，处处山林中有之。马身羊尾，头侧而长，高脚而行速。牡者有角，夏至则解，大如小马，黄质白斑，俗称马鹿。牝者无角，小而无斑，毛杂黄白色，俗称麀鹿，孕六月而生子。

[气味]甘，温，无毒。

[功效]漏下恶血，寒热惊痫，益气强志，生齿不老。(《神农本草经》)

疗虚劳，洒洒如疟，羸瘦，四肢酸疼，腰脊痛，小便数利，泄精溺血，破瘀血在腹，散石淋痈肿，骨中热疽，养骨安胎下气，杀鬼精物，久服耐老。不可近丈夫阴，令痿。(《名医别录》)

补男子腰肾虚冷，脚膝无力，夜梦鬼交，精溢自出，女人崩中漏血，赤白带下，炙末，空心酒服方寸匕。(甄权)

生精补髓，养血益阳，强筋健骨，治一切虚损，耳聋目暗，眩晕虚痢。(李时珍)

[发明]李时珍说：按《澹寮方》云：昔西蜀要市中，尝有一道人货斑龙丸，一名茸珠丹。每大醉高歌曰：尾闾不禁沧海竭，九转灵丹都漫说。唯有斑龙顶上珠，能补玉堂关下穴。朝野遍传之。其方盖用鹿茸、鹿角胶、鹿角霜也。又戴原礼《证治要诀》：治头眩晕，甚则屋转眼黑，或如物飞，或见一为二，用茸珠丹甚效。或用鹿茸半两，无灰酒三盏，煎一盏，入麝香少许，温服亦效。云茸生于头，类之相从也。

【百草堂】

从前，有三兄弟，老大为人尖刻毒辣；老二为人吝啬狡诈；老三为人忠厚老实、勇敢勤劳，受到人们的称赞。父母死后，他们便分了家。

有一天，兄弟三人相约，一起去森林里打猎。老三勇敢地走在前面，老二胆小走在中间，老大怕死跟在后边。后来他们发现一只长着嫩角的鹿，老三一枪打中鹿头。鹿死了，兄弟三人分战利品。狡猾的老大和老二说老三打到的是鹿头应该得头，而他们两个分鹿身。忠厚的老三争不过他们只好提着一个没有肉的鹿头回家了。

老三将鹿头带回家后，借来一口大锅，将鹿头放进锅里。由于肉太少，鹿角也不像过去那样砍下来扔掉了，都放进去，熬成了一锅骨头汤。老三把汤给寨子里的每个乡亲都端去一碗。喝了鹿头汤的人，个个全身发热，手脚好像有使不完的劲儿，人也强壮了。

有经验的老人想，原来吃鹿肉从没吃过鹿角在一起做的，所以没有这种现象，而这次老三把一对嫩角都放进去煮了，所以效果截然不同。以后，人们反复试了几次，证明嫩鹿角确实有滋补身子的功效！因为嫩鹿角上长有很多茸毛，大家就把这种大补药叫作鹿茸了。

牛角鳃

▸中品 动物篇

【原文】

牛角鳃，苦，温。下闭血；瘀血疼痛；女人带下血。髓，补中填骨髓。久服增年。胆，治惊；寒热。可丸药。

【译文】

牛角鳃，味苦，性温。主治闭经，消除瘀血疼痛，治疗女子带下血。牛髓，具有补益中气、强壮骨髓的功效。长期服用可使人延年益寿。牛胆，治疗惊风，可制作成丸药。

【百草堂】

牛角鳃又叫牛角胎、牛角笋，为牛科动物黄牛或水牛角中的骨质角髓。具有止血、止痢功效。主治便血、衄血、妇女崩漏、带下、赤白痢、水泻等症。

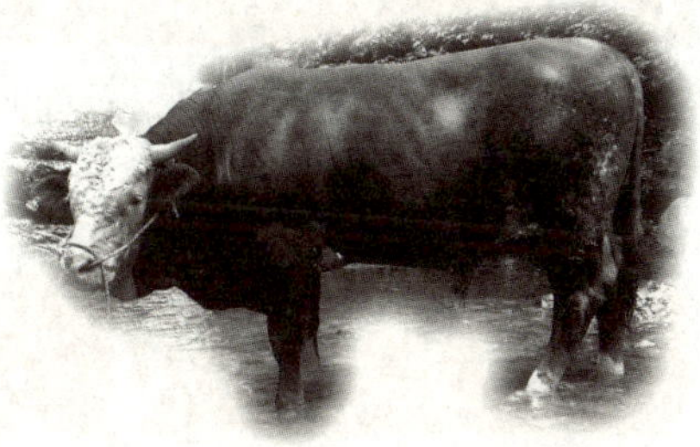

羖羊角

▸中品 动物篇

【原文】

羖羊角，味咸，温。主青盲明目；杀疥虫；止寒泄；辟恶鬼、虎狼；止惊悸；久服安心，益气轻身。生川谷。

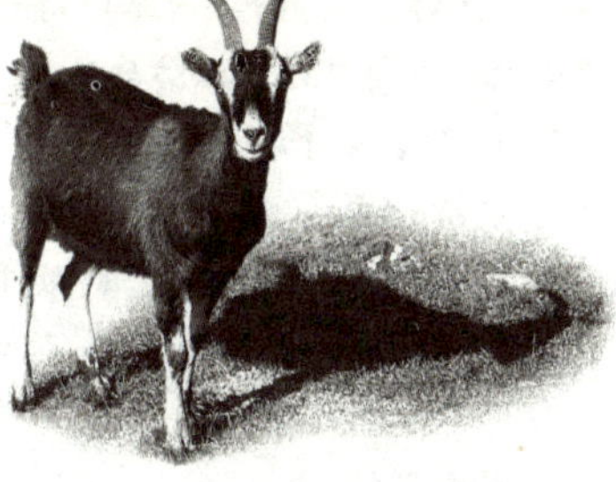

【译文】

羖羊角，味咸，性温。主治青盲眼，能增强视力，杀除疥虫、消止受寒引起的腹泻，辟除恶鬼、虎狼，消除惊悸。长期服用具有养心益气，使身体轻巧的功效。生活在河流山谷地带。

【百草堂】

羖羊角为牛科动物雄性山羊或雄性绵羊的角。具有清热、解毒、明目、镇惊的功效，用于小儿惊痫、风热头痛、青盲、肿毒、烦闷、吐血等症。

牡狗阴茎 ▸中品 动物篇

【原文】

牡狗阴茎，味咸，平。主伤中；阴痿不起，令强热大，生子；除女子带下十二疾。一名狗精。胆，主明目。

【译文】

牡狗阴茎，味咸，性平。主治内脏受损，阳痿不举，能使阴茎勃起增大，增强生育能力，能治疗女子带下各种病症。又叫作狗精。

【百草堂】

牡狗阴茎又叫狗精、狗阴、黄狗肾、狗鞭，为犬科动物狗雄性的外生殖器。

具有补命门、暖冲任的功效，用于男子阳痿、女子带下。牡狗阴茎为大补之药，因此内火多的人不宜服用。

羚羊角 ▸中品 动物篇

【原文】

羚羊角，味咸，寒。主明目，益气起阴；去恶血注下；辟蛊毒恶鬼不祥，安心气，常不魇寐。久服强筋骨轻身。生川谷。

【译文】

羚羊角，味咸，性寒。主要功效是增强视力，补益元气，治疗阳痿，逐除瘀血使之排出，辟除蛊毒恶鬼等秽恶之气，具有安心养气、改善睡眠的作用。长期服用能强筋壮骨、身体轻巧。生活在河流山谷地带。

【百草堂】

羚羊角是牛科动物赛加羚羊雄性的角，羚羊角属平肝熄风、清热镇惊、解毒药。能治高热惊痫，神昏痉厥，子痫抽搐，癫痫发狂等症。

羚羊角除了药用价值外，还被赋予了一种诗意。宋代严羽《沧浪诗话·诗辨》中有“羚羊挂角，无迹可求”一语。传说中羚羊晚上睡觉的时候，跟普通的牲口野兽不同，它会寻找一棵树，看准了位置就奋力一跳，用它的角挂在树杈上，这样可以保证整个身体是悬空的，别的野兽够不着它，也看不到它的形迹。关于羚羊挂角的出处，最早见于《埤雅·释兽》：“羚羊夜眠以角悬树，足不着地，不留痕迹，以防敌患。”

严羽《沧浪诗话·诗辨》说：“诗者，吟咏情性也。盛唐诸人，唯在兴趣，羚羊挂角，无迹可求。故其妙处，透彻玲珑，不可凑泊。”引申开来，我们以“羚羊挂角”来比喻意境超脱，不着形迹。

犀角 ▸中品 动物篇

【原文】

犀角，味苦，寒。主百毒虫疰；邪鬼；瘴气；鸩羽、蛇毒；除邪不迷惑、久服轻身。生山谷。

【译文】

犀角，味苦，性寒。主治多种毒邪所致的蛊毒、鬼疰，驱除鬼邪，瘴气，解除钩吻、鸩羽、蛇毒等剧毒，使人神智清楚，不做噩梦。长期服用能令身轻体捷。生活在山中的深谷处。

【集解】

苏颂说：犀像水牛，皮毛、大腹、矮脚。脚像象，有三蹄。皮毛黑色。舌上有刺，喜欢吃荆棘。皮上每一毛孔生三根毛，像猪。有一角、二角、三角的犀。

李时珍说：犀牛出自西番、南番、滇南和交州等地。有山犀、水犀、兕犀三种。又有毛犀与其相似。山犀生活在山林中，人们常常猎得。水犀出入水中，最为难得。山犀和水犀都有二角，鼻角长而额角短。水犀皮有串珠样鳞甲，而山犀没有。兕犀即雌犀，头顶只长有一角，纹理细腻，斑白分明，不可入药。一般，雄犀角纹理粗，而雌犀纹理细。犀角纹理如鱼子形，称为粟纹。纹中有眼，称为粟眼。黑中有黄花的为正透，黄中有黑花的为倒透，花中还有花的为重透，以上这些都叫通犀，是上品。花像椒豆斑状的次之，乌犀纯黑无花的为下品。

犀角

徐之才说：与松脂相使。恶雷丸、雚菌。

李时珍说：与升麻相使。恶乌头、乌喙。

［功效］治伤寒温疫，头痛寒热，各种毒气。(《名医别录》)

避中恶毒气，镇心神，解高热，散风毒。治发背痈疽疮肿，化脓成水，治疗流行性疾病，发热如火烧，烦闷，毒入心中，狂言妄语。(《药性本草》)

治心烦，止惊，镇肝明目，安五脏，补虚劳，退热消痰，解山溪瘴毒。(《日华子诸家本草》)

主风毒攻心，发热胸闷，赤痢，小儿发痘，风热惊痫。(《海药本草》)

烧灰用水送服，治卒中恶心痛，饮食中毒，药毒热毒，筋骨中风，心风烦闷，中风失音。用水磨汁服，治小儿惊热。山犀、水犀，功用相同。(孟诜)

磨汁服，治吐血、鼻出血、下血及伤寒蓄血、发狂谵语、发黄发斑、痘疮稠密、内热黑陷，或不结痂。泻肝凉心、清胃解毒。(李时珍)

○对症下药○

病症	配方	功效
风热惊痫	犀角同丹砂、琥珀、金箔、天竺黄、牛黄、钩藤、羚羊角、珠麝	解高热，散风毒
血热痘病	犀角同生地黄、红花、麦门冬、紫草、白芍、牛蒡	泻肝凉心、凉血解毒

【百草堂】

犀角一直被认为有辟邪之用，《神农本草经》中说其能除“邪鬼，瘴气”，《淮南子》记载：有人将犀角置于狐狸洞中，狐狸见后不敢回洞。

相传燃烧犀角可以照妖，温峤燃犀角之典故，流传至今。温峤为西晋重臣，任骠骑将军，晋江州刺史、平南将军，镇守武昌，被封为始安郡公，文采斐然。温峤曾大败王含、钱凤、苏峻等的叛乱，后来返还自己的藩镇。经过武昌时，来到一处叫牛渚矶的地方，这里水深不可测，传言有许多怪物出没，温峤于是点燃犀角。不一会儿，就看到许多奇形怪状，乘着马车穿红色衣服的水族出现在眼前。温峤回来后夜里梦到有人对他说：“与君幽明两隔，何为相照也？”言辞之中非常不满。后来温峤的牙痛病复发，拔牙时中风，回到藩镇没过多久便去世了，据说是水族鬼怪的报复。后人用“犀照牛渚”或“犀燃烛照”等来喻洞察幽微。

牛黄 ▶中品 动物篇

【原文】

牛黄，味苦，平。主惊、痫；寒热，热盛狂痓，除邪逐鬼。生平泽。

【译文】

牛黄，味苦，性平。主治惊恐、癫痫，身体恶寒发热，高烧使人发狂、四肢及全身筋脉强急痉挛，能祛邪安神。生活在平地的水草丛生之处。

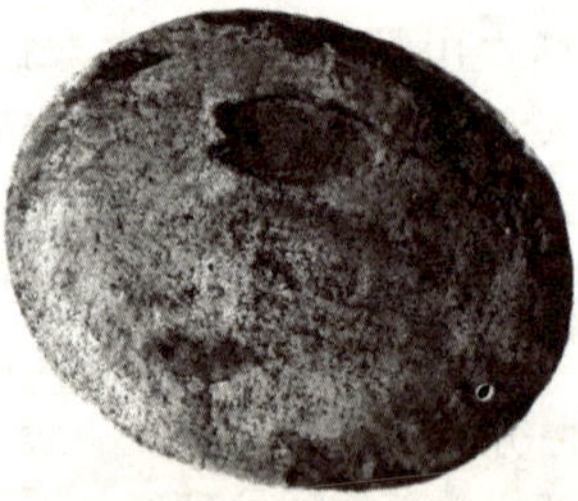

【集解】

苏颂说：今出登、莱州。他处或有，不甚佳。凡牛有黄者，身上夜有光，眼如血色，时复鸣吼，恐惧人。又好照水，人以盆水承之，伺其吐出，乃喝迫，即堕下水中，取得阴干百日。一子如鸡子黄大，重叠可揭折，轻虚而气香者佳。然人多伪之，试法但揩摩手甲上，透甲黄者为真。

[性味]苦，平，有小毒。

[功效]惊痫寒热，热盛狂痓，除邪逐鬼。(《神农本草经》)

疗小儿百病，诸痫热，口不开，大人狂癫，又堕胎。久服，轻身增年，令人不忘。(《名医别录》)

主中风失音口噤，妇人血噤惊悸，天行时疾，健忘虚乏。(《日华子诸家本草》)

安魂定魄，辟邪魅，卒中恶，小儿夜啼。(甄权)

益肝胆，定精神，除热，止惊痢，辟恶气，除百病。(孙思邈)

清心化热，利痰凉惊。(宁原)

痘疮紫色，发狂谵语者可用。(李时珍)

[发明]李杲说：牛黄入肝，治筋病。凡中风入脏者，必用牛、雄、脑、麝之剂，入骨髓，透肌肤，以引风出。若风中腑及血脉者用之，恐引风邪流入于骨髓，如油入面，莫之能出也。

李时珍说：牛之黄，牛之病也。故有黄之牛，多病而易死。诸兽皆有黄，人之病黄者亦然。因其病在心及肝胆之间，凝结成黄，故还能治心及肝胆之病。正如人之淋石，复能治淋也。按《宋史》云：宗泽知莱州，使者取牛黄。泽云：方春疫疠，牛饮其毒则结为黄。今和气流行，牛无黄矣。观此，则黄为牛病，尤可征矣。

【百草堂】

战国时期，名医扁鹊在渤海一带行医。一日，扁鹊为邻居故阳文锻制了一块青礞石，准备研末做药治他的中风偏瘫。这时，门外传来一阵喧闹声，扁鹊问其究竟，原来是阳文家中养了十几年的黄牛，不知何故，近两年来日见消瘦，不能耕作。故阳文的儿子阳宝请人把牛宰杀了。阳宝在牛胆里发现一块石头，扁鹊对此石头颇感兴趣，嘱咐阳宝将石头留下。阳宝于是随手和桌上的青礞石放在一起。

正在这时，阳文的病又发作起来。扁鹊赶来，见阳文双眼上翻，喉中辘辘痰鸣，肢冷气促，十分危急。他叮嘱阳宝去把桌上那块礞石拿来。阳宝气喘吁吁地拿来药，扁鹊也未细察，很快研为细末，取用五分给阳文灌下。不一会儿，病人停止了抽搐，气息平静，神志清楚。扁鹊回到屋里，发现礞石仍在桌上，而那块结石不见了，忙问家人何人动了结石。家人回答是阳宝按他的吩咐取走的。这个偶然的差错，使扁鹊深思："难道牛的结石，也有豁痰定惊作用？"于是，他第二天有意将阳文的药里的青礞石改换为牛结石。三天后，阳文病势奇迹般地好转，不但止住了抽搐，而且偏瘫的肌体也能动弹了。

由于结石生于牛身，凝于肝胆而成黄，故称它为"牛黄"，又因为其有此神效，堪称一宝，牛属丑，于是又被人们称为"丑宝"。

豚卵 ▸中品 动物篇

【原文】

豚卵，味甘，温。主惊、痫、癫疾；鬼疰、蛊毒；除寒热；贲豚；五癃；邪气挛缩。一名豚颠。悬蹄，主五痔；伏热在肠；肠痈；内蚀。

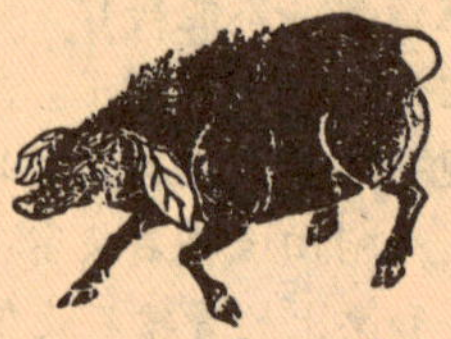

【译文】

豚卵，味甘，性温。主治惊悸、癫痫，癫病，鬼疰，蛊毒等严重传染病，能消除身体的恶寒发热，治疗贲豚、癃闭、筋脉挛缩等症。又叫作豚颠。豚悬蹄，主治五种痔疮，伏热在肠内，肠痈，肠内蚀疮。

【百草堂】

豚卵又名豚颠、猪石子、猪睾丸。为猪科动物猪的睾丸。通常在阉割小猪时收集。

豚卵具有补肾纳气的功效、温肾利尿，用于哮喘、疝气、少腹急痛、癃闭等症。

麋脂 ▸中品 动物篇

【原文】

麋脂，味辛，温。主痈肿、恶疮死肌；寒风湿痹，四肢拘缓不收；风头肿气；通腠理。一名官脂。生山谷。

【译文】

麋脂，味辛，性温。主治痈肿，恶性疮疡，肌肉麻木，风寒湿痹症，四肢拘挛不得屈伸，头部受风发肿，能开通腠理。又叫做官脂。麋生活在山中的深谷处。

【集解】

李时珍说:《名医别录》言十月取脂，炼过收用，而《周礼》冬献狼，夏献麋。注云：狼膏聚，麋膏散。聚则温，散则凉，以顺时也。

［性味］辛，温，无毒。

［功效］主痈肿、恶疮，死肌，寒风湿痹，四肢拘缓不收，风头肿气，通腠理。(《神农本草经》)

治少年气盛，面生疮疱，化脂涂之。(李时珍)

【百草堂】

医书中所说的麋脂，就是麋鹿的脂肪。

麋鹿是偶蹄目鹿科麋鹿属动物，是我国的特产，也是鹿科动物中最奇特的一种，它的长相似马非马，似鹿非鹿，似驴非驴，又似牛非牛，因此被称为“四不像”。麋鹿是古书上的名称，四不像则是民间的俗名。《封神演义》里讲到过四不像，是武王伐纣大军主帅姜子牙的乘骑。小说把四不像描述成“麟头豸尾体如龙”，充满了奇幻色彩。

露蜂房

▸中品 动物篇

【原文】

露蜂房，味苦，平。主惊痫；瘛疭，寒热邪气；癫疾；鬼精；蛊毒；肠痔。火熬之良。一名蜂肠。生山谷。

【译文】

露蜂房，味苦，性平。主治惊痫、抽搐、身体恶寒发热，癫痫，消除鬼魅精物，杀灭蛊毒，治疗肠中生痔。用火熬制服用效果更好。又叫作蜂肠。蜂巢建在山中深谷处。

【百草堂】

露蜂房为胡蜂科昆虫大黄蜂的巢，又称蜂房、革蜂房、大黄蜂窝、长脚蜂窠等，就是我们常说的马蜂窝。

据历代文献记载，其性味苦、甘、咸、平，有毒；入肺、肝、阳明经；功专祛风、攻毒、杀虫；擅治惊痫、牙痛、风痹、乳痈、疔毒等；为阳明之药，外科、齿科中习用之，如配细辛煎汤漱之治牙痛，配半枝莲治疗疮疡恶毒，配蝉衣治疗皮肤瘙痒。具有很好的补肾之功。

蚱蝉

▸中品 动物篇

【原文】

蚱蝉，味咸，寒。主小儿惊痫；夜啼；癫病；寒热。生杨柳上。

【译文】

蚱蝉，味咸，性寒。主治小儿

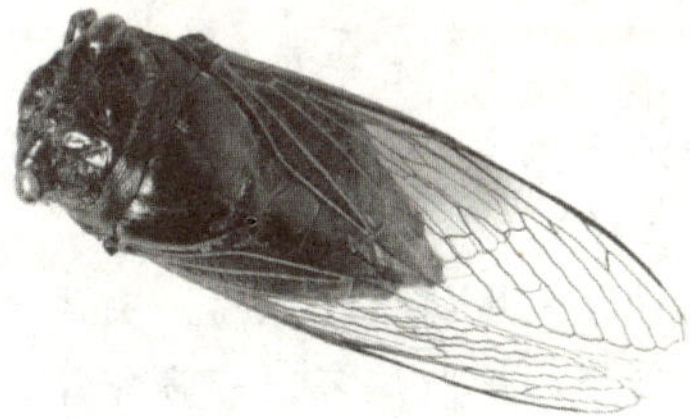

惊痫，夜间啼哭，癫病，身体恶寒发热。生活在杨柳树上。

【百草堂】

蚱蝉俗称知了。

关于蝉，传说中是朽木所变。相传古时候杜曲有一位姓韦的秀才，有一年冬天韦秀才在园中挖树根，看到蝉的幼虫（古时称为复育）紧紧地附于树根的枯朽之处，他感到十分惊奇。于是就去询问村里的老人，村中老人告诉他，蝉就是朽木变成的，所以它才会附于树根的枯朽之处。韦秀才闻言，就将复育的身体剖开，果然看到它的腹中全都是朽木。

朽木化蝉，这种说法当然不可信，蝉的幼虫确实靠食朽木为生。同时这种靠朽木生存的动物还因具有很高的营养价值上了人们的餐桌，盛夏傍晚，尤其是在雨后，孩子们喜欢去道旁、树林捉知了，以“油炸蝉”饱口福。

白僵蚕 ▸中品 动物篇

【原文】

白僵蚕，味咸，平。主小儿惊痫，夜啼；去三虫；灭黑皯，令人面色好；男子阴疡病。生平泽。

【译文】

白僵蚕，味咸，性平。主治小儿惊痫，夜间啼哭，杀灭各种寄生虫，消除脸上黑斑，使人面色美好。还能治疗男子阴部溃烂。生活在平地的水草丛生之处。

［性味］咸，平，无毒。

［功效］治中风，急喉痹，捣筛细末，生姜自然汁调灌之。(《本草图经》)

散风痰结核，瘰疬，头风，风虫齿痛，皮肤风疮，丹毒作痒，痰疟症结，妇人乳汁不通，崩中下血，小儿疳蚀鳞体，一切金疮，疔肿风痔。(《本草纲目》)

治女子崩中赤白，产后余痛。灭诸疮瘢痕。(《名医别录》)

【百草堂】

白僵蚕是蚕的幼虫在吐丝前因感染白僵菌，吐丝作茧后，在蜕变成半蚕半蛾的状态后而发病致死的僵化虫体。因为没有完成蝴蝶和飞蛾的美丽蜕变，所以被称为白僵蚕。

虽然白僵蚕自身没有完成美丽的变身，可是却能让人们的容颜变得美丽。白僵蚕具有很好的美容功效，将白僵蚕粉用清水调成糊状，当作面膜，每晚用此敷脸，第二天洗去。可以祛除黄褐斑，淡化老年斑、晒斑。

下品

植物篇

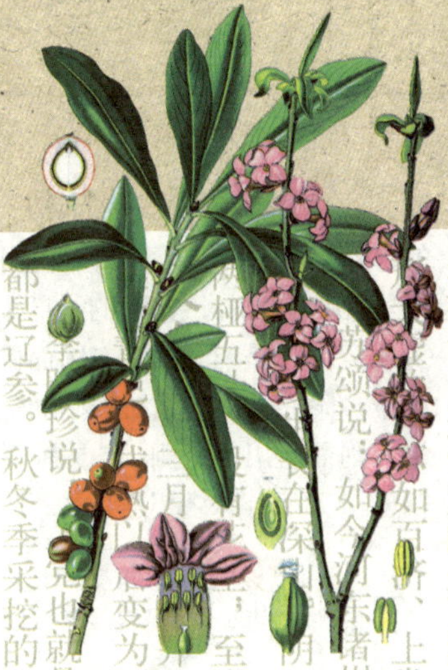

附子

下品 植物篇

产地分布：分布四川、陕西、湖北、湖南、云南等省。

成熟周期：花期 6~7 月，果期 7~8 月。

形态特征：块根通常 2 个连生，纺锤形至倒卵形，外皮黑褐色；叶片卵圆形，中央裂片菱状楔形，裂片边缘有粗齿或缺刻。花丝下半部扩张成宽线形的翅；蓇葖果长圆形。

功　　效：回阳救逆；补火助阳；散寒除湿。

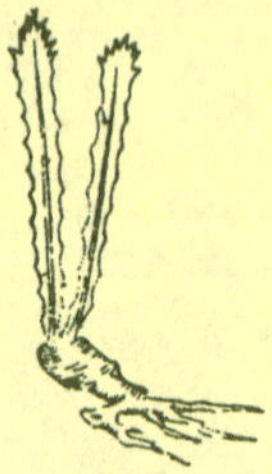

【原文】

附子，味辛，温。主风寒咳逆邪气；温中；金疮；破症坚、积聚血瘕；寒踒躄；拘挛膝痛不能行步。生山谷。

【译文】

附子，味辛，性温。主治风寒引起的咳嗽气喘、邪气郁结，具有温补内脏，治疗金属创伤，破除症坚，消除积聚、血瘕，治疗寒邪湿邪造成的下肢瘫软，拘挛、膝痛，不能行走。产于山中的深谷处。

【集解】

李时珍说：乌头有两种。出彰明者即附子之母，现在人叫它川乌头。它在春末生子，所以说春天采的是乌头。冬天已经生子，所以说冬天采的是附子。天雄、乌喙、侧子，都是生子多的，因象命名。出自江左、山南等地的，是现在人所说的草乌头。其汁煎为射罔。此草在十一月播种，春天生苗。它的茎像野艾而润泽，叶像地麻而厚，花是紫瓣黄蕤，苞长而圆。四月采的，蜷缩而小，还没长好，九月采的才好。此物有七种，初种的是乌头，附乌头而旁生的是附子，左右附而偶生的是鬲子，附而长的是天雄，附而尖的是天锥，附而上出的是侧子，附而散生的是漏篮子，都有脉络相连，如子附母。附

花［性味］味苦，性温，有毒。
［功效］治寒湿痿痹，拘挛膝痛。

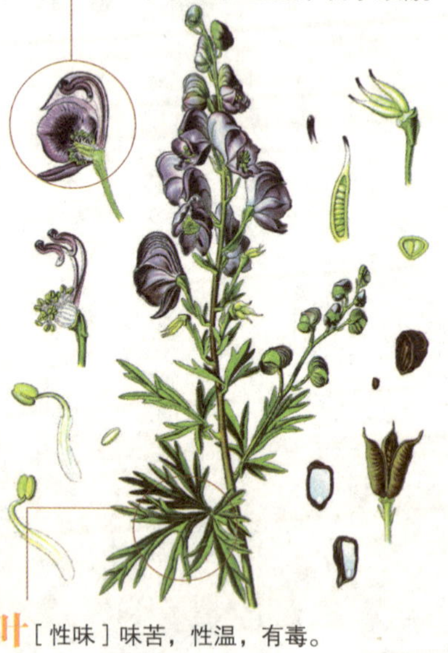

叶［性味］味苦，性温，有毒。
［功效］治腰脊风寒，脚疼冷弱，心腹冷痛。

子的外形，以蹲坐正节角少的为好，有节多鼠乳的次之，形不正而伤缺风皱的为下。附子的颜色，以花白的为好，铁色的次之，青绿色的为下。天雄、乌头、天锥，都以丰实盈握的为好。

【百草堂】

附子是一味剧毒药，是毛茛科植物乌头的旁生块根，大辛大热，含有许多生物碱类，如乌头碱、次乌头碱、中乌头碱等。口服0.2毫克乌头碱，即可产生中毒症状，表现为口腔、咽喉部刺痛、烧灼感，口唇及舌头的麻木感，语言不流利，舌体不灵活；重者恶心、呕吐、腹痛、腹泻，头晕眼花，四肢肌肉强直，阵发性抽搐，牙关紧闭，甚至引起心室颤动、心源性休克而死亡。

据《汉书》记载，汉宣帝时期，大将军霍光的妻子想让自己的女儿做皇后，想法谋害当时的皇后许氏。许氏分娩之后，霍光的妻子就胁迫御医淳于衍利用服药的机会进行谋害。淳于衍暗中将捣好的中药附子带进宫中，偷偷掺和在许皇后要吃的药丸内。许皇后服药后不久，即感到全身不适，很快昏迷死亡。

乌头

下品 植物篇

产地分布：主产四川和陕西。

成熟周期：花期6~7月，果期7~8月。

形态特征：块根通常2 ~ 3个连生在一起，呈圆锥形或卵形，母根称乌头，旁生侧根称附子。开蓝紫色花，花冠像盔帽，花序圆锥形。种子黄色，多而细小。

功　　效：治头风喉痹，痈肿疔毒。

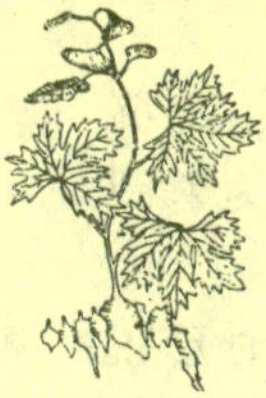

【原文】

乌头，味辛，温。主中风，恶风洗洗，出汗；除寒湿痹；欬逆上气，破积聚，寒热，其汁煎之，名射罔，杀禽兽。一名奚毒，一名即子，一名乌喙。生山谷。

【译文】

乌头，味辛，性温。主治外感中风，引起的恶风恶寒，具有发汗的作用，可祛除寒湿导致的风湿病，治疗咳嗽气喘，能破除积聚，清除寒热邪气。烹煎它的汁，叫作射罔，可以毒杀飞禽走兽。又叫作奚毒、即子、乌喙。产于山中的深谷处。

【集解】

《日华子诸家本草》载：取生土

花［性味］味辛，性温，有大毒。
［功效］主中风恶风，能除寒湿痹。

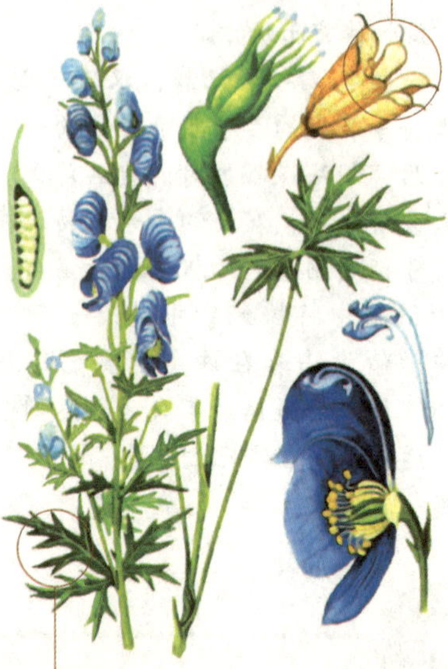

叶［性味］味辛，性温，有大毒。
［功效］治头风喉痹，痈肿疔毒。

附子，去皮捣，滤汁澄清，晒干取膏，名为射罔，用来做毒箭，毒性很烈。

李时珍说：草乌头到处都有，根、苗、花、实都与川乌头相同，但这是野生的。

李时珍说：草乌头或生用，或炮用，或以乌大豆同煮熟，去其毒用。

【百草堂】

这味药之所以有乌头之名，是因为其外形与乌鸦头相似。历史上，由于毒性剧烈，乌头被称作一箭封喉的毒品。生乌头榨出的汁或煎出的汁叫射罔。将射罔涂抹在兵器上，再经晒干，则足以致人死命。

著名的典故“关公刮骨疗毒”就是疗乌头的毒。关羽攻打樊城时被毒箭射中右臂。将士们取出箭头一看，毒已渗入骨头。后来，关羽箭伤逐渐加重，华佗前来治伤，发现乃乌头箭毒所致，需行刮骨治疗。关羽饮了几杯酒，华佗乃下刀割开皮肉遂用刀刮骨，沙沙有声，帐上帐下见者皆掩面失色。而关羽饮酒食肉，谈笑弈棋，全无痛苦之色。华佗刮去骨上之毒，敷上疮药，进行缝合。术后关羽即觉右臂伸舒自如。

这种乌头箭源于神农氏时期，人们把草乌头的汁液抹在兵器上狩猎。用草乌头的浓毒液，泡上七七四十九天后，拿来对付猛兽。据说箭射到狗熊身上，只要能够见到一丁点儿血气，七步之内，狗熊一定会全身发黑，踉跄几步，便中毒而倒，可见这毒药的毒力很大。

对症下药

病症	配方	功效
头痛发热	乌头与附子、蜀椒、干姜合用	温阳逐寒止痛
寒饮上逆腹痛	乌头与半夏同用	散寒化饮降逆

半夏

▶下品 植物篇

产地分布：主产于南方各省区，东北、华北、长江流域诸省均有栽培。

成熟周期：7~9 月间采挖。

形态特征：地下块茎球形，叶基生，叶片掌状三出，在叶柄或小叶分枝处着生珠芽，可作繁殖材料，由块茎生出的植株可抽出花茎，肉穗花序，外具有佛焰苞，浆果，嫩时绿色，熟时红色。

功　　效：燥湿化痰，降逆止呕，消痞散结。

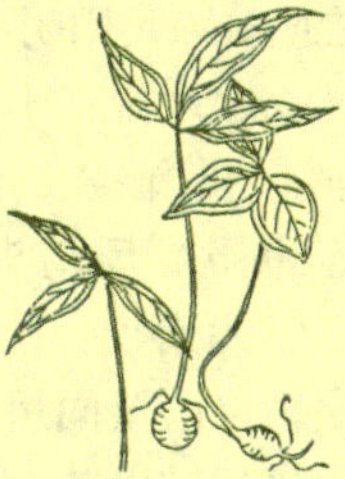

【原文】

半夏，味辛，平。主伤寒寒热心下坚，下气；喉咽肿痛；头眩；胸张欬逆，肠鸣，止汗。一名地文，一名水玉。生川谷。

【译文】

半夏，味辛，性平。主治外感伤寒，身体恶寒发热，心腹间郁结坚硬之感，可使体内郁气下行，能治疗咽喉肿痛，头晕目眩，胸中胀满，咳嗽气逆，肠鸣，具有止汗的功效。又叫作地文、水玉。产于河流的谷地之处。

【集解】

陶弘景说：半夏以肉白的为好，不论陈久。

苏颂说：半夏各地都有，二月生苗一茎，茎端长三叶，浅绿色，很像竹叶，而生长在江南的像芍药叶。根下相重，上大下小，皮黄肉白。五月、八月采根，以灰裹两天，汤洗晒干。

[修治] 李时珍说：将半夏洗去皮垢，用汤泡浸七日，每天换汤，晾干切片，用姜汁拌焙入药。或研为末，以姜汁入汤浸澄三天，沥去涎水，晒干用，称半夏粉。或研末以姜汁和成

对症下药

病症	配方	功效
痰厥中风	半夏同甘草、防风、生姜共用	燥湿化痰
风痰湿痰	半夏同神曲、南星、白术、枳实、生姜汁共用	化痰
脾湿生痰，不思饮食	半夏同人参、白茯苓、白术、甘草、陈皮共用，名六君子汤	降逆止呕

饼，晒干用，叫作半夏饼。

［性味］味辛，性平，有毒。

王好古说：半夏辛厚苦轻，为阳中之阴。入足阳明、太阴、少阳三经。

徐之才说：半夏与射干相使。恶皂荚。畏雄黄、生姜、干姜、秦皮、龟甲。反乌头。

张元素说：热痰佐以黄芩同用；风痰佐以南星同用；寒痰佐以干姜同用；痰痞佐以陈皮、白术同用。半夏多用则泻脾胃。各种血证及口渴者禁用，因其燥津液。孕妇不能用，用生姜则无害。

［功效］消心腹胸膈痰热满结，咳嗽上气，心下急痛坚痞，时气呕逆，消痈肿，疗萎黄，悦泽面目，堕胎。（《名医别录》）

消痰，下肺气，开胃健脾，止呕吐，去胸中痰满。生半夏：摩痈肿，除瘤瘿气。（甄权）

治吐食反胃，霍乱转筋，肠腹冷，痰疟。（《日华子诸家本草》）

治寒痰及形寒饮冷伤肺而咳，消胸中痞，膈上痰，除胸寒，和胃气，燥脾湿，治痰厥头痛，消肿散结。（张元素）

治眉棱骨痛。（朱震亨）

补肝风虚。（王好古）

除腹胀，疗目不得瞑，白浊梦遗带下。（李时珍）

［发明］李时珍说：脾无留湿不生痰，故脾为生痰之源，肺为贮痰之器。半夏能主痰饮及腹胀，是因为其体滑而味辛性温。涎滑能润，辛温能散亦能润，所以行湿而通大便，利窍而泄小便。

【百草堂】

半夏含有生物碱，能引起呕吐，对局部有强烈刺激性，生食可使舌咽口腔麻木肿痛、流涎、张口困难，严重时可窒息。

相传宋代，广州知府杨立之喜用鹧鸪下酒，一天突然感到咽喉疼痛异常，不能饮食，服了几服清热解毒方剂，不但没有效果，反而肿处破溃，脓血不止。于是请来名医杨吉老，杨吉老仔细询问了病情经过后说：“大

叶［性味］味辛，性平，有毒。
［功效］消痰，下肺气，开胃健脾，止呕吐。

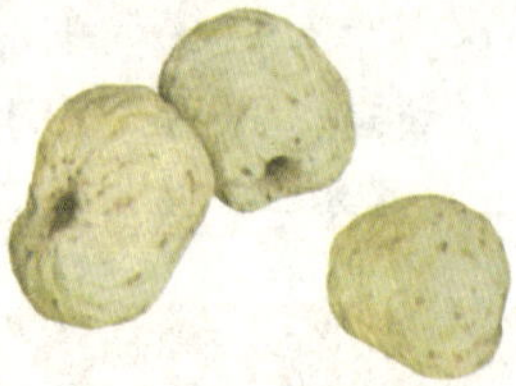

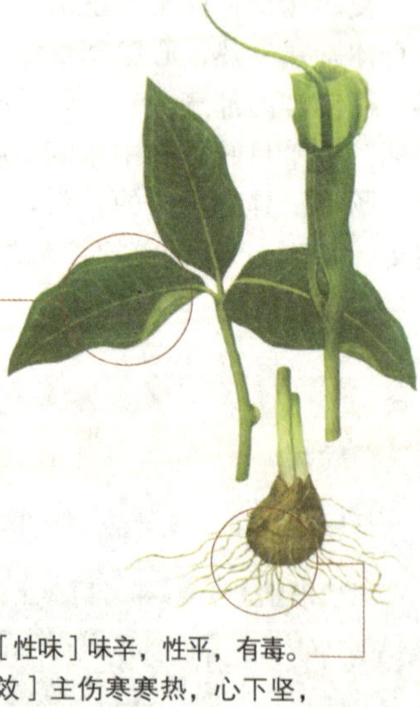

根［性味］味辛，性平，有毒。
［功效］主伤寒寒热，心下坚，胸胀咳逆。

人若要早愈，需先吃一斤生姜。”杨知府于是命人买来一斤生姜，洗净切片。当吃完一斤生姜后，咽喉脓血不见，喉肿也基本消退。杨立之不明所以，杨吉老告诉他：“我得知你喜欢食鹧鸪。鹧鸪最爱吃半夏。你常用此下酒且数年如一日，所以半夏之毒积蓄在你体内，侵及咽喉。医书上说，生姜可攻半夏毒，所以我先用生姜清除半夏积毒，然后再用方剂扶正固本。”

虎掌

下品 植物篇

产地分布：分布于华北、华东。

成熟周期：花期5~7月，果期6~10月。

形态特征：根如豆大，渐长大像半夏而扁。一茎作穗，直上如鼠尾。中间生一叶如匙，裹茎作房，旁开一口，上下尖。中有花，微青褐色。结实如麻子大，熟后即变为白色。

功　　效：祛风止痉，化痰散结。

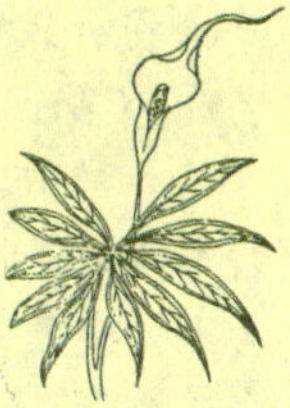

【原文】

虎掌，味苦，温。主心痛寒热，结气，积聚；伏梁；伤筋痿，拘缓；利水道。生山谷。

【译文】

虎掌，味苦，性温。主治胃脘部疼痛，身体恶寒发热，气郁积聚，伏梁，筋伤痿缓，拘挛，能通利水道。产于山中的深谷处。

【集解】

苏颂说：现在河北州郡也有虎掌。初生时，根如豆大，渐长大像半夏而扁，年久者根圆，近一寸，大的有鸡蛋大小。周匝生圆牙三四枚或五六枚。它三四月生苗，高一尺多。独茎上有叶如爪，五六出分布，尖而圆。一窠生七八茎，有时也一茎作穗，直上如鼠尾。中间生一叶如匙，裹茎作房，旁开一口，上下尖。中有花，微青褐色。结实如麻子大，熟后即变为白色，自己落下，一子生一窠。九月苗残取根。

[修治]李时珍说：天南星须用一两以上的为好。治风痰，有生用的，须用温汤洗净，以白矾汤，或皂角汁，浸三天三夜，天天换水，晒干用。若熟用，须在黄土地上掘一小坑，深五六寸，用炭火烧赤，以好酒浇。然后将南星放在里面，用瓦盆盖好，灰泥封回一夜取出用。

[性味]味苦，性温，有大毒。

《日华子诸家本草》载：畏附子、干姜、生姜。

李时珍说：虎掌得防风则不麻，

得牛胆则不燥，得火炮则不毒。生能伏雄黄、丹砂、焰消。

［功效］除阴部湿，止风眩。(《名医别录》)

主疝气肿块、肠痛，伤寒时疾，能强阴。(甄权)

主中风麻痹，能除痰下气，利胸膈，攻坚积，消痈肿，散血堕胎。(《开宝本草》)

刀枪伤、跌打损伤瘀血，取南星捣烂敷。(陈藏器)

治蛇虫咬伤，疥癣恶疮。(《日华子诸家本草》)

去上焦痰及眩晕。(张元素)

主破伤风，口噤不开，身体强直。(李杲)

补肝风虚，治痰的作用与半夏相同。(王好古)

治惊痫，口眼歪斜，喉痹，口舌疮糜，结核，解颅。(李时珍)

［发明］李时珍说：虎掌、天南星，是手、足太阴脾肺的药物。味辛而麻，所以能治风散血；性温而燥，所以能胜湿除涎；性紧而毒，所以能攻积拔肿而治口歪舌糜。杨士瀛《直指方》中说，诸风口噤，宜用南星，以人参、石菖蒲相佐使用。

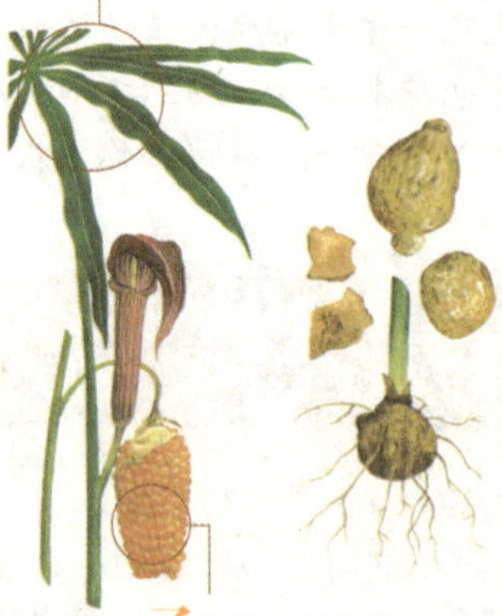
叶［性味］味苦，性温，有大毒。
［功效］主中风麻痹，能除痰下气。
子［性味］味苦，性温，有大毒。
［功效］治心痛，寒热结气。

【百草堂】

虎掌又名掌叶半夏、天南星、麻芋果。为天南星科植物虎掌的块茎。因为叶子形状与虎掌相似而得名；根部形状如同老人星，因此又称为天南星。

具有燥湿化痰、祛风止痉、散结消肿的功效。用于顽痰咳嗽，风痰眩晕，中风痰壅，口眼歪斜，半身不遂，癫痫，惊风，破伤风。生用外治痈肿，蛇虫咬伤。

对症下药

病症	配方	功效
口眼歪斜	虎掌研为末，用姜汁调匀。病在左侧，敷右侧；病在右侧，敷左侧	祛风止痉
风痰咳嗽	半大天南星一枚，炮裂研成末。每取一钱，加水一盏，姜三片，煎成五分，温服，早、中、晚各一次	化痰散结

鸢尾

下品 植物篇

产地分布：主要分布在中原、西南和华东一带。

成熟周期：花期4~6月，果期6~8月。

形态特征：多年生宿根性直立草本，高30～50cm。根状茎匍匐多节，粗而节间短，浅黄色。叶为渐尖状剑形，质薄，淡绿色，呈二纵列交互排列，基部互相包叠。

功　　效：活血祛瘀，祛风利湿，解毒，消积。

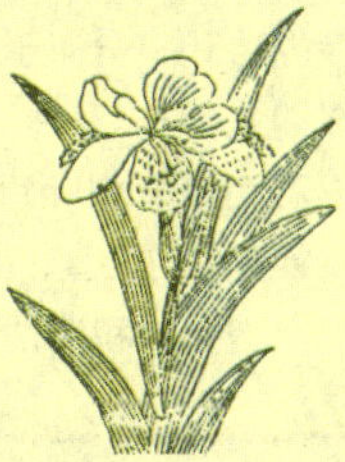

【原文】

鸢尾，味苦，平。主蛊毒邪气，鬼疰诸毒，破癥瘕积聚，去水，下三虫。生山谷。

【译文】

鸢尾，味苦，性平。主治蛊毒气，解除鬼疰等各种毒邪，破除积聚肿块，驱除水湿，杀灭蛔、赤、蛲三种寄生虫。产于山中的深谷处。

【百草堂】

鸢尾又名蓝蝴蝶、土知母、铁扁担、扇把草。尾花因花瓣形如鸢鸟尾巴而称之。

鸢尾在希腊语中是“彩虹”之意，因此鸢尾花有个音译过来的俗称就叫“爱丽丝”。爱丽丝在希腊神话中是彩虹女神，她是众神与凡间的使者。希腊人把鸢尾称为彩虹花，是因为它色彩绚烂，像天上的彩虹一样美丽。以色列人则普遍认为黄色鸢尾是“黄金”的象征，故有在墓地种植鸢尾的风俗，盼望能为来世带来财富。

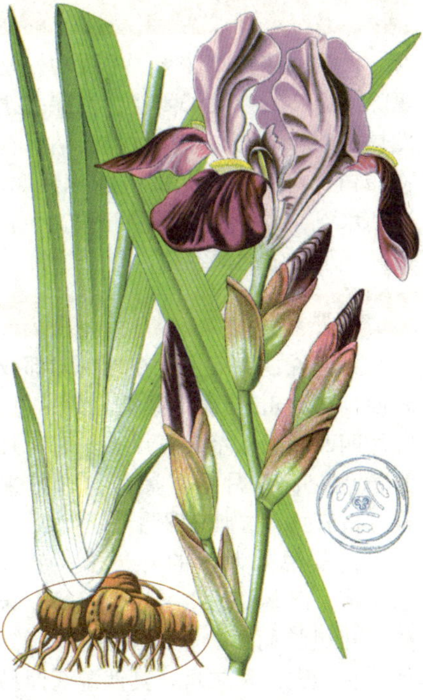

根茎［功效］可当吐剂及泻剂，也可治疗眩晕及肿毒。

大黄

▶下品 植物篇

产地分布：分布于甘肃、青海、四川等地。

成熟周期：7月种子成熟后采挖。

形态特征：根叶片深裂，呈三角状披针形或狭线形。花序分枝紧密，向上直，紧贴干茎。

功　效：攻积滞，清湿热，泻火，凉血，祛瘀，解毒。

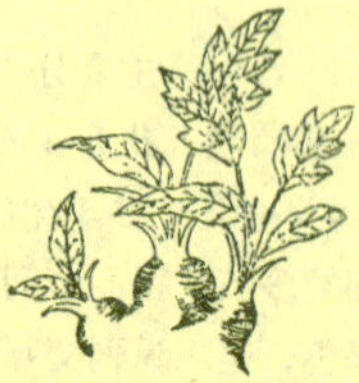

【原文】

大黄，味苦，寒。主下瘀血；血闭；寒热；破癥瘕、积聚；留饮宿食，荡涤肠胃，推陈致新，通利水谷，调中化食，安和五脏。生山谷。

【译文】

大黄，味苦，性寒。主要功效是驱除瘀血，治疗女子闭经，消除恶寒发热，破除癥瘕、积聚肿块，消解食物滞留，荡涤肠胃，促进新陈代谢，通利水谷，调中化食，使五脏安康和谐。产于山中的深谷处。

【集解】

吴普说：大黄生长在蜀郡北部或陇西。二月叶子卷曲生长，黄赤色，叶片四四相当，茎高三尺多。它三月开黄色花，五月结实黑色，八月采根。根有黄汁，切片阴干。

苏恭说：大黄的叶、子、茎都像羊蹄，但茎高达六七尺而且脆，味酸，叶粗长而厚。根细的像宿羊蹄，大的有碗大，长二尺。其性湿润而易蛀坏，烘干就好。

陈藏器说：用的时候应当区分，如果取深沉、能攻病的，可用蜀中像牛舌片坚硬的；如果取泄泻迅速、除积滞去热的，当用河西所产有锦纹的大黄。

［修治］陈藏器说：大黄有蒸的、生的、熟的，不能一概用之。

［性味］味苦，性寒，无毒。

张元素说：大黄味苦性寒，气味俱厚，沉而降，属阴。用之须酒浸煨熟，是寒因热用。大黄酒浸入太阳经，酒洗入阳明经，其余经不用酒。

李杲说：大黄苦峻下走，用于下部疾患，必须生用。如果邪气在上，非酒不能到达病处，必须用酒浸引上至高处，驱热而下。

李时珍说：凡是病在气分及胃寒血虚和妊娠产后，不要轻易使用。因大黄性苦寒，能伤元气、耗阴血。

［功效］可平胃下气，除痰实，肠间积热，心腹胀满，女子寒血闭胀，小腹痛，各种陈久瘀血凝结。（《名医别录》）

通女子月经，利水肿，利大小肠，贴热肿毒，小儿寒热时疾，烦热

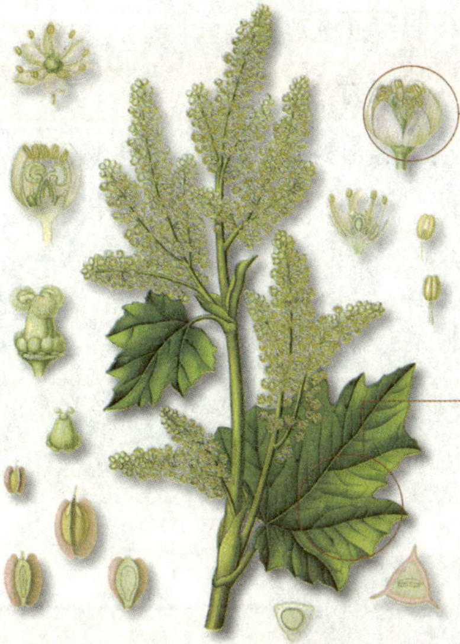
花[性味]味苦，性寒，无毒。
[功效]通利水谷，调中化食，安和五脏。
叶[性味]味苦，性寒，无毒。
[功效]能下瘀血，除寒热，破肿块。

蚀脓。(甄权)

宣通一切气，调血脉，利关节，泄壅滞水气，温瘴热疟。(《日华子诸家本草》)

泻各种实热不通，除下焦湿热，消宿食，泻心下痞满。(张元素)

主下痢赤白，里急腹痛，小便淋沥，实热燥结，潮热谵语，黄疸，各种火疮。(李时珍)

[发明]李时珍说：大黄是足太阴、手足阳明、手足厥阴五经血分之药。凡病在五经血分者，适宜使用。如果病在气分而用大黄，是诛伐无过。泻心汤治疗心气不足、吐血、衄血，是真心之气不足，而手厥阴心包络、足厥阴肝经、足太阴脾经、足阳明胃经之邪火有余。虽然说是泻心，实际是泻四经血中的伏火。

【百草堂】

在古代的宫廷处方用药中除了人们熟知的人参、鹿茸、燕窝等高级补品外，其实应用最多的就是大黄了。宫廷医案中，大黄应用之广泛，炮制之讲究，剂量之斟酌，用法之多样，配伍之精当，堪称之最，成为一味“出将入相”的良药。

大黄在宫廷中的使用历史可追溯到南北朝时期。当时有一位叫姚僧坦的名医，用单味大黄治好了梁元帝的心腹疾。在宫廷处方中，上至皇帝、太后，下至宫女、太监，不论是花甲老人还是垂髫小儿，凡有里滞内存（积食），或实火血热，或瘀滞经闭等症状，御医在处方时常将大黄作为重要的药物。

多数人只知道大黄具有泻下作用，其实用量得当，大黄还具有补益作用。我国古代名医张子和就曾说过：“阴虚则补之以大黄。”御医每为皇后、嫔妃、宫女治疗月经延期等，所开处方药中常用大黄。慈禧常服的“通经甘露丸”也有熟大黄成分。

对症下药

病症	配方	功效
心气不足吐血衄血	大黄二两，黄连、黄芩各一两，加水三升，煮取一升，热服取利	祛瘀解毒
痰引起的各种疾病	大黄八两，生黄芩八两，沉香半两，青礞石（二两），焰硝（二两），同入砂罐中密封、煅红、研细。取末用水调和制成梧子大的药丸，常服	止咳化痰
产后血块	大黄末一两，头醋半升，熬膏做成梧子大的丸子，每服五丸，温醋化下	祛瘀

葶苈

下品 植物篇

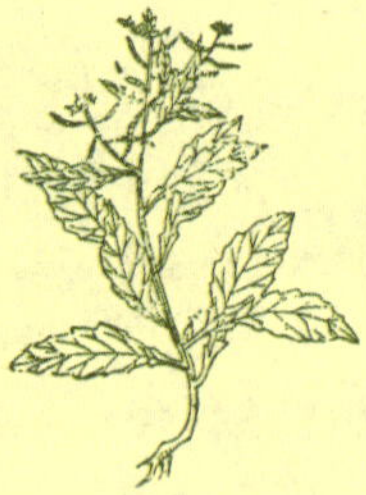

产地分布：分布于东北、华北、西北、华东、西南等地。

成熟周期：4月底至5月上旬采收。

形态特征：茎直立，或自基部具多数分枝，被白色微小头状毛。基生叶有柄；叶片狭匙形或倒披针形，一回羽状浅裂或深裂，先端短尖，边缘有稀疏缺刻状锯齿，基部渐狭；茎生叶披针形或长圆形。

功　　效：泻肺降气，祛痰平喘，利水消肿，泄逐邪。

【原文】

葶苈，味辛，寒。主癥瘕积聚结气；饮食寒热；破坚逐邪，通利水道。一名大室，一名大适。生平泽及田野。

【译文】

葶苈，味辛，性寒。主治气血积聚形成的肿块，饮食不调，身体恶寒发热，具有破除坚积，逐除邪气，通利水道。又叫作大室、大适。产于平地水草丛生处以及田野上。

【释名】

又名：丁历、大室、大适、狗荠。

【集解】

《名医别录》载：葶苈生长在藁城平原沼泽及田野，立夏后采实，阴干。

陶弘景说：葶苈现在各处都有。葶苈子细黄很苦，用的时候要煎熬。

苏颂说：葶苈初春生苗叶，高

花 [性味]味辛，性寒，无毒。
[功效]利膀胱水湿，伏留热气。

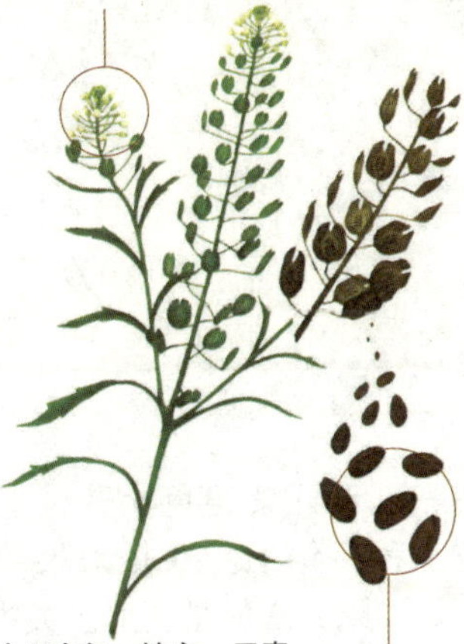

子 [性味]味辛，性寒，无毒。
[功效]主治腹部肿块、结气，饮食寒热。

六七寸，像荠。它的根为白色，枝茎都为青色。三月开花，微黄，结角，种子扁小像黍粒，微长，呈黄色。

李时珍说：葶苈有甜、苦两种。狗荠味微甘，即甜葶苈。

[性味]味辛，性寒，无毒。

张仲景说：葶苈敷头疮，药气入脑，杀人。

徐之才说：葶苈子与榆皮相使，得酒良，恶白僵蚕、石龙芮。

李时珍说：宜配大枣同用。

[功效]利膀胱水湿，伏留热气，皮间邪水上出，面目浮肿，身突然中风，热痱瘙痒，利小腹。久服令人虚弱。(《名医别录》)

疗肺壅上气咳嗽，止喘促，除胸中痰饮。(《开宝本草》)

通月经。(李时珍)

[发明]李杲说：葶苈大降气，与辛酸同用，以导肿气。《本草·十剂》载，泄可去闭，葶苈、大黄之属。此二味药都大苦寒，一泄血闭，一泄气闭。

李时珍说：葶苈甘苦二种，正如牵牛，黑白二色一样，急、缓不同；又像壶卢，甘、苦二味，良、毒也异。一般甜的下泄性缓，虽泄肺却不伤胃；苦的下泄性急，既泄肺也易伤胃，所以用大枣辅佐。然而肺中水气积满喘急者，非此不能除。只是水去则停药，不可过多服用。

【百草堂】

葶苈别名北葶苈子、甜葶苈子、辣辣菜、丁苈、大室、大适、狗荠。为十字花科植物独行菜、北美独行菜或播娘蒿的种子。治疗肺壅喘急，痰坎咳嗽，水肿胀满。

对症下药

病症	配方	功效
遍身肿满	苦葶苈（炒）四两，研成末，与枣肉和成梧子大的丸子，每服十五丸，桑白皮汤送下，一天三次	利水消肿
肺湿痰喘	甜葶苈炒，研末，加枣肉和成丸子服下	祛痰平喘
头风疼痛	葶苈子研为末，煮汤淋汁洗头，三四次即愈	泻肺降气

桔梗

下品 植物篇

产地分布：主产安徽、江苏、湖北、河南。

成熟周期：花期 7~9 月，果期 8~10 月。

形态特征：根长长纺锤形，长 6~20cm，表面淡黄白色，有扭转纵沟及横长皮孔斑痕。

功　　效：宣肺，利咽，祛痰，排脓。

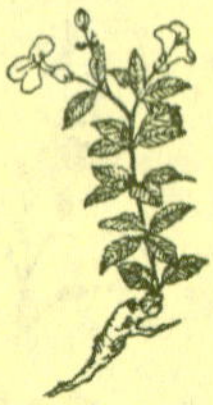

【原文】

桔梗，味辛，微温。主胸胁痛如刀刺，腹满肠鸣幽幽，惊恐，悸气。生山谷。

【译文】

桔梗，味辛，性微温。主治胸胁如刀刺般疼痛，腹中胀满，肠鸣不断，惊恐，心悸。产于山中的深谷处。

【集解】

《名医别录》载：桔梗长于嵩高山谷及冤句，二月、八月采根晒干用。

陶弘景说：附近各地都有桔梗，二三月长苗，可煮来食用。桔梗治疗蛊毒的效果明显，俗方中用本品叫荠苨。现在还有一种荠苨，能解药毒，与人参很相似，可以假乱真。荠苨叶和桔梗叶很像，但荠苨叶下光滑润泽无毛，且不像人参叶那样对生。这是它们相区别的地方。

苏颂说：现在到处都有桔梗。它的根像小指般大小，黄白色，春季长苗，茎高一尺多，叶像杏叶，呈长椭圆形，四叶对生，嫩时也可煮来食用。夏天开紫碧色小花，很像牵牛花，秋后结子。八月采根，根为实心。如果无心的是荠苨。关中产的桔梗，根是黄皮，像蜀葵根；茎细，色青；叶小，青色，像菊叶。

[修治] 李时珍说：现在只刮去桔梗根表面的浮皮，用米泔水浸一夜，切片微炒后入药用。

花 [性味] 味辛，性微温，有小毒。
[功效] 治口舌生疮、目赤肿痛。

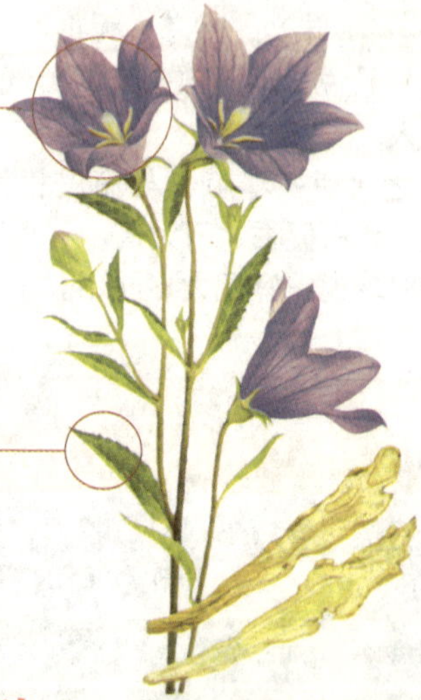

叶 [性味] 味辛，性微温，有小毒。
[功效] 利五脏肠胃，补血气，除寒热风痹，

[性味] 味辛，性微温，有小毒。

李时珍说：应当是味苦、辛，性平为妥。

徐之才说：桔梗节皮相使，畏白及、龙眼、龙胆草，忌猪肉。与牡蛎、远志同用，治疗恚怒。与消石、石膏同用，治伤寒。

[功效] 利五脏肠胃，补血气，除寒热风痹，温中消谷，疗咽喉痛，除蛊毒。(《名医别录》)

治下痢，破血行气，消积聚、痰涎，去肺热气促嗽逆，除腹中冷痛，主中恶以及小儿惊痫。(甄权)

下一切气，止霍乱抽筋，心腹胀痛。补五劳，养气，能除邪气，辟瘟，破癥瘕、肺痈，养血排脓，补内漏，治喉痹。(《日华子诸家本草》)

利窍，除肺部风热，清利头目，利咽喉。治疗胸膈滞气及疼痛。除鼻塞。(张元素)

治寒呕。(李杲)

治口舌生疮、目赤肿痛。(李时珍)

[发明] 朱震亨说：干咳为痰火之邪郁在肺中，宜用苦桔梗开郁。痢疾腹痛为肺气郁在大肠，也宜先用苦桔梗开郁，后用治痢药。因桔梗能升提气血，所以治气分药中适宜使用。

【百草堂】

桔梗在朝鲜语中叫作“道拉基”。

传说，朝鲜的一户穷苦人家有一个美丽的女儿名叫道拉基。她与村里一位英俊的小伙子相恋。他们每天都一同上山砍柴、挖野菜，是村里最令人羡慕的一对。

可是村里有一个地主对道拉基的美貌觊觎已久，只是苦无机会下手。一年饥荒，道拉基一家欠了地主的地租，于是地主便抓住时机逼迫道拉基父母以道拉基来抵债。小伙子知道了这个消息，愤怒地砍死了地主，自己也被关进死牢。道拉基悲痛不已，郁郁而终。临终前，她要父母把自己埋葬在每天和小伙子一同上山的路上。

第二年夏天，姑娘的坟上开出一朵朵紫色的小花，人们叫它“道拉基”。这种美丽的小花就是桔梗。

○对症下药○

病症	配方	功效
胸满	桔梗、枳壳等份，加水二盅，煎取一盅，温服	下气
伤寒腹胀	用桔梗、半夏、陈皮各三钱，生姜五片，加水二盅，煎取一盅服用	驱寒
肺痈咳嗽	用桔梗一两、甘草二两，加水三升，煮成一升，分次温服	宣肺
肝风致眼睛痛，眼发黑	取桔梗一斤、黑牵牛头末三两，共研成末，加蜜做成梧子大的丸子。每次用温水送服四十丸，一天二次	止痛

莨菪子

下品 植物篇

产地分布：主产内蒙古、河北、河南及东北、西北诸省区。

成熟周期：2年。

形态特征：全株被黏性腺毛，根粗壮，肉质，茎直立或斜上伸，密被柔毛。单叶互生，叶片长卵形或卵状长圆形，顶端渐尖，基部包茎，茎下部的叶具柄。花淡黄绿色，基部带紫色。

功　　效：治疗突发癫狂、风痹厥痛和久咳不止。

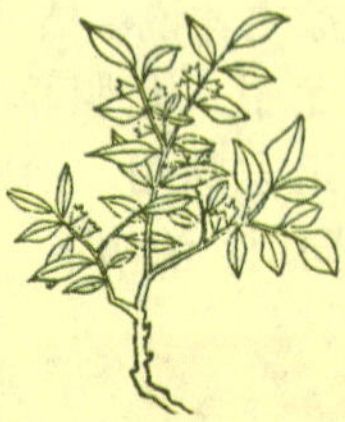

【原文】

莨菪子，味苦，寒。主齿痛出虫，肉痹拘急；使人健行，见鬼，多食令人狂走。久服轻身，走及奔马，强志，益力，通神。一名横唐。生川谷。

【译文】

莨菪子，味苦，性寒。主治牙疼并可出虫，治疗筋肉痹痛麻痹拘急，使人步履矫健，服用过量则会导致人妄见狂走。长期服用使人身体轻巧，如奔马般疾驰，增强记忆力，气力充沛，神清气爽。又叫作横唐。产于河流的谷地之处。

【百草堂】

莨菪子又名天仙子、横唐、行唐，为羊踯躅的种子。性毒，服其过量出现中毒症状，两眼发红、烦躁、哭笑不止、谵语、幻觉、口干肤燥、瞳孔散大。严重者可致昏睡、肢强挛缩，甚至昏迷死亡，可用荠苨、甘草、升麻、犀角、蟹来解其毒。古人用莨菪子预言、施法，或做成爱情媚药，曾被用来镇静止痛。

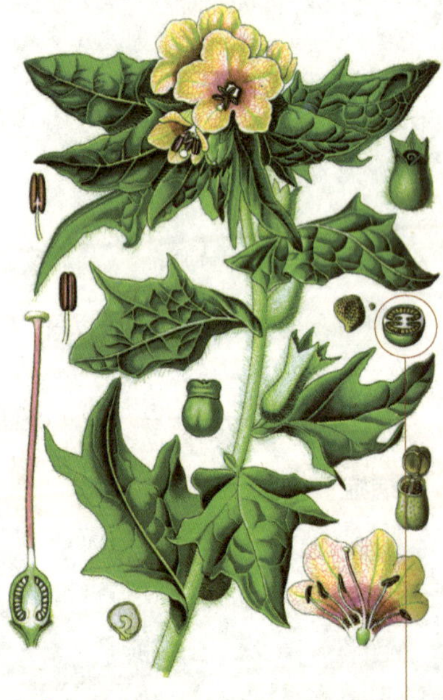

子［性味］苦、寒、无毒。
［功效］主治突发癫狂、脱肛不收、风牙虫牙、乳痈坚硬。

草蒿

▶下品 植物篇

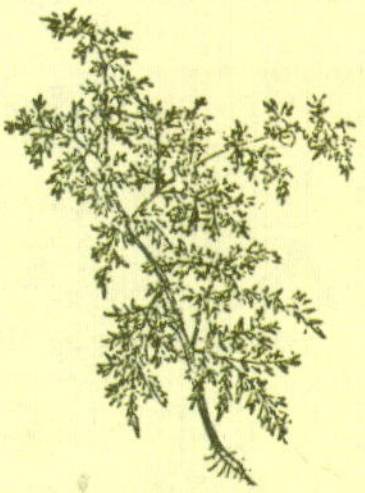

产地分布：产于全国各地

成熟周期：花期 8~10 月，果期 10~11 月。

形态特征：全株黄绿色，有臭气。茎直立，具纵条纹，上部分枝。基部及下部叶在花期枯萎，中部叶卵形，小裂片线形，先端尖锐，无毛或略具细微软毛，有柄。

功　　效：清热解暑，除蒸，截疟。

【原文】

草蒿，味苦，寒。主疥瘙痂痒，恶疮，杀虱，留热在骨节间；明目。一名青蒿，一名方溃。生川泽。

【译文】

草蒿，味苦，性寒。主治疥疮结痂而瘙痒，恶性疮疡，可杀灭虫虱，消散骨节间的积热，增强视力。又叫作青蒿、方溃。产于河边池泽的水草丛生处。

【集解】

韩保昇说：青蒿嫩时可用醋淹成酸菜，味香美。它的叶像茵陈蒿而叶背不白，高四尺多，四月、五月采摘，晒干入药用。

苏颂说：青蒿春天生苗，叶非常细小，可以食用。到了夏天便长高到四五尺，秋天开细小的淡黄色花，花下结子，像粟米般大小，八九月采子阴干。根、茎、子、叶都可入药用，茎叶烤干后可以作饮品，香气尤佳。

寇宗奭说：在春天，青蒿发芽最早，人们采它来做蔬菜，根赤叶香。

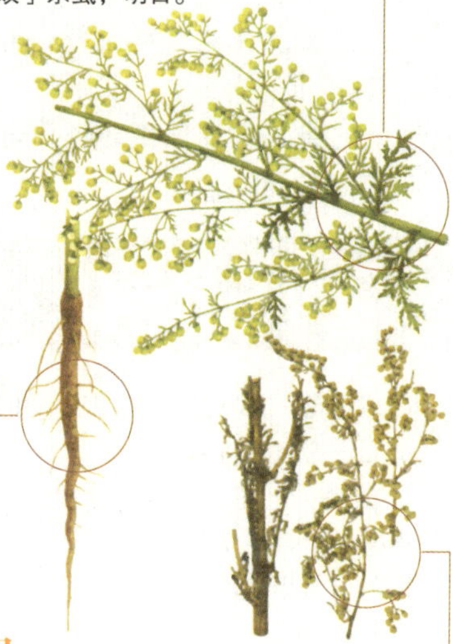

李时珍说：青蒿二月生苗，茎粗如指而肥软，茎叶都是深青色。它的叶有点儿像茵陈，但叶面叶背都是青色。它的根白而硬。七八月开细小黄花，颇香。它结的果实大小像麻子，中间有细子。

李时珍说：伏硫黄。

［功效］治夏季持续高烧，妇人血虚下陷导致出血，腹胀满，冷热久痢。秋冬用青蒿子，春夏用青蒿苗，都捣成汁服用。（陈藏器）

补中益气，轻身补劳，驻颜色，长毛发，令发黑亮不衰老，兼去开叉发，杀风毒。心痛热黄，将生青蒿捣成汁服，并把渣贴在痛处。（《日华子诸家本草》）

治疟疾寒热。（李时珍）

把生青蒿捣烂外敷金疮，可止血止痛。（苏恭）

把它烧成灰，隔纸淋汁，与石灰同煎，可治恶疮、息肉、黑疤。（孟诜）

［发明］苏颂说：青蒿治骨蒸劳热效果最好，古方中单用。

李时珍说：青蒿得春木少阳之气最早，所以它所主之症，都是少阳、厥阴血分的疾病。

【百草堂】

草蒿又名蒿、菣、草蒿、方溃、三庚草、野兰蒿、黑蒿、白染艮。

为菊科植物青蒿或黄花蒿的全草。

《月令通纂》中说伏内庚日，采青蒿悬于门庭之内，或者将其阴干为末，在冬至服二钱，可以辟除邪气。

旋覆花

下品 植物篇

产地分布：我国北部、东北部、中部、东部各省。

成熟周期：果期9~11月。

形态特征：茎直立，不分枝。基生叶长呈椭圆形，稍呈莲座丛状，茎生叶互生，无柄，叶片披针形、长椭圆状披针形或长椭圆形，茎上部叶半包茎，边缘有细齿，两面均有毛。

功　　效：降气消痰，行水止呕。

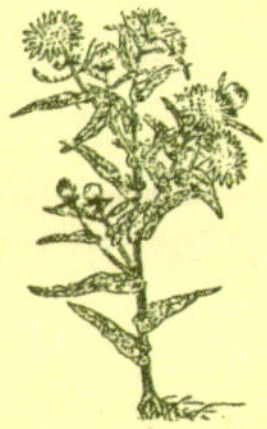

【原文】

旋覆花，味咸，温。主结气胁下满，惊悸；除水，去五脏间寒热，补中，下气。一名金沸草。一名盛椹。生平泽、川谷。

【译文】

旋覆花，味咸，性温。主治邪气聚积造成的胁下胀满，惊恐心悸，消除水湿，祛除五脏间的寒热邪气，补益内脏，使气下行。又叫作金沸草、盛椹。产于河流的谷地之处。

【集解】

《名医别录》载：旋覆生长在平泽川谷。五月采花，晒干，二十天成。

韩保昇说：旋覆的叶像水苏，花黄如菊，六月至九月采花。

李时珍说：此草的花像金钱菊。生长在水泽边的，花小瓣单；人们栽种的，花大蕊簇，这大概是土壤的贫瘠与肥沃造成的。它的根细白。

花

[修治] 雷敩说：采得花，去蕊并壳皮及蒂子，蒸后晒干用。

[性味] 味咸，性温，有小毒。

[功效] 消胸上痰结，唾如胶漆，心胁痰水；膀胱留饮，风气湿痹，皮间死肉，利大肠，通血脉，益色泽。（《名医别录》）

主水肿，逐大腹，开胃，止呕逆不下食。（甄权）

行痰水，去头目风。（寇宗奭）

消坚软痞，治噫气。（王好古）

[发明] 李时珍说：旋覆是手太阴肺经、手阳明大肠经之药。它所治的各种病，功用不外乎行水下气，通血脉。李卫公说闻其花能损目。

【百草堂】

旋覆花又名金沸草、金钱花、滴滴金、盗庚、夏菊、戴椹。为菊科多年生草本植物旋覆花的头状花序，夏秋两季采收，生用或蜜炙用。以身干、朵大、金黄色、有白绒毛、无梗枝者为佳。具有消痰行水、降气止呕之功，适用于痰涎壅盛、咳嗽痰多、胸膈满闷、呕吐等。

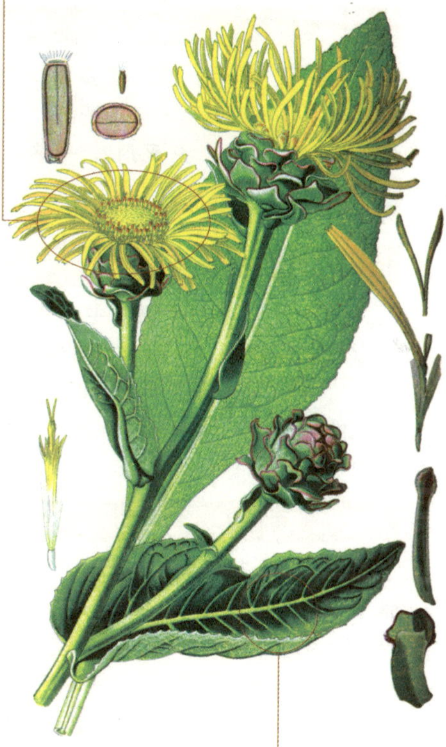

花 [性味] 味咸，性温，有小毒。
[功效] 主结气胁下满，惊悸，除水。
叶 [功效] 治金疮，止血。

藜芦

下品 植物篇

产地分布：分布于我国东北、华北、陕甘南部、湖北、四川和贵州。

成熟周期：花期 7~8 月，果期 8~9 月。

形态特征：多年生草本植物，高 60 ~ 100cm。茎粗壮。叶椭圆形，长 20 ~ 25cm，宽 5 ~ 10cm。圆锥花序，侧生总状花序为雄花，顶生花序，具两性花，小花多数密生，花被片黑紫色。

功　　效：涌吐风痰，清热解毒，杀虫。

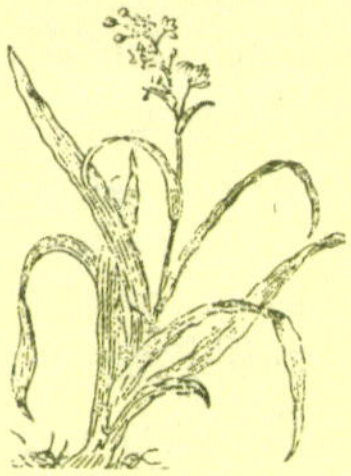

【原文】

藜芦，味辛，寒。主蛊毒，欬逆，泄利、肠澼，头疡、疥疮、恶疮；杀诸蛊毒，去死肌。一名葱苒。生山谷。

【译文】

藜芦，味辛，性寒。主治蛊毒，咳嗽气逆，痢疾，泄泻。治疗头部生疡、疥疮、恶疮，能杀虫解毒，去除坏死的肌肉。又叫作葱苒。产于山中的深谷处。

【百草堂】

俗话说："怪病多生于痰。"名医张子和在《儒门事亲》中就记载了这样一个故事：有一妇女自幼得了风痫病，并日渐加重。严重时每天要犯十几次。有一年遇上了饥荒，只好到地里挖野草充饥。她在田野中见有一种好像大葱的草，就采回家蒸熟后饱吃了一顿。到后半夜忽然感觉腹中难受不安，吐出许多黏稠如胶样的痰涎，接连几天，吐出的东西有一二斗。同时浑身出汗如水洗，非常困倦，自认为难以活命了。谁知三天后，不仅身体渐觉轻健，多年所患之病也好了。

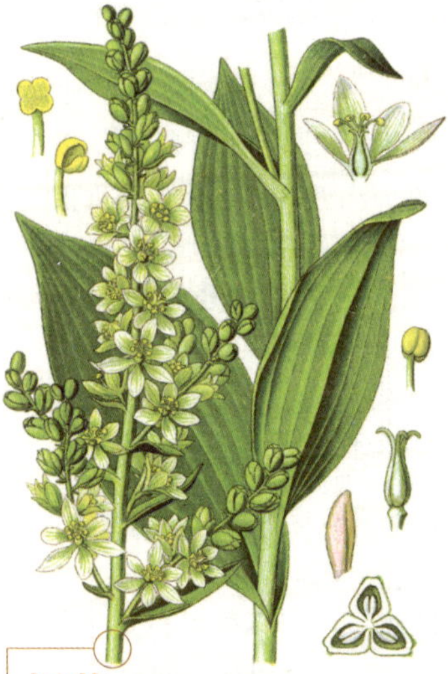

根茎［性味］苦辛，寒，有毒。
［功效］治中风痰涌，风痫癫疾，黄疸，久疟，泻痢，头痛，喉痹，鼻息，疥癣，恶疮。

她拿所吃的“葱”去问别人，别人告诉她说这叫“憨葱”，就是药书上的“藜芦”。

从中可以看出中药藜芦对于治疗痰饮所致的怪病是有一定奇效的。

连翘

下品 植物篇

产地分布：分布于河北、山西、陕西、甘肃、山东、江苏、安徽、河南、湖北、四川。

成熟周期：连翘定植 3 ~ 4 年后开花结实，8 月采摘。

形态特征：芫菁叶狭长，茎赤色，高三四尺，独茎，梢间开黄色花，秋天结实像莲，内作房瓣。

功　　效：清热解毒，消肿散结，治疗风热感冒。

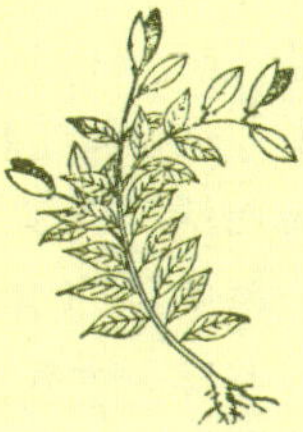

【原文】

连翘，味苦，平。主寒热，鼠瘘，瘰疬，痈肿，恶疮，瘿瘤，结热，蛊毒。一名异翘，一名兰华，一名折根，一名轵，一名三廉，生山谷。

【译文】

连翘，味苦，性平。主治身体恶寒发热，鼠瘘；瘰疬；痈肿；恶疮；瘿瘤；结热；蛊毒等恶性疾病。又叫作异翘、兰华、折根、轵、三廉。产于山中的深谷处。

【集解】

苏颂说：连翘有大、小两种。大翘生长在下湿地或山冈上，青叶狭长，像榆叶、水苏一类，茎赤色，高三四尺，独茎，梢间开黄色花，秋天结实像莲，内作房瓣，根黄像蒿根，八月采摘。小翘生长在山冈平原上，花、叶、果实都似大翘而细。生长在南方的，叶狭而小，茎短，才高一二尺，花也是黄色，实房为黄黑色，内

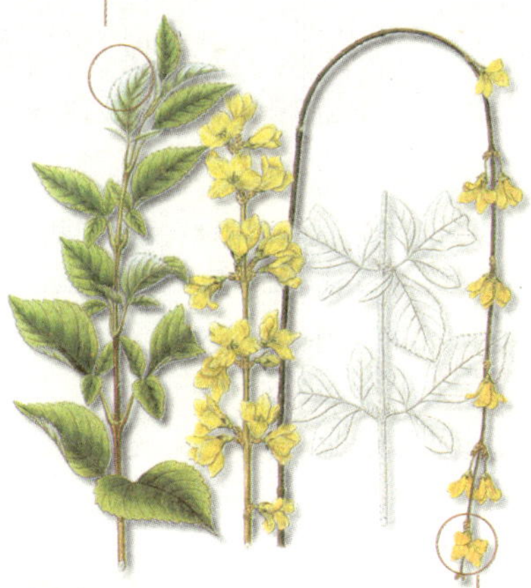
叶［性味］味甘，性平，有小毒。
［功效］下热气，益阴精。
花［性味］味甘，性寒，有小毒。
［功效］令人面色好，能明目。

含黑子如粟粒，也叫旱莲，南方人用它的花叶入药。

李时珍说：味微苦、辛。

［功效］驱白虫。(《名医别录》)

通利五淋，治小便不通，除心经邪热。(甄权)

通小肠，排脓，治疮疖，能止痛，通月经。(《日华子诸家本草》)

散各经血结气聚，消肿。(李杲)

泻心火，除脾胃湿热，治中部血证，为使药。(朱震亨)

治耳聋、听音不清。(王好古)

连翘茎、叶主心肺积热。(李时珍)

［发明］张元素说：连翘功用有三，一泻心经客热；二去上焦诸热；三为疮家圣药。

【百草堂】

连翘又叫连、异翘、旱莲子、兰华、折根、轵、三廉。

因为其果实似莲作房，片片相比如翘，故取名“连翘”。李时珍说：“连翘状似人心，两片合成，其中有仁甚香，乃少阴心经、厥阴包络气分主药也。诸痛痒疮皆属心火，故为十二经疮家圣药，而兼治手足少阳手阳明三经气分之热也。”

对症下药

病症	配方	功效
瘰疬结核	连翘、芝麻等份，研为末，经常服用	消肿散结
痔疮肿痛	用连翘煎汤熏洗，然后用刀上飞过的绿矾加麝香少许敷贴	清热解毒

兰茹

下品 植物篇

产地分布：分布于河流的谷地处。

主　　治：蚀疮，肌肉腐恶、肌肤坏死，可杀灭疥虫，排除脓血，消除严重的风邪热气，治疗健忘症、精神郁郁寡欢。

性　　味：味辛，性寒。

功　　效：化脓，清热解毒。

【原文】

兰茹，味辛，寒。主蚀恶肉，败疮死肌，杀疥虫，排脓恶血；除大风热气；善忘不乐。生川谷。

【译文】

兰茹，味辛，性寒。主治蚀疮，肌肉腐恶、肌肤坏死，可杀灭疥虫，排除脓血，消除严重的风邪热气，治疗健忘症、精神郁郁寡欢。产于河流的谷地之处。

【百草堂】

兰茹又叫闾茹、离楼、屈居，白色的叫草闾茹。闾茹研为末，温水送下，可治疗痈疽肿痛；用闾茹研为末，加轻粉、香油调匀敷涂，可治疗疥疮。

石下长卿

下品 植物篇

产地分布：泰山山谷及陇西。

成熟周期：3月采挖。

形态特征：表面淡黄白色至淡棕黄色，具有微细的纵皱纹，并有纤维的须根。

功　　效：祛风化湿，止痛止痒。

【原文】

石下长卿，味咸，平。主鬼疰精物邪恶气，杀百精蛊毒老魅注易，亡走，啼哭悲伤，恍惚。一名徐长卿。生池泽、山谷。

【译文】

石下长卿，味咸，性平。主治鬼疰，驱除邪恶之气，杀灭蛊毒及各种精物，治疗神志失常四处乱走、啼哭悲伤、精神恍惚。又叫作徐长卿。产于池塘沼泽及山谷之中。

【集解】

《名医别录》载：徐长卿生长在泰山山谷及陇西，三月采。

苏恭说：川泽中都有徐长卿。

它的叶似柳，两叶相当，有光泽。根像细辛，微粗长，色黄而有臊气。

今以它来代鬼督邮，是不对的。鬼督邮自有本条。

李时珍说：鬼督邮、及已与杜衡相混，它们的功效、苗形都不相同。徐长卿与鬼督邮相混，它们的根苗不同，功效相似。

杜衡与细辛相混，它们的根苗、功效都相似，因二者极相近而非常混乱，不能不仔细分辨。

《名医别录》载：

石下长卿味咸，性平，有毒。

李时珍说：

治鬼病之药多有毒，当从《名医别录》所说。

李时珍说：

《抱朴子》上记载，上古时辟瘟疫有徐长卿散，效果好。现在的人不知道用此方。

【百草堂】

石下长卿，又叫徐长卿。在上品中已经提到过。

关于徐长卿这个药名还有另外一个传说。

那时候，常常碰到一种病，就是人们在进入地窖、古墓或山洞时，常突然昏厥，醒来往往精神失常。

人们便认为是遇到了邪魅，请巫婆神汉驱妖拿邪，也很少见好。

这时有个叫徐长卿的医生，他从不信鬼神，就开中药给这样的病人治疗，但疗效也不好。

他就四处采药，进行试验。

一次，他采药误入了一个很深的山洞，立时感到胸闷气短，头昏脑涨。

他意识到不好，硬撑着爬到洞口，就昏了过去。

醒来后，闻到一股奇异的香气，看到身边有一种类似叶子对生、形如柳叶的小草，他又饥又渴，又想试验一下这种草的性味功能，就拔了几棵放在嘴里嚼着吃了，不想吃后精神立时清楚了许多，身上也有了力气。

他就拔了一些带了回来，试着用它治疗类似的病症，果然疗效很好。从那以后，这种精神失常的病就有救了。

后来发现这种药草还能治疗胃气痛等病。

人们把它取名为“徐长卿”。

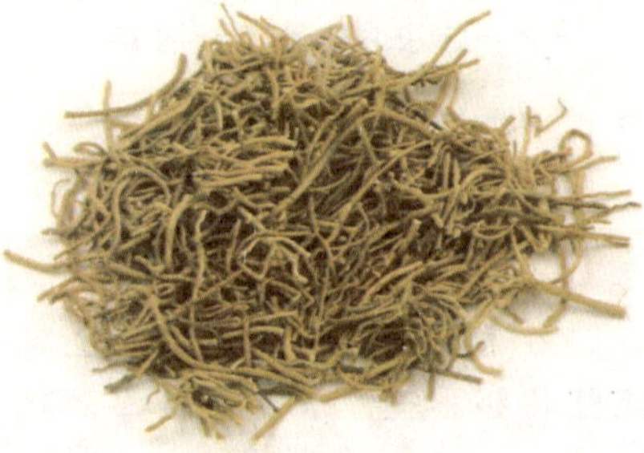

乌韭 下品 植物篇

产地分布：分布于山中深谷的岩石之上。
主　　治：皮肤中有寒热之气往来发作，通利小肠，排出膀胱之气。
性　　味：味甘，性寒。
功　　效：清热，解毒，利湿，止血。

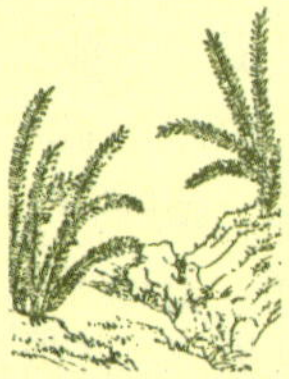

【原文】

乌韭，味甘，寒。主皮肤往来寒热，利小肠膀胱气。生山谷石上。

【译文】

乌韭，味甘，性寒。主治皮肤中有寒热之气往来发作，通利小肠，排除膀胱之气。产于山中深谷的岩石之上。

【百草堂】

乌韭又叫小叶野鸡尾、小金芯草、解毒藤、金粉藤、仙鹤尾、凤尾连、孔雀尾。具有清热、解毒、利湿、止血的功效，可治疗风热感冒、中暑发痧、泄泻、痢疾、白浊、白带、咳嗽、吐血、便血、尿血、牙疳、痈肿等症。

柳华

下品 植物篇

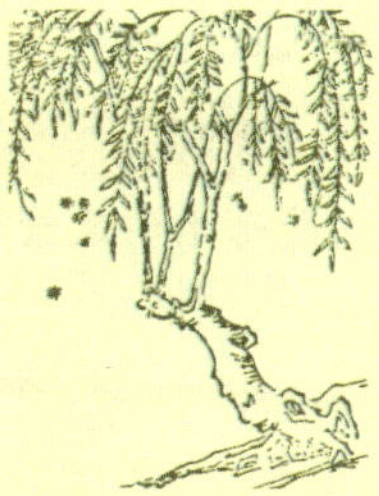

产地分布：我国南方各省区。

成熟周期：每年的2~3月开花。

形态特征：叶互生，线状披针形，两端尖削，边缘具有腺状小锯齿，表面浓绿色，背面为绿灰白色。花开于叶后，雄花序为葇荑花序，有短梗，略弯曲。果实成熟后2瓣裂，种子多枚，种子上具有一丛绵毛。

功　　效：除痰明目，清热祛风。

【原文】

柳华，味苦，寒。主风水，黄疸，面热黑。一名柳絮。叶，主马疥痂疮。实，主溃痈，逐脓血。子汁，疗渴。生川泽。

【译文】

柳华，味苦，性寒。主治水肿，黄疸病，面部发黑发热。又叫作柳絮。柳叶可以治疗马疥疮痂结。柳实主治疮痈破溃，逐除脓血。柳子汁治疗口渴。产于河边泽畔的水草丛生处。

【集解】

现在处处都有，俗称杨柳，其种类不止一种。蒲柳就是水杨，枝条刚劲有韧性，可以做箭杆，多长在河北。杞柳则长在水边，叶粗而白，木质纹理微赤，可以做车毂辘。现在的人取其细小的枝条，用火烤软，弯曲制成箱箧。

花［气味］苦，寒，无毒。
［功效］解丹毒，治腹内血，止痛。

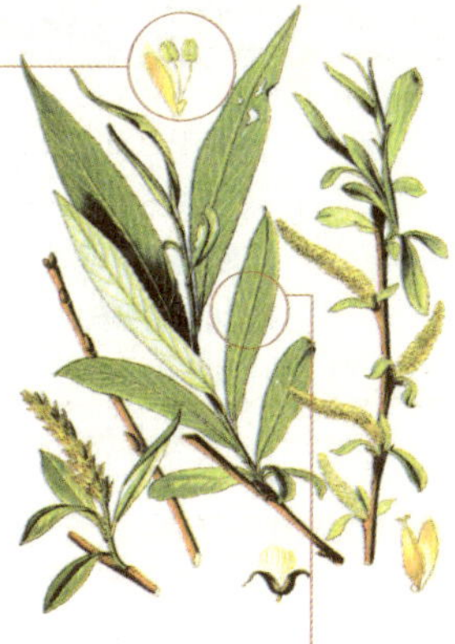

叶［气味］苦，寒，无毒。
［功效］治天行热病、阴虚发热，下水气。

李时珍说：将杨柳纵横倒顺而插都能生长。初春生柔荑，随后开黄蕊花，到春末叶长成后，花中便结细小的黑子。花蕊落下时产生的絮如白绒，随风而飞，沾到衣服上能生虫，飞入池沼中就化为浮萍。古代人在春天常取榆木和柳枝。陶朱公说，种千株柳树，可供给足够的柴炭，其嫩芽可以做汤代茶饮。

【百草堂】

柳树是著名的风景树，又有人说它是多情树、生命树。柳树确实与人类健康密切相关。我国六朝时候，柳枝已被用来治疗牙痛和头痛，唐代进一步用于治疗小儿寒热及皮肤疮疖。除内服外也可以煎汤洗浴，被称为“最要之药”。此外，树根、树皮和柳絮等也可药用，堪称全身皆良药。

柳絮为果实中带白毛的种子。可研末浸汁内服，治疗黄疸、各种血症、妇女白浊带下和闭经等。外用敷贴或研末调搽，用于止血、祛湿、消痈。

○对症下药○

病症	配方	功效
吐血咯血	用柳絮焙过，研末，米汤送服一钱	止血
小便白浊	用清明柳叶煎汤代茶，以愈为度	祛湿
小儿丹毒	用柳叶一斤，加水一斗，煮取汁三升，洗患处。一天洗七八次为宜	清热祛风

皂荚 下品 植物篇

产地分布：分布于东北、华北、华东、华南以及四川、贵州等地。

成熟周期：栽培5~6年后即结果，秋季果实成熟时采摘。

形态特征：干燥荚果呈成长条形而扁，或稍弯，长15~25cm，宽2~3cm，厚0.8~1.4cm。

功　　效：能通利九窍，杀灭鬼怪精物。

【原文】

皂荚，味辛，咸，温。主风痹死肌，邪气风头，泪出；利九窍，杀精物。生川谷。

【译文】

皂荚，味辛，咸，性温。主治风湿病症状、肌肉坏死，治疗风邪引起的头痛，流泪不止，能通利九窍，杀灭鬼怪精物。产于河流的谷地之处。

【百草堂】

皂荚又叫作皂角、鸡栖子、大皂荚、长皂荚、悬刀、长皂角、大皂角。

相传很久以前，有一位农家少女，生得貌美如花，父母视其为掌上明珠。

一天，少女上山打柴，不料被一恶少撞见。恶少见少女如此美貌，立刻垂涎三尺，并将其奸污。少女失去贞操，无颜见人，在一棵皂荚树上自缢而死。

父母闻讯痛不欲生，在树下大哭不止。这时，忽然有位白发老翁来到跟前指点起死回生之术。白发老翁告诉少女父母只要将皂荚末吹入少女鼻孔就能令其起死回生。说完消失在皂荚树边。父母心想定是树神显灵，立即依言行事。结果少女果然苏醒过来。皂荚从此便当成了灵丹妙药。

楝实

下品 植物篇

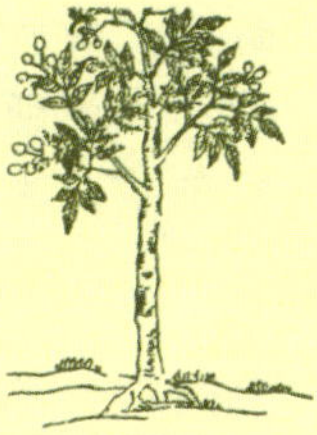

产地分布：分布于山中的深谷处。

主　　治：温病、伤寒、发高烧、心中烦闷、狂躁，可杀灭蛔、赤、蛲三种寄生虫，治疗疥疮。

性　　味：味苦，性寒。

功　　效：通利小便水道。

【原文】

楝实，味苦，寒。主温疾、伤寒大热，烦狂；杀三虫，疥疡，利小便水道。生山谷。

【译文】

楝实，味苦，性寒。主治温病、伤寒、发高烧、心中烦闷、狂躁，可杀灭蛔、赤、蛲三种寄生虫，治疗疥疮，具有通利小便水道的功效。产于山中的深谷处。

【百草堂】

楝实为楝木的果实，如同手指头大小，白色，有黏性，可以用来洗衣服。

据说曹雪芹的祖父曹寅为了纪念自己的父亲，种下楝树，修了座亭子叫楝亭，并且自己也号楝亭。他有一咏楝树的名句“紫雪溟蒙楝花老”。

楝实有杀虫和通利水道的作用，但因其性寒，所以脾胃虚寒的人不宜服用。

郁李仁

下品 植物篇

产地分布：华北、东北、华中、华南均有分布。

成熟周期：5~6月采根。

形态特征：小枝纤细而柔，叶卵形或宽卵形，少有披针形卵形，先端长尾状，基部圆形，边缘有锐重锯齿；托叶条形，边缘具腺齿，早落。花瓣粉红色或近白色；核果近球形，暗红色，光滑而有光泽。

功　　效：润肠缓下，利尿，治浮肿脚气。

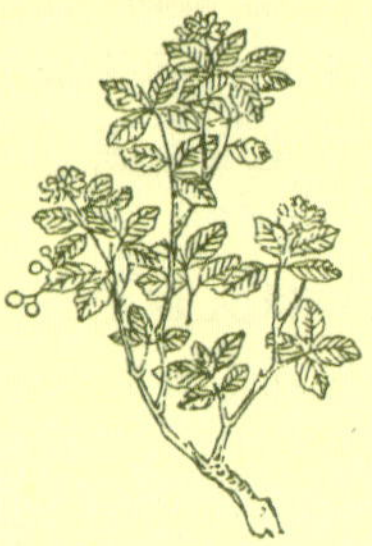

【原文】

郁李仁，味酸，平。主大腹水肿，面目、四肢浮肿，利小便水道，根，主齿断肿，龋齿，坚齿。一名爵李。生高山、川谷及丘陵上。

【译文】

郁李仁，味酸，性平。主治腹部水肿胀满，面目及四肢浮肿，能通利小便水道。它的根主治牙龈肿痛，龋齿，具有坚固牙齿的作用。又叫作爵李。产于高山及河流的谷地之处。

【集解】

《名医别录》记载：生于高山川谷及丘陵上，五六月采根。

陶弘景说：山野到处都有。子熟赤色，可食。

寇宗奭说：郁李子红熟可食，微涩，可蜜煎，陕西甚多。

张元素说：辛、苦，阴中之阳，乃脾经气分药。

主大腹水肿，面目四肢浮肿，利小便水道。肠中结气，关格不通。通泄五脏膀胱急痛，宣腰胯冷脓，消宿食下气。破癖气，下四肢水。酒服四十九粒，可泻结气。破血润燥。专治大肠气滞，燥涩不通。研和龙脑，点赤眼。

李时珍说：郁李仁甘苦而润，性主降，能下气利水。

【百草堂】

郁李仁别名山梅子、小李仁。为蔷薇科植物欧李和郁李的种子。

郁李仁质润滑肠通便，辛散行气除胀，苦降利水消肿，善通二便而行气滞。用于津枯肠燥，食积气滞，腹胀便秘，水肿，脚气，小便不利。

叶 [性味] 平，无毒。
[功效] 治大肠气滞，燥涩不通。

花 [性味] 酸，平，无毒。
[功效] 破癖气，下四肢水。

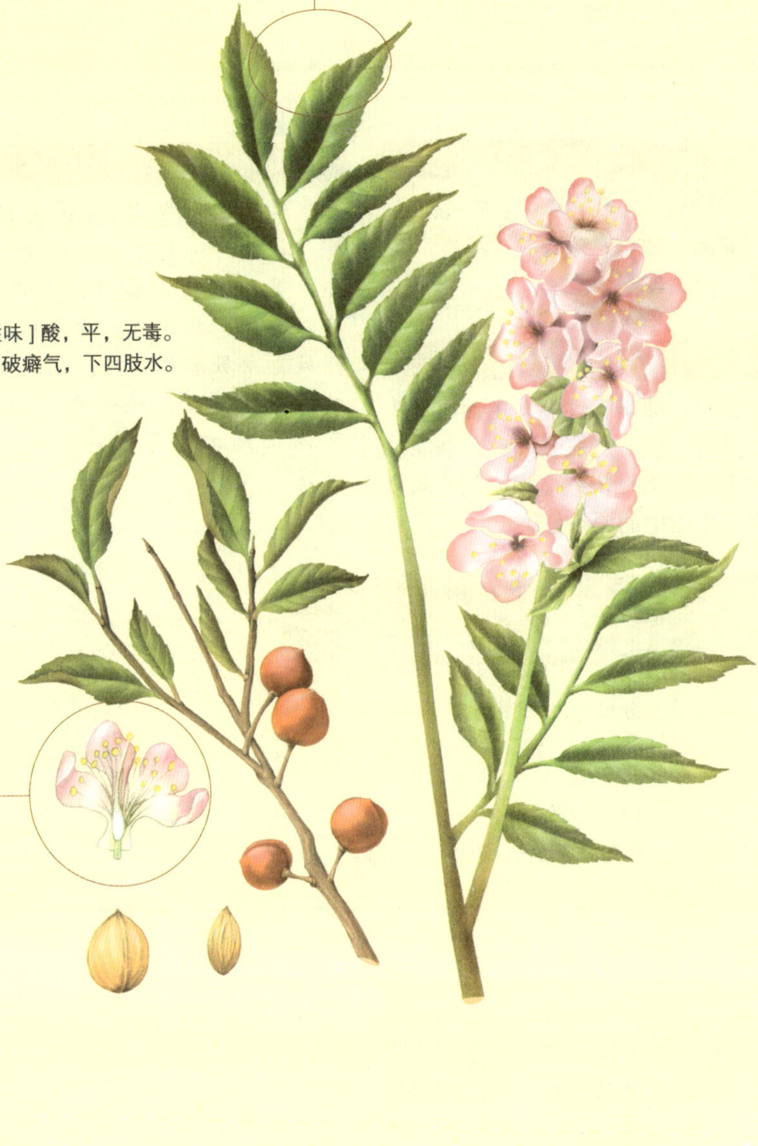

莽草 下品 植物篇

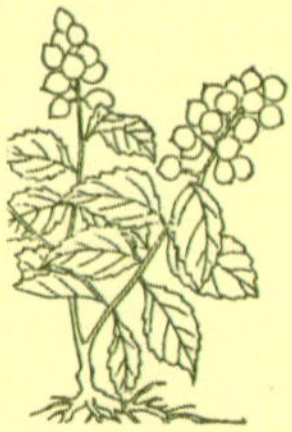

产地分布：分布于山中的深谷处。

主　　治：风邪头痛，痈肿，乳房肿胀，疝瘕，祛除郁结的邪气，治疗疥疮瘙痒。能毒杀虫鱼。

性　　味：味辛，性温。

功　　效：清热解毒，消肿止痛。

【原文】

莽草，味辛，温。主风头，痈肿、乳肿，疝瘕；除结气，疥瘙，杀虫鱼。生山谷。

【译文】

莽草，味辛，性温。主治风邪头痛，痈肿，乳房肿胀，疝瘕，祛除郁结的邪气，治疗疥疮瘙痒，能毒杀虫鱼。产于山中的深谷处。

【百草堂】

莽草又叫芒草，《山海经》中有"葌山……其下多青雄黄，有木焉，其状如棠而赤叶，名曰莽草，可以毒鱼"的记载。古方用其来治疗风毒痹厥和压痛病。据说用莽草叶，煎汤热含，过一会儿吐出来，可以杀死牙中寄生的小虫，非常有效。

雷丸 下品 植物篇

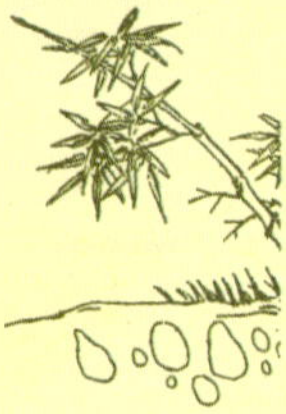

产地分布：分布于山中的深谷处。

主　　治：杀灭蛔、赤、蛲等各种寄生虫，治疗小儿百病。

性　　味：味苦，性寒。

功　　效：驱逐恶毒邪气，消散胃中热邪。

【原文】

雷丸，味苦，寒。主杀三虫；逐毒气；胃中热；利丈夫，不利女子；作摩膏，除小儿百病。生山谷土中。

【译文】

雷丸，味苦，性寒。主要功效是杀灭蛔、赤、蛲等各种寄生虫，驱逐恶毒邪气，消散胃中热邪，有利于男子，不利于女子；制作成按摩膏使用，能治疗小儿百病。产于山中的深谷处。

【百草堂】

从前有位商人，经常要到外地做买卖。出门在外吃住都十分困难，刚三十岁就不幸得了一种怪病，只要一开口说话，肚子里就会发出声音将他的话重复一遍。开始的时候因为声音不大，他还以为是自己的错觉。谁知后来声音也越来越大，让他十分尴尬和困扰。于是便借着做生意的机会四处求医，但始终没有治好。

直到有一天，他从外地回家，途经一座小庙。由于天色已晚，想跟老和尚借住一宿，老和尚听到他肚子里的声音后，告诉他："这是染上了'应声虫'病。"商人半信半疑，问老和尚如何能治好这种病，老和尚回答："你只要拿起《本草经》，把所有的药都念一遍。只要念到哪味药应声虫不敢回应，就去吃这味药来治疗就行。"

商人虽然不信，但还是借了一本《本草经》来念，应声虫果然一一回应，但是正当读到雷丸时，应声虫居然没有回应。商人不信，又读几次，仍然没有回应，再念其他药，它又应声。商人于是赶紧到药房抓了雷丸来吃，果然治好了这个心腹大患。

故事虽然离奇，但是雷丸作为多孔菌科雷丸菌的菌核确实是杀灭寄生虫的良药。

腐婢

下品 植物篇

产地分布：分布于山中的深谷处。
主　　治：疟疾，泄泻，痢疾，阳痿不举，饮酒导致的头痛，创伤出血。
性　　味：味辛，性平。
功　　效：清热解毒，散肿止血。

【原文】

腐婢，味辛，平。主痎疟寒热邪气，泄利，阴不起，病酒头痛。

【译文】

腐婢，味辛，性平。主治疟疾引起的身体作寒发热，祛除疟邪之气，并可治疗泻痢，阳痿不举，饮酒导致的头痛。

【百草堂】

腐婢，又叫豆腐柴，或称臭黄荆，马鞭草科植物。性味甘、寒，无毒，具有清热解毒、散肿止血的功效。

据说在皖赣边界山区居民中，利用一种灌木的树叶，制成一种绿莹莹，似碧玉，清热解毒，开胃生津的神奇豆腐，人们称誉其为“观音豆腐”。

相传有一年，这里遭遇百年难见的大旱，水源枯竭，田地龟裂，所种粮食颗粒无收。危急关头，有一家老年夫妇，由于他们笃信救苦救难的观世音菩萨，每天早晚烧香点烛上供，从不间断，他们的虔诚感动了菩萨。一天夜里，梦见观世音告诉他们，山里有一种带有豆腐气味的树叶可制作豆腐食用，能度过灾荒。还用柳枝轻轻一点，附近山涧立时流出了涓涓不断清凉的山泉。第二天早晨，他们把这个梦境告诉了全村乡亲们，大家于是找到树叶和山泉，并按梦中菩萨指点制成了清香可口，味美鲜嫩的豆腐帮助全村人度过了灾荒。由于这豆腐是观世音菩萨点化的，因此，人们称誉为“观音豆腐”。

而用来制作“观音豆腐”的树叶就是山区到处可见的腐婢。因为它能散发出豆腐之味，但又次于真正豆腐，只能为婢，因此称为“腐婢”。

瓜蒂 ▸下品 植物篇

产地分布：分布于平原的水草丛生处。
主　　治：食积不化，食物中毒，癫痫痰盛，咳逆上气。
性　　味：味苦，性寒。
功　　效：化痰、消肿、催吐。

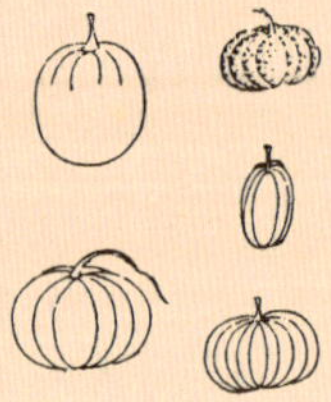

【原文】

瓜蒂，味苦，寒。主大水，身面四肢浮肿，下水；杀蛊毒；欬逆上气及食诸果病在胸腹中，皆吐、下之。生平泽。

【译文】

瓜蒂，味苦，性寒。主治严重的水邪，身体面部及四肢浮肿，能消除水湿、消灭蛊毒，治疗咳嗽气逆、饮食不当导致的胸腹中的各种疾病，使腹中之物吐出或泻下。产于平原的水草丛生处。

【百草堂】

瓜蒂又叫瓜丁，苦丁香。

内服具有催吐功能，可用于痰热郁积，痰迷清窍，精神错乱，以及误食毒物，停于胃脘，尚未吸收者。对于治疗黄疸病也有一定的疗效。

苦瓠 ▸下品 植物篇

产地分布：分布于河边沼泽的水草丛生处。

形态特征：十年生草本植物。株高约3m，果实长10~15cm。

性　　味：味苦，性寒。

功　　效：引水下行，催吐。

【原文】

苦瓠，味苦，寒。主大水，面目、四肢浮肿；下水，令人吐。生川泽。

【译文】

苦瓠，味苦，性寒。主治严重的水邪，面目四肢浮肿，具有引水下行、催吐的功效。产于河边沼泽的水

对症下药

病症	配方	功效
黄疸肿满	将瓠瓤熬黄研为末，每次服半钱，一天服一次，十天病愈	消肿
小便不通	苦瓠子三十枚（炒）、蝼蛄三个（焙），共研为末。每次服一钱，冷水送下	利尿通便
牙痛	苦瓠子半升，加水五升，煎取三升，含漱。和茎叶煎汁含漱亦可	消肿止痛
通身水肿	苦瓠末（炒）二两、苦葶苈五分，捣烂合成丸，如小豆大。每次服五丸，一天服三次，有水排出为止。又方：苦瓠末五分、大枣七枚，合捣成丸。先服三丸，隔一小时左右，再服三丸，有水排出后更服一丸	利水消肿

草丛生处。

【集解】

《名医别录》说：苦瓠生于晋地。

［主治］主消渴恶疮，鼻口溃疡烂痛。（孙思邈）

能利尿。（陶弘景）

可除烦，治心热，利小肠，润心肺，治石淋。（《日华子诸家本草》）

【百草堂】

苦瓠是匏瓜的一种。瓠有甜瓠、苦瓠两种，甜瓠可作蔬菜来吃；苦瓠形状长得像葫芦，因此又称葫芦瓜、苦葫芦。苦瓠性味苦寒，有毒，苦者如同苦胆一样，令人难以下咽。

苦瓠虽然有毒，但是却对治疗水肿有很好的效果，同时也是止痛良药。

石南 ▸下品 植物篇

产地分布：分布于山中的深谷处。

形态特征：常绿灌木或小乔木。叶互生，革质，长椭圆形，边缘有细锯齿，表面绿色，幼叶红色，鲜艳可爱。

性　　味：味辛，性平。

功　　效：补养肾气、杀蛊毒，破除积聚，逐除风痹。

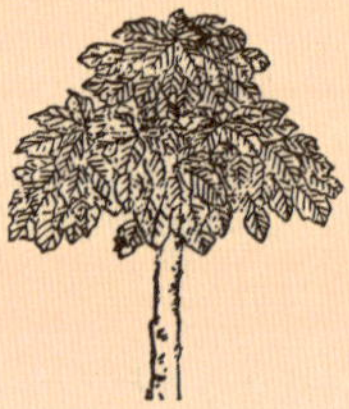

【原文】

石南，味辛，平。主养肾气，内伤阴衰，利筋骨皮毛。实，杀蛊毒；破积聚；逐风痹。一名鬼目。生山谷。

【译文】

石南，味辛，性平。能补养肾气，治疗内脏劳伤、阴精衰竭，有利于强健筋骨皮毛。果实能杀蛊毒，破除积聚，逐除风痹。又叫作鬼目。产于山中的深谷处。

【百草堂】

石南，现在写作石楠，又名千年红、笔树、石眼树、扇骨木、凿角、石纲、油蜡树、水红树。

石楠为蔷薇科石楠属常绿灌木或小乔木。叶互生，革质，长椭圆形，边缘有细锯齿，表面绿色，幼叶红色，鲜艳可爱。初夏开花，白色，复伞房花序，梨果近球形，红色。花期4~5月，果期10月。

下品

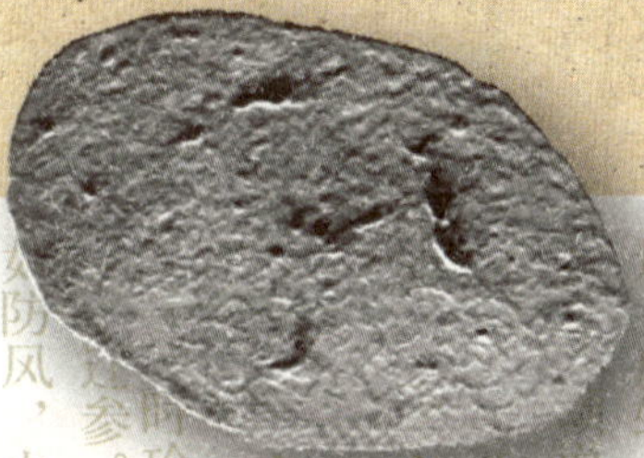

矿物篇

孔公孽 ▸下品 矿物篇

【原文】

孔公孽，味辛，温。主伤食不化，邪结气，恶疮、疽、瘘、痔；利九窍，下乳汁。生山谷。

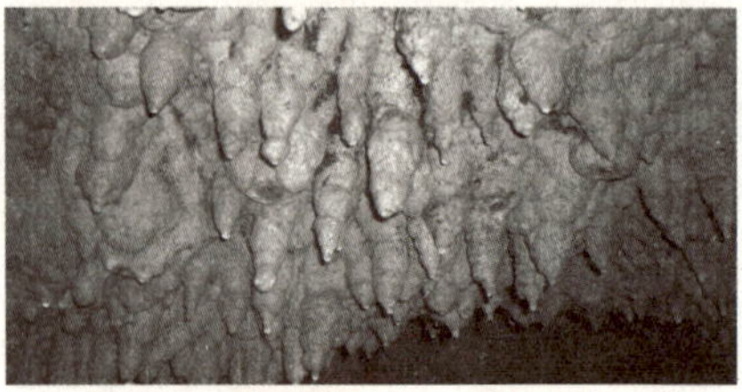

【译文】

孔公孽，味辛，性温。主治积食不消化，邪气郁结，治疗恶疮、疽、瘘、痔疮等症，具有通利九窍，使乳汁流出的功效。产于山中的深谷处。

【百草堂】

孔公孽又叫作通石。为钟乳石下部较细的部分或者为钟乳石的中空者，其功用与钟乳石相同，如今当作同一种药物使用。

殷孽 ▸下品 矿物篇

【原文】

殷孽，味辛，温。主烂伤瘀血，泻痢，寒热，鼠瘘，癥瘕结气。一名姜石。生山谷。

【译文】

殷孽，味辛，性温。主治伤口糜烂有瘀血，腹泻痢疾，身体恶寒发热，鼠瘘，癥瘕使气血郁结。又叫作姜石。产于山中的深谷处。

【百草堂】

殷孽又叫作姜石，为钟乳石的根部。主治烂伤瘀血，泻痢，脚冷疼弱。

铁精 ▸下品 矿物篇

【原文】

铁精，平。主明目；化铜。

【译文】

铁精，性平。主要功效是增强视力，能化铜。

【百草堂】

铁精亦称铁花、铁精粉。为炼铁炉中的灰烬。细如尘，以色紫质轻者为佳。

铁精具有镇惊安神，消肿解毒的功效。主治惊痫心悸，阴肿，脱肛。

铁落 ▸下品 矿物篇

【原文】

铁落，味辛，平。主风热，恶疮疡、疽、疮、痂疥气在皮肤中。

【译文】

铁落，味辛，性平。主治风伤热邪之症，恶疮溃烂流脓，消除疽、疮、痂疥等症，可消除皮肤中瘙痒感。

【百草堂】

铁落又叫生铁落、铁液、铁屎、铁屑、铁蛾、黑金。为生铁煅至红赤，外层氧化时被锤落的铁屑。取煅铁时打下之铁落，去其煤土杂质，洗净，晒干，或煅后醋淬用。具有平肝镇惊的功效，主治癫狂，热病谵妄，心悸，易惊善怒，疮疡肿毒。肝虚及中气虚寒的人不宜服用。李时珍说：生铁打铸的时候，铁花飞散，如兰如蛾，故俗称之为铁蛾。现在制作烟火有用它。将铁末浸醋后用来写字于纸上，背后涂上墨，就像碑上的字。

铁 ▸下品 矿物篇

【原文】

铁，主坚肌耐痛。生平泽。

【译文】

铁，主要功效为使肌肉坚实，耐受疼痛。产于平地水草丛生处。

【集解】

苏颂说：初炼去矿，用来铸造范金器物的，是生铁。再三锤拍，可以作鍱的，称为鑐铁，也叫作熟铁。生熟铁相混合，用来制作刀剑锋刃的，为钢铁。打铁匠把铁烧到赤沸，在砧上打下的细皮屑，为铁落。从锻灶中飞出，像灰尘，紫色且轻虚，可以莹磨铜器的，为铁精。制针的人磨出的细末，称为针砂。取各种铁放容器中用水浸泡，泡久了色青出沫、可以染皂的，为铁浆。把铁拍成片段，放在醋糟中，时间久了上生铁锈可刮取的叫作铁华粉。将铁放入火中炼时，飞溅出的铁末，为铁粉。

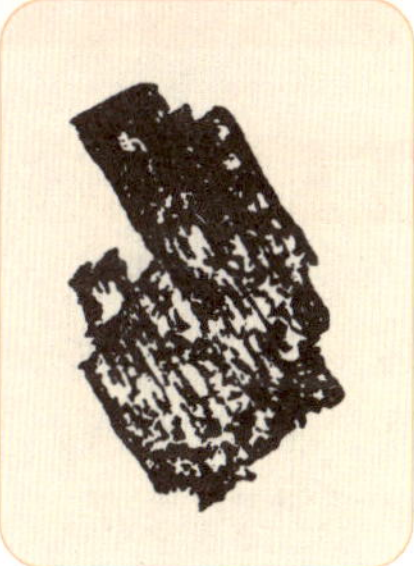

李时珍说：铁都是用矿石炼成的。秦、晋、淮、楚、湖南、闽、广各山中都产铁，其中以广铁为好。甘肃的土锭铁，色黑性坚，适宜用来制作刀剑。西番出产的宾铁尤其好。《宝藏论》中说：铁有五种：荆铁产自当阳，色紫而坚利；上饶铁次之；宾铁产自波斯，坚利可切金玉；太原、蜀山的铁顽滞；钢铁出自西南瘴海中的山石中，状如紫石英，水火不能损坏它，用它穿珠切玉如同削土一般。

【百草堂】

人类最早发现的铁是从天空落下的陨石，陨石含铁的比例很高，是铁、镍、钴等的混合物。铁在当时被认为是带有神秘性的最珍贵的金属，在古希腊文中，“星”和“铁”是同一个词，埃及人干脆把铁叫作“天石”。考古学家曾经在古坟墓中，发现陨铁制成的小斧；在北京平谷刘河村发掘一座商代墓葬，出土许多青铜器，其中有一件古代铁刃铜钺，经鉴定是由陨铁锻制的，这不仅表明人类最早发现的铁来自陨石，也说明我国劳动人民早在三千多年前就认识了铁并熟悉了铁的锻造性能，识别了铁和青铜在性质上的差别，并且把铁锻接到铜兵器上，从而加强了铜的坚利性。

中国传统医学认为铁可以强筋健骨，使人的身体更加强壮，因此早在两千多年前就被拿来入药了。

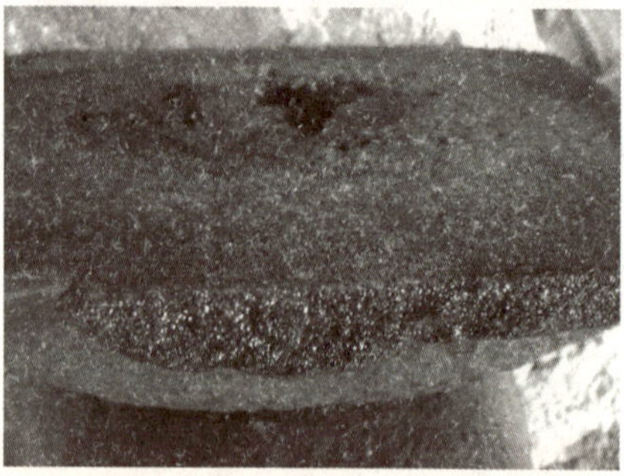

石灰 ▶下品 矿物篇

【原文】

石灰，味辛，温。主疽疡疥瘙，热气恶疮，癞疾死肌堕眉；杀痔虫，去黑子、息肉。一名恶灰。生山谷。

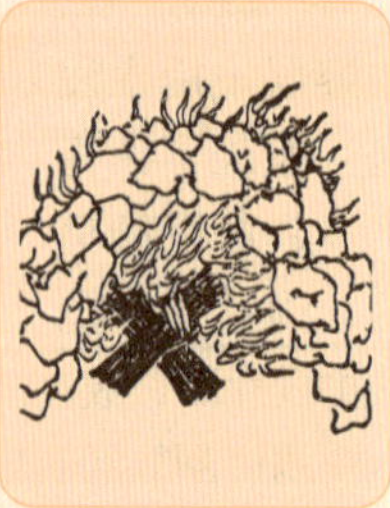

【译文】

石灰，味辛，性温。主治疽疮溃疡、疥疮瘙痒，热邪导致的恶性疮疡，麻风病、肌肤坏死，眉毛脱落，能杀灭痔虫，去除黑痣、息肉。又叫作恶灰。产于山中的深谷处。

【集解】

苏颂说：近山的地方都有，如青石，烧则成灰，又名石锻。有风化和水化两种：风化，取烧锻过的石灰石放在风中，使其自解，这样的功效好；水化，即用水浇煅过的石灰石，热气蒸腾而化解，这样的功效差。

李时珍说：现在的人们专门建窑来煅烧石灰，先在下面放一层柴或煤炭，上面垒青石灰石，从下面点火，层层自焚而散。入药用，取风化、不夹石块的好。

独孤滔说：伏雄黄、硫黄、硇砂，解除锡中毒所致的昏晕。

疗髓骨疽。《名医别录》

生肌长肉，止血，治白癜风、疬风、疮疡、瘢疵痔瘘、瘿赘疣子。还治妇女粉刺、产后阴道不能闭合。可以解除酒酸，治酒中毒，温暖肾脏，治疗冷气。《日华子诸家本草》

可堕胎。（韩保昇）

散血定痛，止水泻血痢、白带白淫，收脱肛和子宫脱垂，消积聚结块，外贴治黑须发。（李时珍）

李时珍说：石灰是止血的良药，但不可着水，着水即腐烂肌肉。

【百草堂】

石灰又名垩灰、希灰、石垩、染灰、散灰、白灰、味灰、锻石、石锻、矿灰。

石灰医用价值有主治疽疮溃疡、疥疮瘙痒，热邪导致的恶性疮疡，麻风病、肌肤坏死，眉毛脱落，能杀灭痔虫，去除黑痣、息肉。

因为石灰通体呈白色，因此在古诗当中又常被用来比喻品行高洁。其中最著名的一首便是于谦的《石灰吟》：“千锤万凿出深山，烈火焚烧若等闲。粉身碎骨浑不怕，要留清白在人间。”

冬灰 ▸下品 矿物篇

【原文】

冬灰，味辛，微温。主黑子、去疣、息肉、疽、蚀、疥瘙。一名藜灰。生川泽。

【译文】

冬灰，味辛，性微温。主要能去除黑痣、赘疣、息肉，治疗疽疮、溃烂，疥疮瘙痒。又叫作藜灰。产于河边池泽等水草丛生处。

【百草堂】

冬灰是冬天炉灶中所烧薪柴的灰，也有人说是古代洗衣服所用的黄灰，一般指作蒿藜之灰，因此又被称为藜灰。

冬灰能去除黑痣、赘疣、息肉，治疗疽疮、溃烂、疥疮瘙痒。

白垩 ▸下品 矿物篇

【原文】

白垩，味苦，温。主女子寒热癥瘕，月闭积聚。生山谷。

【译文】

白垩，味苦，性温。主治女子恶寒发热、癥瘕，经闭而体内有郁积。

产于山中的深谷处。

【百草堂】

白垩亦名白善土、白土粉、画粉。白垩是一种微细的碳酸钙的沉积物，由方解石质点和有孔虫，软体动物和球菌类的方解石质碎屑组成。为白色、淡绿色、淡黄色之无晶形粉末或土状结块，质软而轻，手触之有粗感，舔之不粘舌。西方指分布在西欧的白垩纪的地层，而白垩纪一名即由此而来。

白垩入药须用白色。先研捣至极细，然后放到盐汤里，浮在水面上的，用来作药，沉下去的则不用，这种方法，古人称做“水飞法”。每二两白垩，要用一分盐来搭配，把水飞过的细粉，收拾起来，晒干备用。没有经过这样处理的白垩，服用后会令人结肠。

青琅玕 ▸下品 矿物篇

【原文】

青琅玕，味辛，平。主身痒，火疮，痈伤，疥瘙死肌。一名石珠。生平泽。

【译文】

青琅玕，味辛，性平。主治身体皮肤瘙痒，被火灼伤形成疮、痈伤、疥疮、瘙痒、肌肉麻木坏死。又叫作石珠。产于平地河流、湖泊等积水处。

【百草堂】

青琅玕又称为青珠、黄环、绿青、石绿，就是现在所说的孔雀石。

传说很久很久以前，有一只美丽的孔雀蒙难受伤，被一个青年救起并悉心照料。后来孔雀痊愈飞走了，青年很高兴也很失落。

不久，一位美丽的姑娘出现在他身边。两人相爱，并结为夫妻。原来这位姑娘就是孔雀所变，她思念在危难时救护和照顾自己的青年，返回与青年恩爱度日。但是这件事很快就被天庭得知，众神震怒，把孔雀姑娘压在了山下面。青年翻山越岭却始终找不着孔雀姑娘，他难过地靠在一块岩石旁，猛然发现这岩石绿茸茸的，十分可爱，看见它就像看见了孔雀姑娘。后来这种岩石便被称为孔雀石。

孔雀石有数种颜色，以青者入药为胜。具有治疗身痒、火疮痈疡、疥瘙死肌、石淋、破血、产后恶血、白秃的功效。

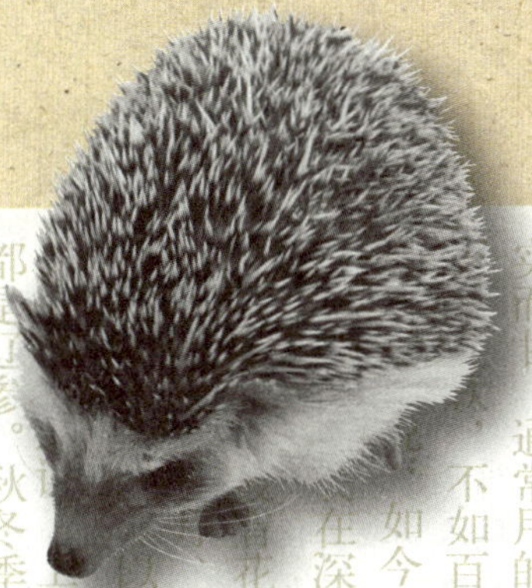

下品

动物篇

天鼠屎 ▸下品 动物篇

【原文】

天鼠屎，味辛，寒。主面痈肿，皮肤时痛，腹中血气，破寒热积聚，除惊悸。一名鼠法，一名石肝。生山谷。

【译文】

天鼠屎，味辛，性寒。主治面部痈肿，皮肤内时时作痛，疏导腹中气血，治疗身体恶寒发热，破除体内积聚，消除惊悸不安。又叫作鼠法、石肝。生活在山中的深谷处。

【百草堂】

蝙蝠在古时被称为“天鼠”“飞鼠”，它寄栖于建筑物的隙缝或树洞之中，白昼停息，夜间活动。蝙蝠可入药治病，其干燥粪便，中医把它叫作“夜明砂”。

相传古时候有一对相依为命的母子，他们生活清贫，房内漆黑昏暗，因而经常有蝙蝠出没。儿子以打柴谋生，每逢雨天，生计难以为继。老母又患眼病，视物渐渐模糊，乡里郎中诊为障翳，并让其子上山采些草药煎服，但未见疗效。

可是过了很久的一天，老母突然说近几天的药似乎有些药效。其子也惑然不解，药草是相同的，为什么前些时候无效，近日突然有效呢？他仔细检查陈放在桌上的一大堆药草，见上面粘了许多蝙蝠粪便，顿有所悟；原来是蝙蝠粪便起了作用。于是，他取来蝙蝠粪便焙干，研成细末，让老母服用，不久，眼睛渐渐复明。这种方法传开以后，村里村外有人仿效，村民所患眼疾果然康复。后来，人们便把蝙蝠粪称为“夜明砂”。

鼺鼠 ▸下品 动物篇

【原文】

鼺鼠，主堕胎，令产易。生平谷。

【译文】

鼺鼠，主要功效是堕胎，令妇女顺利生产。生活在平原、山谷中。

【百草堂】

鼺鼠又叫耳鼠、鼯鼠、夷由、飞鼠、飞生、飞生虫、飞生鸟、飞虎、松猫儿。鼺鼠耳小，眼大，尾部为圆形，其长超过体长。多栖于山坡森林地带，巢筑于树洞或岩洞中。晨昏时活动较频繁，活动以攀、爬、滑翔相交替。

鼺鼠是传说中的异兽。长相如鼠，兔头，能用尾巴飞翔。早在先秦就有关于鼺鼠的记载。《山海经·北山经》中有“丹熏之山……有兽焉，其状如鼠，而兔首麋身，其音如嗥犬，以其尾飞，名曰耳鼠，食之不眯，又可以御百毒”的说法。

伏翼 ▸下品 动物篇

【原文】

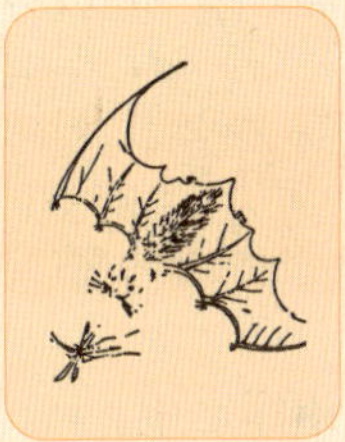

伏翼，味咸，平。主目瞑明目，夜视有精光。久服令人熹乐，媚好；无忧。一名蝙蝠。生川谷。

【译文】

伏翼，味咸，性平。主治眼睛盲瘴，具有明目的功效，能使夜间视物清晰。长期服用能使人心情愉悦，容光焕发，无忧无虑。又叫作蝙蝠。生活在河流山谷之处。

【百草堂】

伏翼又叫蝙蝠、天鼠。除天鼠屎可以入药外，蝙蝠本身也是治疗眼疾的良药。

同时在中国的传统文化中，蝙蝠是好运和幸福的象征。我们经常说的“五福（蝠）临门”，其图案就是由五只蝙蝠组成，这“五福”代表了5个吉祥的祝福：寿比南山、恭喜发财、健康安宁、品德高尚、善始善终。蝙蝠还是一个伟大的“红娘”，我们平时所吃的水果有百分之七十是由蝙蝠做媒来传播花粉的。

蛤蟆 ▸下品 动物篇

【原文】

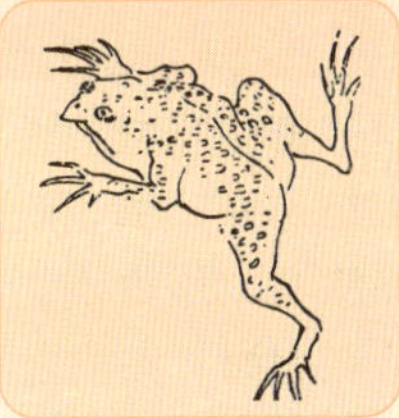

蛤蟆，味辛，寒。主邪气；破症坚血；痈肿，阴疮。服之不患热病。生池泽。

【译文】

蛤蟆，味辛，性寒。主要作用是驱逐邪气，破除瘀血肿块，治疗痈肿，阴蚀疮。服食蛤蟆具有不患急性热病的功效。生活在水塘、沼泽之中。

【百草堂】

月食耳疮。用明月砂放入蛤蟆腹

中，同烧为末，敷患处。

蛤蟆又叫蛙黾、蟹蟆、土蛙，现在叫作蟾蜍，俗称癞蛤蟆。似乎自古以来就是一个讨人嫌的东西，我国很早就有“癞蛤蟆想吃天鹅肉”的典故。

相传很久以前，王母娘娘开蟠桃会，邀请了各路神仙。蟾蜍仙也在被邀之列。蟾蜍仙在王母娘娘的后花园内恰遇天鹅仙女，一见钟情，凡心大动。但是却遭到天鹅仙女的斥责并且告到王母娘娘那里。王母大怒，随手将嫦娥月宫中献来的月精盆砸向蟾蜍仙，并罚其下界为癞蛤蟆。于是后来就有了“癞蛤蟆想吃天鹅肉”的说法。

蛤蟆虽然长相丑陋不招人喜欢，但是却是对人类有益的朋友，是农田里害虫的天敌。而且本身具有清热解毒，健脾消积的功效可治痈肿，热疖，口疮，瘰疬，泻痢，疳积。

马刀 ▸下品 动物篇

【原文】

马刀，味辛，微寒。主漏下赤白，寒热，破石淋，杀禽兽，贼鼠。生池泽。

【译文】

马刀，味辛，性微寒。主治女子非经期流血，赤白带下，身体恶寒发热，破除石淋症，能杀死禽、兽、贼鼠之类的动物。生活在水塘、沼泽之中。

【百草堂】

马刀又名蜌、单姥、齐蛤、马蛤、竹蛏，为海产双壳软体动物，体呈长形，因其两壳合抱后呈竹筒状，故得竹蛏之名。

马刀具有消痰散结，利水能淋之功效，主治瘿气、痰饮、淋病以及妇女赤白带下等症。

蟹 ▸下品 动物篇

【原文】

蟹，味咸，寒。主胸中邪气热结痛；㖞僻，面肿败漆。烧之致鼠。生池泽。

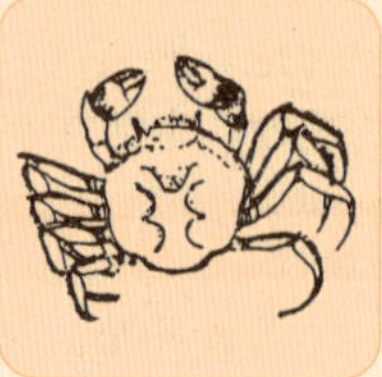

【译文】

蟹，味咸，性寒。主治胸中邪气郁结作痛，嘴歪眼斜，颜面肿痛，败除漆毒，用火烧，可使老鼠聚积。生活在大海、湖泊之中。

【百草堂】

有一位小伙子洞房花烛夜得了一种怪病。往日清秀的脸肿得变形，眼睛极度浮肿，头大如斗，整个身子肿胀而又布满疹子，苦不堪言。家人震惊之后赶紧去请名医叶桂。

叶桂为新郎诊脉，六脉平和，只是略有一点儿虚弱。觉得这病是有点儿蹊跷，午饭时分，他见病人狼吞虎咽，吃得十分香甜。叶桂越发觉得奇怪，扫视了一下房间。忽然，他发现床、衣柜、桌子、椅子是全新的，而且嗅到一股熏人的漆味。顿时，他恍然大悟。于是，命令家人把病人搬出新房，又派人到集市上买了几斤鲜螃蟹，煮烂成粥样，然后遍敷病人身上。不到两天，病人肿消疹退。原来，新郎是中了漆毒。

古人对漆过敏早有认识，在古医书上称为“漆咬人”“漆疮”。蟹能解漆毒，《淮南子》中就有蟹治疗对漆过敏的记载。

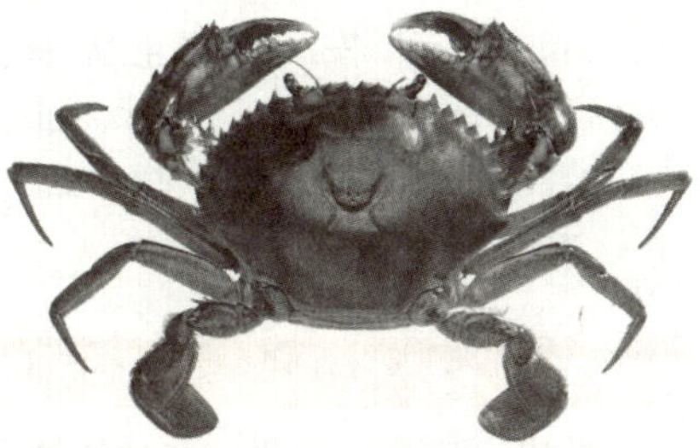

蛇蜕

▸下品 动物篇

【原文】

蛇蜕，味咸，平。主小儿百二十种惊痫、瘈疭，癫疾，寒热，肠痔，虫毒，蛇痫。火熬之良。一名龙子衣，一名蛇符，一名龙子单衣，一名弓皮。生川谷及田野。

【译文】

蛇蜕，味咸，性平。主治小儿

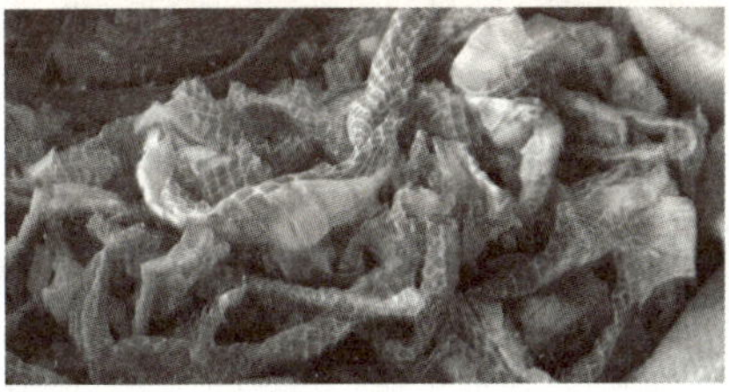

多种惊痫、瘈疭，癫疾，身体作寒发热，肠内生痔，解除虫毒，治疗蛇痫。用火熬制过的疗效好。又叫作龙子衣、蛇符、龙子单衣、弓皮。生活在山谷里及田野之上。

【百草堂】

蛇蜕俗称蛇皮，又叫龙衣、蛇壳，为游蛇科动物多种蛇的干燥皮膜。

人们常常把蛇雅称为“小龙”，以示尊崇。蛇的第一个象征意义是幸运、吉祥和神圣。人们把蛇分为家蛇和野蛇，有些地方认为家里有了家蛇是吉兆。民俗农历二月二是蛇结束冬眠、出洞活动的日子，也被称为“龙抬头”。这些都是把蛇比为龙。蛇脱下的皮叫蛇蜕，也被称为“龙衣”，具有祛风、止痒、退翳、定惊的功能，用于小儿惊风、抽搐痉挛、皮肤瘙痒等症。

猬皮 ▸下品 动物篇

【原文】

猬皮，味苦，平。主五痔，阴蚀，下血赤白五色，血汁不止；阴肿痛引腰背，酒煮杀之。生川谷、田野。

【译文】

猬皮，味苦，性寒。主治各种痔疮，阴蚀疮，阴部出血，赤白带下，颜色交错混杂，并且血流不止，阴部肿痛并牵引腰背。用酒煮后使用。生活在河流谷地及田野之上。

【百草堂】

猬皮就是刺猬的皮。刺猬在中国的古老文化中一直被认为是一种非常有灵性的动物。原因可能是因为它会哭、会咳嗽，而且咳嗽声很像老头。因此刺猬被传说为地仙。

相传动物中有七仙，而刺猬就是地仙，也就是土地爷的化身。原因是刺猬会土遁，拿筐把它扣在地上，不一会儿拿开筐看时它就消失了。正因为是地仙，所以如果家里养刺猬，养死了是非常不吉利的事情，一般人不仅不会养刺猬，看到刺猬也会躲着走，更不会去抓它们了。

刺猬虽然浑身是刺，而且样子也很丑陋，但是刺猬皮却是一味很好的药材，对于痔疮有非常好的疗效。

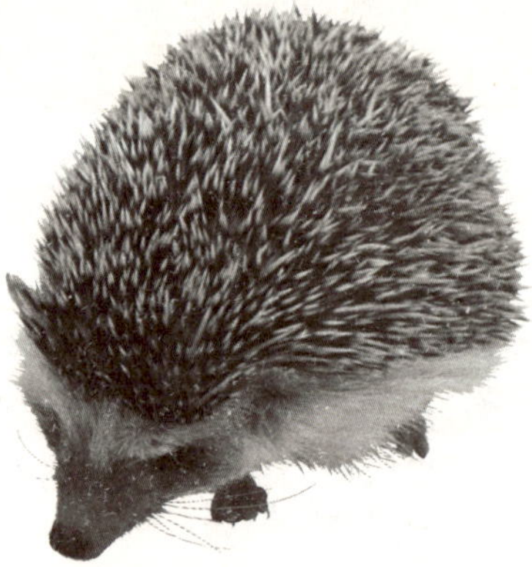

蠮螉 ▸下品 动物篇

【原文】

蠮螉，味辛，主久聋，欬逆，毒气，出刺，出汗。生川谷。

【译文】

蠮螉，味辛，主治长期耳聋，咳嗽气逆，能除毒气，能使肉中之刺自出，能使人发汗。生活在河流的谷地之处。

【百草堂】

蠮螉是一种腰细长的蜂，又叫蒲卢、土蜂、缸瓦蜂，俗称“细腰蜂”，身体黑色，翅带黄色，在地下做巢。

传说细腰蜂在古代还被称为果蠃，传说其纯雌无雄，必须捉螟蛉去做继子。它将小青虫封在窠里，自己在外面日日夜夜敲打说道“像我像我”，经过七七四十九天，那青虫也就变成细腰蜂了。所以《诗经》有“螟蛉有子，果蠃负之”的句子。

真实的情况是雌虫尾端有毒刺，能螯人，独栖性，掘地做巢；藏已麻痹的尺蠖等小青虫来作为其幼虫的食饵。但因为其成虫只食花蜜及花粉，所以给人们捉螟蛉做继子的假象。

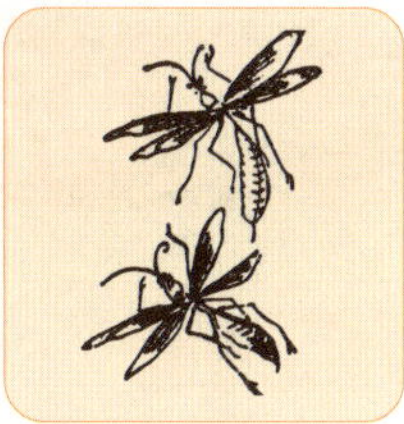

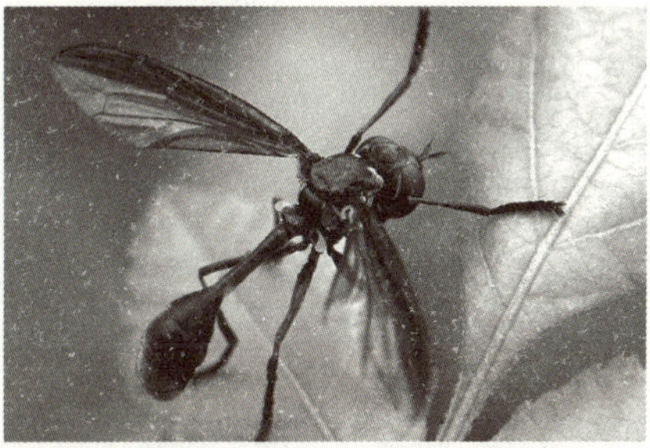

蜣螂

▸下品 动物篇

【原文】

蜣螂，味咸，寒。主小儿惊痫瘛疭；腹胀；寒热；大人癫疾、狂易。一名蛣蜣。火熬之良。生池泽。

【译文】

蜣螂，味咸，性寒。主治小儿惊痫，瘛疭，腹胀，身体作寒发热，大人癫疾，发狂。又叫作蛣蜣。用火熬制使用效果好。生活在池塘沟渠的水草丛生处。

【百草堂】

蜣螂，又作蜣蜋，俗称屎壳郎。之所以叫“屎壳郎”，是因为它们发现了一堆粪便后，便会用腿将部分粪便制成一个球状，将其滚开。它会先把粪球藏起来，然后再吃掉。屎壳郎还以这种方式给它们的幼仔提供食物。正在繁殖的屎壳郎会把一个粪球藏起来，雌屎壳郎用土将粪球做成梨状，将自己的卵产在梨状球的颈部。幼虫孵出后，它们就以粪球为食。等到粪球被吃光，就代表它们已经成年，可以破土而出了。

当然屎壳郎还有许多好听的名字，明代李时珍著《本草纲目》中就有推丸、推车客、黑牛儿、铁甲将军、夜游将军等。李时珍解释说，因为屎壳郎虫能“转丸、弄丸，俗呼推车客”因为它们“深目高鼻，状如羌胡，背负黑甲，状如武士，故有将军之称”。

蛞蝓 ▸下品 动物篇

【原文】

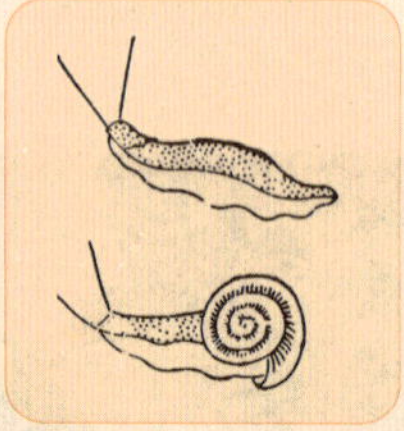

蛞蝓，味咸，寒。主贼风㖞僻，轶筋及脱肛，惊痫挛缩。一名陵蠡。生池泽及阴地、沙石、垣下。

【译文】

蛞蝓，味咸，性寒。主治中风导致的嘴歪眼斜，筋脉突起及脱肛，治疗惊痫、四肢挛急。又叫作陵蠡。生活在池塘沟渠的水草丛生处。

【百草堂】

又称水蜒蚰、陵蠡、土蜗、托胎虫、蜒蚰螺。俗称鼻涕虫或黏黏虫。野蛞蝓雌雄同体，异体受精，亦可同体受精繁殖。蛞蝓由蜗牛转变而来，长得像没有壳的蜗牛，身体黏黏的，所以中国人就管它们叫鼻涕虫了。

蛞蝓具有很高的药用价值，能清热祛风，消肿解毒，破痰通经，治疗中风歪僻，筋脉拘挛，惊痫，喘息，喉痹，咽肿，痈肿，丹毒，经闭，癥瘕，蜈蚣咬伤。据说被蜈蚣咬伤，用蛞蝓生捣敷涂即可。